imaginist

U0335136

想象另一种可能

理
想
国
imaginist

# 神经的逻辑

Eliezer Sternberg

［美］埃利泽·斯滕伯格 ——— 著

高天羽 ——— 译

## NeuroLogic

The Brain's Hidden
Rationale Behind
Our Irrational
Behavior

上海三联书店

NEUROLOGIC: The Brain's Hidden Rationale Behind Our Irrational Behavior

Eliezer J. Sternberg

Copyright © 2015 by Eliezer J. Sternberg

All rights reserved including the rights of reproduction in whole or in part in any form.

著作权合同登记图字：20-2021-211

**图书在版编目 (CIP) 数据**

神经的逻辑 : 奇妙人类行为背后的大脑机制 / (美) 埃利

泽·斯滕伯格著 ; 高天羽译 . -- 上海 : 上海三联书店 , 2023.10 （2024.11 重印）

  ISBN 978-7-5426-8206-2

  Ⅰ. ①神… Ⅱ. ①埃… ②高… Ⅲ. ①神经科学－研究 Ⅳ. ① R74

中国国家版本馆 CIP 数据核字 (2023) 第 159221 号

## 神经的逻辑
奇妙人类行为背后的大脑机制

[ 美 ] 埃利泽·斯滕伯格 著 ; 高天羽 译

责任编辑 / 苗苏以
特约编辑 / EG　宗余
装帧设计 / 尚燕平
内文制作 / EG
责任校对 / 王凌霄
责任印制 / 姚　军

出版发行 / 上海三联书店
　　　（ 200041 ）中国上海市静安区威海路 755 号 30 楼
邮　　箱 / sdxsanlian@sina.com
联系电话 / 编辑部 : 021-22895517
　　　　　　发行部 : 021-22895559
印　　刷 / 山东韵杰文化科技有限公司

版　次 / 2023 年 10 月第 1 版
印　次 / 2024 年 11 月第 2 次印刷
开　本 / 1230mm × 880mm　1/32
字　数 / 289 千字
图　片 / 35 幅
印　张 / 12.25
书　号 / ISBN 978-7-5426-8206-2/R · 137
定　价 / 59.00 元

如发现印装质量问题，影响阅读，请与印刷厂联系 : 0533-8510898

献给沙罗娜，

以及我们漂亮的儿子阿列克斯

# 目 录

引言

# 无意识的逻辑

心灵有着自己的逻辑，但它往往不向外人吐露。

——伯纳德·德沃托[*]

沃尔特近来的举止很奇怪。家中有亲友来访时他会完全无视，除非对方直接跟他说话。他们只要不发出声音，他就表现得好像家里没有客人似的。在起居室走动时，他会直接撞上咖啡桌，然后撞上墙壁。当他伸手去拿一杯咖啡，他的手会伸向完全错误的方向，反而把一只花瓶撞翻。沃尔特今年55岁，他的视力出了问题，可是不知道为什么，他却说自己看得一清二楚。家人都觉得奇怪：他为什么否认自己有病？为什么不寻求帮助？他们困惑不解，于是敦促他去见了一位神经科医生。沃尔特勉强同意。他来到医院，和这位医生有了如下的对话：

---

[*]　Bernard De Voto（1897—1955），美国小说家，史学家，保守主义者。

医生：你觉得怎么样？

沃尔特：我挺好。

医：有什么不舒服吗？

沃：没有，我完全健康。

医：你的视力有什么问题没有？

沃：没有，我的视力好得很。

医（取出一支笔）：能告诉我这是什么吗？

沃：大夫，这里太暗了，谁都看不清这是什么。

此时日光从窗外射入，屋内十分亮堂，但医生并没有立刻点破。

医：我把灯打开。这下你能看到我手上的东西了吗？

沃：大夫，我不想和你闹。

医：好的，不闹。那么你能形容一下我的长相吗？

沃：当然可以，你是个矮矮的小胖子。

这位医生其实又高又瘦。听到这个回答，他意识到沃尔特不单在否认自己失明，而且根本没有意识到自己失明了。他是得了谵妄吗？还是早期阿尔茨海默病？或许他应该去看精神科。

这位医生推测，沃尔特的视力丧失和他自认为健康的妄想之间可能存在一定的联系。不过要确定这个联系不能单靠行为方面的测试，还需要看一看沃尔特脑子里的情况。CT 扫描显示，沃尔特的脑内曾经大面积中风，造成了两侧枕叶的损伤，而枕叶正是处理视觉的脑区。这解释了他的失明。不过 CT 还揭示了一些别的情况：他的左侧顶叶也有损伤。顶叶的诸多功能之中，有一项就是分析感觉信号，尤其是视觉信号。它对枕叶发来的基础视觉信息编辑整合，在构建连贯顺畅的世界景象方面起重要作用。顶叶还参与了对视觉系统工作情况的监控。那么这个监控功能一旦出现了故障，结果又会如何呢？

沃尔特被诊断为"安东综合征"，这是一种罕见的疾病，患病者双目失明，却意识不到自己失明了。他们常常会为知觉错误找借口，比如说"我没戴眼镜"或者"阳光太刺眼了"。有一种理论认为，这种疾病的原因是视觉系统和监控它的脑区之间切断了联系，使得脑无法收到视觉出现问题的信号。所以沃尔特才会意识不到自己失明了。

不过事情还没完。沃尔特不仅不承认自己失明，还对自己的症状提出了别样的解释（"这里太暗了"）。他的脑面临着一个费解的局面：一方面，它确实看不见外面的世界了。但另一方面，因为中风的缘故，它又不知道视觉系统已经损坏。既然视觉系统仍旧完好，那又如何解释视力的丧失呢？那一定是因为房间太暗了吧。面对相互矛盾的信息，脑子用这样一个说法将它们调和了起来。这说法不赖。甚至可以说，在当时的情况之下，这是一个完全合乎逻辑的说法。

在我们的潜意识深处，有一个系统在静悄悄地处理着我们看到、听到、触摸到和记得的一切。在我们与环境的交互中，我们的脑不断受到无数感觉内容的轰击。一位电影剪辑师会将所有镜头和声音汇集编排，剪接出富有意义的影片，而人脑深处的逻辑系统也会将我们所有的思想和知觉组装成一个合理的故事。这个故事不断丰富，最终成为我们的人生经历和自我感（sense of self）。这本书里写的就是这套隐藏的逻辑，写它如何创造我们的意识体验。无论是病人患有的最奇怪的神经疾病，还是我们普通人最简单的日常感受和决策，背后都有这套逻辑在发挥作用。

我们的目标同其他科普书和心理学书籍相似，都是寻找自身的思考和行动背后的那些原因。不过我们的方法却和它们不同。你或许已经读过许多有关人脑的科普书籍，它们都以行为研究为基础，这类研究虽然给人以独到的启发，却往往不能深入考察人脑，告诉我们那些行为的具体来源。假设我向你展示了一部隐藏在一只黑箱中的机器，并要你说出它的工作机制；我还提出了一个条件，就是不许你观察这只黑箱的内容，它的所有杠杆和齿轮都必须隐藏在那层黑色的外壳之中——那你该怎么了解这部机器的功能？你无法检查它的内在机制，只能以不同的方式使用它，并在结果中寻找固定模式，再从这些固定模式出发，推测出它的机制。无论你的推测多么精准，其中都会有猜想成分。这也是一个真实的问题，在工程和软件开发等领域都存在。试想某位软件工程师要在不知道代码的情况下分析一套程序的工作方式。在这种所谓的"黑箱测试"中，这位软件工程师会输入各种操作（比如按某个键），并记录其输出（即观察结果），然后根据知识和经验判断这个系统的工作方式。自始至终，他都不知道这套程序实际的内部结构或机制。

如今，这个方法也用来研究人脑。比如在 2010 年的一项著名实验中，来自哈佛大学、耶鲁大学和麻省理工学院的学者让 86 名志愿者被试参加了一次模拟商务谈判，要求他们为一辆标价 16500 美元的汽车讲价。这些被试一个接一个坐到椅子上，和扮演销售员的研究者讨价还价。这项实验的关键是椅子：在所有被试中，有一半坐硬木椅子，另一半坐在一张毛茸茸的软垫椅子上。结果如何？那些坐硬木椅子的被试都成了更积极的谈判者，他们用强硬的态度迫使销售员降价，最后的成交价格比软椅组平均低 347 美元。显然，坐垫的额外舒适感使得另外一组被试接受了更高的价格。研究公布之后，各种杂志、书籍和评论文章都说它是无意识研究这门新科学的又一新突破。比如《颂歌》(Ode) 杂志*在 2012 年刊登的一篇文章就写道：

一股新的研究浪潮正在揭示关于人类无意识的诸多谜团，显示了其中蕴藏的巨大力量可以如何为人类所掌握，

* 双月刊。2012 年 11 月起更名为《明智乐观派》(The Intelligent Optimist)。

"硬椅子效应"即是这股浪潮的一部分……过去十年中，神经科学家和认知心理学家正在逐渐解码这个无意识的运转系统。现在，他们已经能介入这一系统，从浑然不知的被试身上激发出从"清洁"到"聪颖"的各种品质了。

这项研究告诉我，椅子的舒适程度和谈判的强硬程度之间存在关联，但是它并没有解释这个关联的成因。所谓"解码"，解的是什么？对软硬的感觉到底是如何影响决策的？其中是哪个系统在发挥作用？我们又发现了什么能够投入应用，并且与其他现象关联的模型？

这项研究就是黑箱测试的一个实例。就像上面提到的软件工程师一样，研究者始终没有看到隐藏的"代码"。他们观察到的是某种输入和输出的趋势，但是产生这一趋势的运作机制，却依然没有呈现出来。

在本书中，我们将会砸开脑中的黑箱，观察其内在的运作机制，以此来探究与人类意识有关的种种问题。在这个过程中，我们会发现，在许多关于人类经验的最神秘的现象背后，甚至在许多最简单的日常决策背后，都存在着独特的神经回路，我们的生活体验中那些看似不相干的方方面面，在这里都能得到统一的解释。

本书的结构由问题串联而成。我有许多问题。我们常会见到旅行车的后座上有那么一个提问的孩子，在听到了父母的回答之后不断追问"那又是为什么",直到把父母逼疯为止。我就是这样一个孩子的成年人版本。这个秉性让我在大学学习了提问的艺术:哲学。哲学教会我们精确地提问,引导我们穿透事物的表皮,直至抵达能解释该事物方方面面的核心原理。我后来从哲学继而学习神经科学和医学,最后又研究起了这两个领域的交叉——神经病学。怀着同样严格的求索精神,我开始探索一系列新的问题:人的决策是怎么回事?精神疾病如何影响思维?我们如何与自己的脑相互作用?脑又如何造就了我们?

这些问题将带着我们走向知觉、习惯、学习、记忆和语言的难解之谜,并最终将我们引向对自我(selfhood)和身份(identity)的探索。一路上我们会提到各种话题,包括被外星人绑架,识破假笑,精神分裂的真相,梦游杀人事件,体育迷的脑,以及挠痒痒的秘密。我们将打开这只黑箱,并且尽可能地利用神经科学的成果,将这些行为追溯到它们发端的人脑机制。我们每回答一个问题,新问题就接踵而至。新一轮问答都建立在上一轮问答的基础上。我们就这样一步一步地探究现代神经科学的中心课题。

在本书中,我们将考察脑内两个系统——意识和无意识——的运作情况。我们不仅会探究它们如何平行运作,更会关注它们怎样相互作用,从而创造我们的生活体验,维持我们的自我感。我希望各位在读完本书时能明白人脑中有一些无意识的机制,它们以种种独特的固定模式引导着我们的行为。正是背后这套"神经的逻辑",驱动着我们对世界的体验;你也不妨将它看作是一个软件。我们的任务就是破译这套逻辑体系。我们的方法不仅是观察这个体系的输入和输出,还要找到产生这个体系的各个脑系统。破解脑内的软件代码会对诸多领域产生深远影响,包括神经病学和精神病学的研究,包括对人类的关系和交往的思考,以及我们对自身的理解。

那么我们该从何处说起呢?上文简单介绍了沃尔特的情况(顺便说,为保护患者的身份和隐私,本书的所有相关人物都使用了化名),我说他之所以没有发现自己失明,是因为他的视觉硬件和用来监控视觉硬件的各个脑系统之间切断了联系。不过,他的病也可以做另外一种解释:安东综合征患者虽然看不见外面的世界,却依然可以在心中想见事物的形象。他们不是一出生就失去视力的,因此仍能想象视觉图景。许多研究者认为,这就是患者不承认自己失明的第二个原因:他们将自己想象的画面当作了真实的视觉。所以,当沃尔特说他的神经科医生是一个"矮矮的小胖子"时,他也许不全是在猜测。兴许他想象中的医生就是这个样子。

沃尔特能观想(visualize)心中的图像,因为他并不是从来就失明。可如果他一出生就是盲人呢?如果有人生来就没有视力,这个人还会对"看见"这件事有任何概念吗,还能够在心中观想人和物吗?而这些盲人又会在梦中"看见"什么呢?

## 第一章

# 盲人做梦时会看见什么？

论知觉、梦和外部世界的创生

电视机这东西对人有什么用处呢？人只要闭上眼睛，就能看到自己见过和不曾见过的最遥远的地方；人只要发动想象，就能穿墙透壁，让梦中见到的古城从尘埃中升起。

——萨尔瓦多·达利

我和阿梅莉亚通上了电话。她是一名 44 岁的保险代理人，从出生起就没有了视力。我在电话里搜肠刮肚，竭力寻找着对我们两人含义相同的描述性词语。

"你是怎么……呃……怎么感知事物的？"我问她。

"怎么感知？我就是看到的呀。"

"你能看见？"

"哦，当然不是视觉的那种看。"

"好吧。"我需要问得更具体一些，"能形容一下红色吗？"

"红色很热，"她说，"就像火焰。"

"那蓝色呢？"

"蓝色比较冷，就像海洋。"

对我们大多数人来说，行走世间，视觉是最重要的工具。失明者没有了视力还能生活得如此之好，这实在让人难以理解。你要问他们是怎么做到的，他们往往会答关键是用其他感觉补偿视觉的不足。甚至有研究证实，盲人的听力的确要比具有视力的人敏锐得多。

大多数失明者都记得"看"是怎样一种感觉。他们不必从零开始，在心中生造出一幅世界的图像来。他们还记得人、汽车、人行道道沿和自动扶梯的样子。在不幸失明之后，他们还能根据自己见过的东西想象世界的模样。

可是阿梅莉亚就没有这份奢侈了。因为胎儿发育期间的一种疾病，她出生时就没有视神经，所以也从来没有看见过任何东西。她没有体验过色彩，也没照过镜子。她必须从无到有，一点一滴地为这个世界建立心理模型。

"你是怎么分辨不同的人的？"我问她。

"这要看情况。"她说，"有的人我抱过或者摸过，那么我就记得他们的外貌。要不然我就靠声音记人。我对人是很敏感的。我知道谁是谁，也知道我喜欢谁、不喜欢谁。"

"能说说哪个你不喜欢的人吗？"

"嗯……有那么一个工作上认识的女的，我可真受不了她，太自以为是了。"

"你是怎么得出这个感觉的呢？"我问她。

"从她的衣服，她的大耳环、长指甲，她气味浓郁的香水，还有她的声音。"

我还想知道，在阿梅莉亚睡着时，她的内心是怎样一番景象。她做不做梦？如果做，她的梦境又是什么样的？

"我当然做梦啦。"她对我说，"我昨晚就做了一个梦，还很生动呢。"

"可以跟我说说吗？"我追问。

"说起来有点不好意思，我梦见自己正和一个男人在沙滩上做爱。他真的好迷人！大高个儿，超帅的，一头漂亮的金发。我们把沙子弄得到处都是——"

"等等，你确定吗？"我在画面变得太过鲜活之前插话道，"你看见他了？我是说，你真的看见了他的长相？"

"我看见了，"她说，"看得很清楚。那是真正的视觉，至少我觉得是。"

在和阿梅莉亚通话时，我忍不住思索起了心灵在做梦和觉醒状态下的异同。在两种状态之下，我们都有一定的意识，都能感知到一些图像，拥有一些体验。但梦毕竟有一些不同、一些特殊之处。它到底不同在哪里？要说特殊，它真的特殊到了能让盲人看见吗？

### 填补空缺

先来看右图。

你看见图中的那个白色
三角了吗？一个清晰的白色
三角似乎盖在了背景的那些
形状上。不过严格来说，这
里其实并没有什么白色三
角。你以前或许见过这个错
觉图。这个名为"卡尼萨三

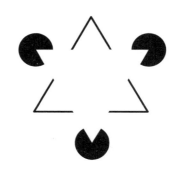

角"的图形非常经典，它展示了视觉对于世界并不是简单的反映，
而是一种解释。

在探索盲人能否在梦中看见之前，我们先要知道一点关于
"看"和关于"梦"的知识。人类的视觉，乃是人脑对外部世界
进行高度加工后产生的表征（representation）。人脑为什么非要这
么做？为什么视觉系统就不能简单一些，像一台摄像机那样直
接显示眼前的图像？不错，在联邦快递的商标 **FedEx** Express 里找到那
个隐藏的白色箭头，的确能为我们增添乐趣（在 E 和 x 之间），
但在乐趣之外，真正的原因更加基本：我们的视觉系统是为了
生存而演化出来的。

从光线中的光子变成眼球中的电化学信号那一刻起，这些
感觉的原始素材就进入了一条由多个处理引擎构成的装配线，

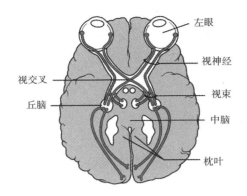

正是这些引擎，系统地构建了我们对于世界的视觉。

　　这一切都发生在名为"视觉通路"的神经回路之中，对于这条通路我们已经有了相当透彻的了解。我们知道它始于眼球后部的视网膜，光线在这里转化成电信号，然后沿着视神经快速穿过脑部，到达脑的感觉交换机——丘脑。在这之后，视觉信息再直接送至脑后方的枕叶，传给那里的视皮层。

　　为了产生视觉解释，视皮层将加工信号的工作分成了几个部分，让它们分别计算距离、形状、色彩、尺寸和速度。任何一个部分出了差错，都会造成明显的视觉扭曲。比如，里多克综合征的患者会失掉感知静物的能力，只能看到运动的物体。神经病学家最初观察到这种疾病是在 1916 年，当时正值第一次世界大战，一位中校在冲锋时头部被枪击中。子弹穿过他的右侧枕叶，损坏了大部分视皮层，只有一个名为"MT"的区域保存了下来，而那正好是负责运动知觉的区域。这名军人再也无法看见物体的大多数特征，但他依然能感知到物体的运动。用他自己的话来说："那些'运动着的东西'没有清楚的形状；如果非要说它们的色彩，也只能勉强说是一片朦胧的灰色。"你见过一只球飞过身边时的那片模糊吧？试想那就是你能见到的全部景象。

相反的情况是只有 MT 区域损坏，这会造成运动知觉的丧失，对其他知觉没有影响。想象你站在街角，目送一辆汽车开过。你看到的不再是车辆驶过的连续景象，而是一幅幅车辆处在不同位置的定格画面。车子先是位于你的左侧，接着就到了你的右侧，而你始终没有看见它移动的过程。这会让过马路成为一项骇人的考验。难怪运动属于第一批需要处理的视觉元素。每当有物体经过你身边，你看到的最显著现象就是它的运动，而它的大多数外观细节都会为脑所忽略。此间的取舍或许是在演化中形成的：如果有野兽向你扑来，那么最先要搞清的未必是它毛发的颜色或尾巴的长短，而是它正在向你扑来这个事实。

我们的视觉系统不单会显示光线的排列，它还会根据数十亿个神经元的运算结果，建构出一个对于外部世界的解释。人脑会根据我们曾经见过的东西来预测事物的外形，甚至会运用环境线索来填补场景中的空缺，卡尼萨三角就是一个例子：人脑根据周围的形状推测出了一个并不存在的三角，并且勾出了它的边线。再看一个例子：

研表究明，文字的序顺并不定一能影阅响读，比如当看你完这话句后，才发这现里的字全是都乱的。

你或许已经在互联网上看过了这类文字，传播者还宣称我们在阅读中是"一下子"读取所有字词，而不是一个字一个字分开阅读。这个说法并未得到研究的支持，但真相也很有意思：我们之所以能读懂这句话，是因为我们会根据上下文推测其中的文字。这里所谓的上下文，一是句子的大概意思，二是句首和句尾的字都是正确的。神经影像研究显示，人脑不仅会加工眼睛读到的词语的意义，也会加工文字的排列和句子的句法。

人脑在阅读时往往会走捷径，跳过某些对句子的意思无关紧要的连接词或填充词，从而提高阅读效率。然而有的时候，这样的预测式阅读也会弄巧成拙。比如下面这个问题：每一种登上方舟的动物，摩西都带了几只？这个问题是在一次研究中提出的，如果你和这次研究中的大多数被试一样，你大概就会回答"两只"。但是仔细再读一遍，你就会发现正确答案应该是"零"，因为建造方舟并邀请动物上船的是挪亚，不是摩西。我们之所以答错，或许是因为这个问题和挪亚的事迹太接近了。我们一听到"登上方舟的动物"，就自动推测出了问题的其余部分，并草草说出了答案。

神经病学家已经能够使用功能性磁共振成像（fMRI）技术在人脑中看见这一过程。fMRI 能够随时监测血液向脑组织释放氧气的速度，并从中读取所谓的"血氧水平依赖"（BOLD）信号。这种监测的理论依据在于，神经元越是活跃，就越是需要氧气，因此 BOLD 信号就成为对神经元活动的度量。2013 年的一项 fMRI 研究让被试阅读 160 个句子，其中只有一半是正确的。在剩下的那一半中，又有一半是明显错误的，另一半则看似正确，其实有着微小的歪曲，比如摩西方舟那一句。研究者要求被试阅读这些句子，评判它们的正误，同时用 fMRI 机监测他们的脑活动。

结果显示，被试在读到正确的和明显错误的句子时，脑活动并无明显的不同。那么，在读到那些设了套的句子，比如摩西方舟那句时，他们的脑部又会怎样呢？这就取决于他们能否发现句中的歪曲成分了。有些被试没有察觉到其中的歪曲，错误地认为句子是正确的，fMRI 就显示他们的激活模式和那些读到正确或明显错误句子的被试相似。然而还有一些被试发现了句中的歪曲，他们意识到摩西正忙着出走埃及，无暇去造方舟。fMRI 显示，这部分被试的脑中运作着完全不同的神经系统，有更多的脑区被召集起来分析句子，比如负责检查错误的前扣带回皮层。不过其中作用最大的还是前额叶皮层，那是许多高级认知任务的中枢；有趣的是，这些任务中就包含如何克服对于习惯的依赖倾向。

人脑会识别并且预测熟悉的模式，以此将思维的效率提到最高。无论是摩西方舟还是其他暗藏歪曲的句子，都需要投入最大的专注方能解读，因为它们的真实意思和脑预测的意思之间形成了冲突。正如神经影像的结果所示，要想辨明这些句子中的歪曲成分，唯一的办法就是运用前额叶赋予的高级认知功能来抑制阅读中的预测惯性，而单单注意句子的真正内容。意识的反省功能可以盖过无意识的自动过程，阻止它习惯性地填补空缺。

当我们观察世界，脑中的两套系统也在塑造我们的知觉。其中的一套是无意识系统，它负责识别模式，根据这些模式预测将来，并决定如何将知觉的碎片拼接到一起。另一套是有意识系统，它接受无意识系统的运算结果，在必要时加以审查，并根据由此获得的大量背景知识来形成决策。这两套系统各有用途。无意识系统有许多方法来预测模式，并使用不完全的信息来形成完整的图景，人脑用自动加工过程帮助我们读懂次序颠倒的字词只是其中一例。但正如摩西方舟一例所示，有意识系统同样不可或缺，它帮助我们决定什么时候能信任无意识系统的预测，尤其是当一些环境因素试图欺骗或愚弄我们的时候。

2013年，一组心理学家和运动科学家发表了一项研究，他们让一些经验丰富的足球运动员观看对手朝自己奔跑的情景，同时观察他们脑区的激活状态。研究者招募了两组选手，一组是现役职业球员，另一组是偶尔比赛的业余爱好者。研究者要这些球员想象自己正在一场激烈的比赛中防守对方球员。他们每人都观看了几段对方进攻球员带球冲向自己的录像。他们的任务则是判断对方球员的下一个动作是正常的交叉步（crossover）还是欺骗性的跨步（step-over）。整个过程，研究者都在用 fMRI 观察被试的脑活动。

不出所料，职业球员在判断对手的意图方面要远远胜过业余玩家。不过，fMRI 的结果又显示，无论技能水平的高低，每当球员准确识破对方的虚跨步时，他们对前额叶的使用总是超过辨认正常交叉步的时候。而在前面的阅读实验中，被试也正是用前额叶发现了摩西方舟一句中的歪曲成分。这些足球运动员使用前额叶的高级认知官能否决了模式识别的结果，由此发现了对手看似正常的动作中包含着欺骗。无论是阅读、运动还是其他活动，无意识系统都会急于得出结论，还可能因此上当，前额叶的鉴别力则可以帮助我们克服这一点。通过有意识的分析，我们得以将典型模式与经过操纵或歪曲的模式区分开来。

如果前额叶皮层遭到关闭，我们的知觉会怎么样？我们将无法判断自己的经历是正常还是反常。脑损伤的病人身上就可能发生这种情况。2010 年，一组神经病学家和心理学家招募了 17 名病人，就用把挪亚换成摩西的那个句子（及其他类似的句子）对他们开展了测试。这些病人的脑中都有一根向前额叶供血的重要血管发生过破裂，使前额叶严重受损，而他们的其他脑区都没有受到破坏。实验结果不出所料，这些前额叶受损的病人在辨别句子中的歪曲成分时，表现比健康的对照组差了许多。

人脑中的无意识系统负责拼合我们的知觉碎片，并在必要时预测模式、填补空缺，从而创造一个统一而富有意义的解释。总之，它在说一个故事。意识系统会听取这个故事，但也会对它进行反省乃至质疑。然而孤立的前额叶受损却会产生一种情况：伤者的大部分脑区仍能正常运转，唯有前额叶缺少了反省能力。没有了这层监督，脑的无意识填充过程在进行预测并将我们的体验拼合起来时候，就不再受检查，或许就是这造成了荒谬的解释和奇怪的故事。不过，脑损伤并不是造成这种局面的唯一原因。完全健康的人也会犯这样的错误，而且可能常犯，甚至你可能就在昨晚刚刚经历过这样的过程。

## 梦的素材

在 1944 年的名作《由飞舞的蜜蜂引起的梦》中（见下页），西班牙艺术家萨尔瓦多·达利构想了他的妻子在小睡醒来之前的一个梦，并通过画笔将这幅图景描绘了出来。在这幅画中，达利展示了他对梦之本质的一些洞见。他画出了梦的生动画面、强烈情感，还有它那偏向于怪异或幻想的特征。这幅作品引起了多种解读，其中著名的一种认为它描绘了妇女即将被强暴的场景，因为画中存在暴力意象，那支来复枪则可以看作是阴茎的象征。还有的解释比较简单直接地围绕作品的标题展开：如果仔细观察，你会发现画作靠下的地方还有一只品相不好的小石榴，它的上方有一只蜜蜂在嗡嗡飞行。也许达利是认为，在

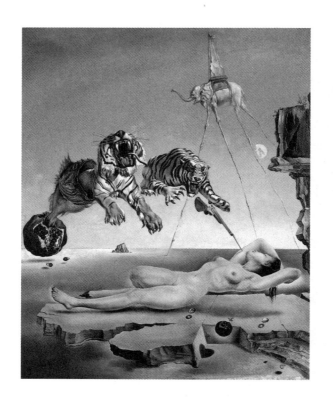

妻子睡着的时候，真有一只蜜蜂在她四周飞舞，而它振翅的嗡嗡声进入了妻子的潜意识，并引导了她梦境的展开。她的内心将被螫的惊惧转化成了一个暴力意象，而那把顶在她胳膊上的尖利来复枪就代表了螫刺。那么，像蜜蜂的嗡嗡声这样简单的刺激，又怎么会产生出这样一幅精致的幻景呢？

　　达利画出了我们大多数人已经隐约知道的事：梦境虽然常

常怪诞，但其中可以包含日常生活的元素。梦会将这些元素重新组合，编成一个故事，组合的方式偶尔荒谬，有时甚至富有象征意义。沉睡的脑子是一位说故事的高手，这本领来自它所处的独特环境。我们睡觉时会双目紧闭，两耳不闻。一旦大体切断外界的可感噪声，心灵就渐渐充满内生的意象。

然而做梦的时候，我们并没有与外界完全隔绝。有些刺激（比如一只嗡嗡的昆虫）还是能够潜入梦的画面。外界的感觉内容随时渗透着我们的梦境。只要向一个睡着的人洒水，这个效应就能得到有力的展示。超过四成的情况下，这个刺激会直接融入睡眠者的梦。他们醒来后会形容自己梦见了天上下雨、被人喷水，或是正在维修漏雨的屋顶。

不过，我们的大多数梦境毕竟是我们的记忆、想法和情绪的交织。梦往往是对日常事物的抽象反映，我们在白天思索、忧虑、渴望的东西，到夜间就化成了梦。大多数梦境都包含做梦者熟悉的事物。2004 年，比利时的研究者使用正电子发射体层成像（即 PET 扫描，借助放射性示踪剂寻找脑内的活跃区域）监测了被试在玩第一人称电子射击游戏时的脑活动。当被试在虚拟的城镇中走街串巷时，研究者也记录下他们脑部的活动区域。实验的第二部分，被试要在头皮上贴好记录脑电图（EEG）的电极，然后入睡。第二天早晨，研究者将他们的 PET 图像与 EEG 图像对比，结果显示，他们在游戏时活跃的那部分海马区域，在他们开始做梦的时候也进入了激发状态。

我们知道，只有视觉通路健康才能产生视觉，而视觉通路的任一环节受阻，都会造成失明。同样，人脑中也有一条梦的通路。和视觉一样，梦中也包含对意象的知觉，虽然这个时候人双眼紧闭，对外面的世界形同失明。我们在梦中依然能感知意象，说明梦的回路和视觉一定不同。如果盲人真的能在梦中看见，那么这条梦的通路就一定是关键所在。于是我们自然要问：这条回路都有哪些环节？人脑是如何创造梦境的？

当你双眼紧闭，进入快速眼动（REM）睡眠，梦境系统就开始接管你的丘脑和视皮层。它控制了你脑中的感觉交换机以及你的图像加工中枢——不过图像素材还是要从某个地方获得。

神经病学家发现，当我们做梦时，丘脑也开始有不同的表现：它不再对来自眼睛的信号做出反应（这时的眼睛也没有信号），而是接受了脑干的控制。脑干非常重要，是脑和脊髓的连接段，它的一大功能就是维持 REM 睡眠，而 REM 睡眠正是大多数梦境出现的阶段。许多神经病学家认为，丘脑和脑干在 REM 睡眠阶段形成的这种联系，是梦中形成意象的基础。

神经病学家观察人在睡眠时的脑波，并从中找出了独特的几种，称它们为"PGO 波"（PGO 表示"脑桥-膝状体-枕叶"），具有可辨识的波形和波幅。当我们做梦时，这些脑波会在脑中的三个地方出现：脑桥（位于脑干内）、外侧膝状体核（丘脑中的视觉部分）和枕叶（视皮层所在区域）。由此可以推测，这三个区域在协同工作。也许脑干、丘脑和视皮层形成了一条新的视觉通路，其中没有眼睛的参与。这条梦的通路和视觉通路有诸多重叠，唯一的区别在于脑干取代眼球，成了素材的源头。在这里，意象是从内部产生的。

哈佛大学医学院的精神病学家约翰·艾伦·霍布森（John Allan Hobson）是著名的梦境研究者，他认为梦是由脑干的随机神经发放造成的。这些随机的神经信号从脑干到达丘脑，然后被丘脑当作一般的视觉信号那样处理。丘脑只是一部交换机，它无法分辨接收的信号是来自眼球还是脑干，只是一股脑地将它们转送去下一站：视皮层。

那么视皮层又会怎么做呢？试想现在是半夜两点，丘脑刚刚送来了一批信号，它们不仅数量众多，而且一团乱麻——毕竟那都是脑干随机产生的。然而视皮层并不知道这一点，它还以为从丘脑收到的信号全都来自眼球。接下来它会如何反应？和我们醒着的时候一样，它会尝试从这些信号中理出头绪。利用我们储备的知识和记忆，它将离散的信号碎片串联起来，形成一个完整的故事，一段统一的视觉景象——在我们的体验中，这就是梦了。

脑会竭尽所能地创作故事。脑中的无意识系统擅长发现模式，预测后续，还会利用情境线索填补图像中的空缺。黑夜之间，当我们的视皮层收到破碎的信号，无意识系统就会如此这般地拼接出图像。这些图像交织了人的想法、记忆、恐惧和愿望，会演变成一个个引人入胜的故事，偶尔还带有象征意味。不过一般来说，我们的梦境还是奇怪的居多。

梦境虽然奇怪，但置身其中时，我们却又从来不以为怪，只有醒来后才会意识到刚才的那番景象有多么荒诞。这是为什么呢？经过研究，神经科学家不单发现了脑中哪些区域在参与造梦，还找到了哪些区域会在夜间进入休眠，其中最为突出的就是前额叶：执行高级决策功能的它会完全静默。你应该还记得，前额叶就是在摩西换挪亚的例子中发现歪曲成分、在足球比赛中识破假动作的皮层，它参与人的反省式思维。

我们在做梦时不会积极地测算谋划，对自己的想法也没有多少反省，因为这些功能都需要前额叶的支持，而前额叶在快速眼动睡眠阶段是关闭的。这就是为什么做梦者无法意识到自己正在做梦，也是为什么梦境如此奇怪，我们却不会想到"等一下，这根本说不通"，而是由着它肆意驰骋。如果你意识到了梦的奇怪，那你就可能已经在苏醒的过程当中，你的前额叶正在启动。

前额叶的休眠还可以解释一个现象：在梦中，我们为什么会感到身不由己，无法决定些什么。梦就像电影，我们只能被动接受它的情节，而无法自行选择冒险经历——至少通常做不到。不过梦中也有一大类例外，那就是"清醒梦"。做这种梦的人知道自己在做梦，也能任意探索这个想象出来的内在世界。

为什么会有清醒梦这种东西呢？我们刚才说了前额叶会在人睡眠时关闭，既然如此，又怎么会有人能主动控制自己的梦？2012年，德国的睡眠研究者就提出了同样的问题。他们召集了一批会做清醒梦的被试，要他们在 fMRI 机的陪伴下入睡。当被试进入 REM 睡眠后，fMRI 发现了一组有趣的活动：除了通常在睡梦中活跃的区域之外，他们的前额叶也出现了明显的 BOLD 信号，就是说，他们的前额叶是活跃的。出于某些未知的原因，有些人的前额叶在睡眠时不会像普通人那样关闭。即使身在梦中，他们也还是能够调用前额叶的反省、自控和决策功能，将每一个梦都变成虚拟现实中的一场惊险训练。不仅如此，清醒梦还是一项可以学会的技术，已经有人成功地用它来对付噩梦了。经过练习，你下次再在梦中遇到鬼魂和斧头杀手，大可以礼貌地叫他们走开。

　　大多数梦都不是日常生活的简单回放——如此平淡的梦境只占总数的 1% 到 2%。其余时候，脱缰的思维和观想形象都会聚成新颖的组合，常常富有创意。借由梦境，脑中的无意识系统得以排除觉醒时的一切干扰，向我们展示将不同的概念连接在一起的全新方法。在梦里，意念会在我们心中自由舞动。

　　也许这就是我们能在睡梦中想到精彩点子的原因。你有多少次从梦中醒来，随即匆匆摸索纸笔，要写下片刻的灵感？研究显示，如果给两组人布置同一道数学问题，其中的一组立即求解，另一组则在一夜睡眠之后求解，那么先睡了一夜的人，更有可能想出简洁而高明的答案。

　　人脑在做梦时究竟有什么特别之处，让我们的想法和经验能以独特的方式重新组合？一种说法是睡眠能保护我们免受外部刺激的干扰，使想象得以充分发挥。另一种说法是前额叶的大部分区域受到了抑制，使得那些比较抽象甚至奇怪的想法能够任意嬉闹，无须受日常理性的严格分析评判。此外，或许还有第三个更加根本的原因：有的神经科学家提出，在睡眠期间，脑会松开那些在觉醒时工作的突触（神经元之间用来沟通的间隙），从而放松我们的记忆和习得的概念之间的联结。他们认为这使神经元变得灵活，并在脑中形成新的通路，从而迸发出全新的创造性想法。的确有研究显示，在白天合作最为紧密的神经元，在人入睡之后反倒最为安静。这个理论认为，松开突触，就能打开梦境之门，这促使我们在不同的想法之间建立新的联系，也容许人脑编织出一个个故事。

无论梦因何而起，它都和我们觉醒时的知觉截然不同，而这都是因为我们的脑中运行着两套具有根本差异的系统。一方面，我们有一套主动的有意识系统，专门在醒着的时候使用；另一方面，我们还有一个被动的梦的世界，每当有意识的系统关闭，我们的内心就为它所占据。清醒梦则代表某种中间状态，它同时征用着这两套系统的脑区。梦往往始于人入睡之后，结束于觉醒之前；我们一般也不会在做梦的同时做出有意识的决策。当我们醒来后，内心的幻象悄悄褪去，意识重占上风。意识系统和无意识系统就这么轮流着掌权、交权。然而就像达利的画作和清醒梦所显示的那样，梦境与现实的界限，有时只是薄薄的一层。

## 落入奇境

马茜最初去看医生是因为头疼得厉害。她这一生的大部分时间都为头痛所困扰，而且一痛起来就持续好久。她的父母和姐姐都有偏头痛，因此当医生下诊断时，她一点都不意外。和许多偏头痛患者一样，马茜在每次发病之前也有"先兆"。大多数病人都将这个先兆描述成一种知觉紊乱，比如他们会看见斑点、光线或是"之"字形的线条。先兆的具体形式因人而异，不过马茜的先兆尤其使人印象深刻。

"我会突然感到自己的手变得很大，"她说，"真的很大，特别大，就好像戴了三层拳击手套似的。这感觉持续一阵以后，我又会有另一种奇怪的感觉：我的手还是这么老大，身体却在缩小，最后缩成了一个很小很小的小姑娘。"

还有的时候，她会感觉自己忽然长成了一个巨人："我觉得自己仿佛穿上了 70 年代流行的那种松糕鞋，那感觉真奇怪，我本来只有一米五，却忽然长到了那么高，真是太奇怪了。"

说来也怪，马茜的症状和刘易斯·卡罗尔《爱丽丝漫游奇境》的第一章《掉进兔子洞》的那个著名场景十分相似。爱丽丝在进入奇异世界之后见到了一只瓶子，上面写着"喝我"：

于是爱丽丝壮着胆子尝了一口，觉得很好喝（是那么一种樱桃塔、蛋奶糊、菠萝、烤火鸡、太妃糖和热黄油吐司的混合味道），于是很快就把整瓶喝完了。"好奇怪的感觉！"爱丽丝说，"我一定是像单筒望远镜那样缩起来了。"她说得一点不错：现在的她只有十英寸高了。她的表情也跟着明媚了起来，因为她想到自己能够穿过那扇小门、进入那座漂亮的花园了。

无论马茜得的是什么病，它所引发的幻觉明显与爱丽丝的神秘饮料带来的十分相似。医生诊断她患上了"爱丽丝漫游奇境综合征"，真是名副其实。这种神经疾病的患者在观察周围时，会发现物体的大小、位置、运动或颜色发生了扭曲。

这种综合征在 1952 年首次得到描述，成因可能有很多，包括感染或癫痫，但通常与偏头痛一起出现。虽然不是常见问题，但它有可能影响了不少著名艺术家的创作，有些人发作的时候，会觉得自己仿佛在一面哈哈镜中观察世界。比如 20 世纪德国艺术家凯特·柯勒惠支 (Käthe Kollwitz)，她的画作因表现对于德国战时政治的观感而闻名。然而在其艺术生涯中，她的风格也曾偏离现实主义，转而用比较抽象的方法表现人物，而那些人物都有着硕大的双手和面孔（右页左图）。

柯勒惠支在日记中悲哀地写下了困扰自己的症状："接着我便陷入了一种恐怖的境地，周围的物体开始越变越小。本来变大已经够糟糕了，变小更是令我觉得恐怖。"

有学者猜想，刘易斯·卡罗尔本人就可能患有爱丽丝漫游奇境综合征，因为他也有偏头痛。或许他也像自己笔下那些著名的文学人物一样，体验过视觉的变形。

这种综合征是如何发生的呢？初步研究显示，这种幻觉的成因似乎是视觉加工受到了阻塞。我们已经知道，视皮层通过对距离、大小、方向和形状的一系列计算建构起了我们关于世界的图像。如果这条加工通路在中间发生了脱漏或是阻塞，结果就是知觉的扭曲。2011 年，有人研究了一个患爱丽丝漫游奇境综合征的男孩。研究者向他展示了几幅图片，并要求他判断它们的大小和方向，同时用 fMRI 监测他的脑活动。比如向他展示"蓬佐错觉"（下右图），然后要他判断图中的两条平行线段

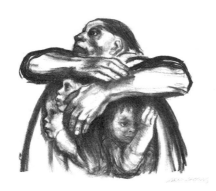
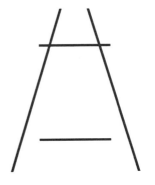

是否等长。

这项任务颇有难度，被试需要端详图片，让视皮层充分调用起来。fMRI 扫描显示，和健康的对照组相比，男孩的视皮层显示出了较低的活动水平。研究者认为，这表明他对视觉信号的加工并不完全，并根据所缺失的加工阶段的不同，可能造成他对物体的大小、方向或其他特征的知觉扭曲。这个假说还远远没有得到证实，但它和目前发现的证据相符：视皮层的某些部分遭到破坏的病人，会突然觉得周围的物体发生了收缩。

在有的病例中，爱丽丝漫游奇境综合征属于另一类更大的幻觉障碍。就比如"脑脚性幻觉"，这是一种罕见的疾病，患者会因脑干的损伤而产生逼真的幻觉。他们可能看到形形色色的景象，比如明亮的颜色、失真的尺寸（在这个意义上，爱丽丝漫游奇境综合征可以看作脑脚性幻觉的一个子类），或者电影一般的鲜活幻觉。这种疾病是神经病学家让·莱尔密特（Jean Lhermitte）在 1922 年发现的，他说他有一位女病人因脑干中风而产生了各种幻觉。每当在黑暗的环境中，她都能看见一群服饰鲜艳的儿童在列队前进。脑脚性幻觉的病例十分稀少，所以没有人做过大规模的对照研究。我们对它的了解全都来自一份份单独的报告，从莱尔密特的第一个病例直到今天。

2008 年，意大利的几位神经科医生报告了一个令人担忧的病例：一名 11 岁的男孩在一次发热之后产生了惊人的幻觉。一天傍晚，在看了一下午电视之后，小贝尔纳多忽然情绪失控地哭喊起来。父母跑进房间，发现儿子正恐惧得浑身战栗。他刚刚看见了伏地魔，《哈利·波特》里的那个反派巫师。此时天色已暗，但贝尔纳多坚称他看见的是真实的景象，不是做梦。

第二天夜里，伏地魔再度出现。这一次，贝尔纳多觉得他必须保卫自己。他四下环顾，在地上看见了一只头盔和一把等待作战的宝剑。他透过金属头盔上的眼孔直视对手，拿起宝剑，展开了一场幻觉中的壮烈决斗。

经过一场彻底的神经检查，医生们在贝尔纳多的脑干部位发现了炎症的迹象，这正是他之前发热的原因。后来炎症消退，伏地魔也随之消失了。这就是脑脚性幻觉的一个病例，但是暂时性的。脑干发炎，幻觉出现；炎症平息，幻觉也跟着消失。根据这份及其他对此类综合征的报告推断，脑干损伤似乎就是病因。脑脚性幻觉的多数病例都起自脑干受损，有时丘脑损伤也会致病；只要损伤未获治疗，幻觉就会一直延续。

神经病学家还注意到了这些病人的另外两个共同点。第一，脑脚性幻觉患者都诉称自己的梦境格外生动。第二，患者往往在四周黑暗时出现幻觉。一旦开灯，幻觉就会消失。

这些幻觉为什么只在黑暗中浮现？根据我们的神经科学知识，梦的源头是脑干，那里包含着梦的开关。当我们盖着被子，在只有月光照射的卧室中进入快速眼动睡眠，脑干就开启了梦的通路，打开了开关。当早晨来临，我们从睡眠中醒转，张开双眼沐浴在阳光之中，这时，脑干也关闭了梦的通路。

正常情况下，这个开关只在 REM 睡眠阶段才会打开，但是脑干的损伤会降低梦境启动的门槛。受伤的脑干无须等到入睡，只要感觉黑暗降临，就会提前打开梦的开关。在脑脚性幻觉中，患者其实是在觉醒的状态下做梦。只要关掉灯光，梦的机器就会用它制造的意象来填充黑暗。

那么，如果灯光永久关闭，就像盲人的世界那样，结果又会如何呢？那时的我们会看见什么？

## 盲人看见的景象

韦勒先生越来越令他的邻居担忧了。韦勒 87 岁，是一名独居的鳏夫。他因为黄斑变性失去了视力，这是老年人失明的常见原因。有一天，邻居的担忧到达了新的高度，因为他说他又开始看见东西了——一些出乎意料的东西。过去六个礼拜，他常看见有人在他的房子里出没，那些人他都不认识，也不和他说话。上个礼拜，又有一只熊闯进了他的厨房。他还常常看见牛群在他的起居室里吃草。它们一边直直地盯着他，一边静静地咀嚼着从地毯上长出的青草。韦勒先生还说他曾经看见一群蓝鲑在房间里游动，在墙壁间快速穿梭。

邻居们担心这位和蔼的老先生发生了失智。但韦勒先生自己却并不在意。他知道这些景象不是真的，也不怎么为它们烦心。一位神经科医生给他做了彻底检查，发现他根本没有失智。因症状吻合，他被诊断为"邦纳综合征"。

　　我们听到"幻觉"这个说法，第一个想到的就是一种精神或者神经的病态（要不就是用了禁药），然而韦勒先生的脑部却没有任何病变。邦纳综合征的患者具有丰富的幻视，但原因不是神经出了问题，而是视觉出了问题。它只发生在视力完全丧失或者部分丧失的人身上。他们的幻觉，短的只有几秒，长的持续大半天，可以在几年的时间内反反复复地出现和消失。幻觉的内容各有不同，但往往都包含了人物、动物、建筑和各种图形。许多患者都曾尝试画出自己的幻觉。比如艺术家塞西尔·赖利（Cecil Riley）就画出了自己看到的一只只蓝色和绿色的眼睛，它们环绕在他周围，对他投来威胁的目光。

　　下面是另外一位有黄斑变性的邦纳综合征患者（这位不是艺术家）画的一幅草图，他说自己看到了"一张拉宽的脸，上面长着不成比例的大牙齿和大耳朵"。

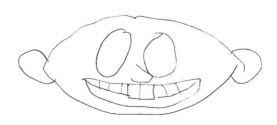

　　在具有视力障碍的人群中，大约 10% 患有邦纳综合征，不

论其视觉障碍发生的原因为何。为什么会出现邦纳综合征？这是不是脑在用幻觉填补视力的空缺？卡尼萨三角告诉我们，脑确实会填补视觉的空缺，我们看到的东西也未必真的是摆在我们眼前的东西。不过，因为错觉而看见一只白色三角，和看见牛群在你的起居室里吃草，两者还是有一些不同的。在出现视错觉时，我们并没有产生幻觉。错觉（illusion）只是我们的脑因加工外界的视觉线索而扩充了某场景；幻觉（hallucination）则完全是生自我们的内心，与外界无关。

邦纳综合征的患者往往是盲人，这并非巧合。视力缺陷是邦纳综合征的关键因素。伦敦的一组研究者已经能够展示邦纳综合征患者在出现幻觉时的脑活动了。他们召集了六名确诊患者，要他们在幻觉开始和结束的时候都进行报告，并同时记录他们脑活动。这些志愿者都有视力障碍，所以大多数时候，fMRI 都只能在他们的视皮层发现最低水平的活动。然而当他们中有一个人开始报告幻觉时，他的枕叶瞬间活跃了起来；当幻觉结束时，屏幕上的视皮层又黯淡了下去。

除了在时间方面，fMRI 还透露了其他许多关于幻觉的信息。BOLD 信号就揭示了脑是用哪些视觉加工器来制造这些幻视的。

邦纳综合征发作时，视皮层在没有任何眼球信号输入的情况下就被激活了。这一现象的成因有两种解释理论。第一种认为，由于受损的眼球无法传来信号，视皮层的神经元只能采取一些错误的行动，百无聊赖的它们有时会自作主张，随意释放一些电信号，即视皮层不再受视觉输入的牵制，而是开始自行制造信号。因此，有人也将邦纳综合征的症状称为"释放性幻觉"。

即便是暂时的视力障碍，也可能引发释放性幻觉。2004年9月3日，一名女青年在登阿尔卑斯山时被闪电击中，当场倒地昏厥。醒来之后，她失明了。一支空中救援队伍将她送入医院，CT扫描显示她的枕叶周围有积液，干扰了她的视觉加工。当夜幕降临，她开始出现幻觉。她先是看见一名老妇坐在墙边的暖气上，接着老妇的身体开始收缩，越变越瘦，最后滑进一处暖气缝里消失了。幻觉就这么时不时地突然出现。某一刻她看见一名牛仔骑马朝她奔来，还用来复枪不断射击。后来她又看见两个大夫在她的病房里欲行性事，接着又过来抽她的血。不过，随着积液从她的后脑排出，她恢复了视力，幻觉也就此停止。

在这个病例中，虽然失明只是短暂的，但视觉输入的缺失也使得脑产生了自己的影像。有理论认为，未获充分利用的视皮层会无缘无故地开始发放。而脑探测到这些自行发放的信号后，会错误地认为它们是视觉信号，因为它们毕竟来自视皮层。这一点和做梦十分相像，唯一的区别在于做梦时随机信号是从上游的脑干产生的，而在释放性幻觉中，是视觉回路本身用梦一般的意象填充了病人因失明造成的空白。不消片刻，视皮层制造的图像就会进入意识，患者的眼前也随之出现逼真的幻觉。

还有一种理论也对盲人的邦纳综合征成因提出了解释，它援引了脑的可塑性，即我们的神经网络中存在着广泛而能动的相互联系。我们常常认为自己的五种感官是相互独立的，但其实我们的脑并没有阻止它们来往。人脑无法区分视觉、听觉和触觉的信号，只知道它们来自不同的感觉通路。只要这些通路不出差错，信号就能传至正确的地方。在脑中，一切都是电化学信号，神经元并不知道自己传递和接收的信号代表哪种感觉。我们之所以体验到五种独立的感觉——眼睛见到是视觉，鼻子闻到是嗅觉——是因为神经细胞被安排进了五条独立的通路。

虽然每种感觉传导都有自己的路线，但它们相互之间还是有些交搭。你可以把这些神经通路想象成交会的高速干道。它们大多数时候各自独立，但有些出口匝道会把它们连在一起。必须有这样的匝道，对吧？毕竟我们是同时体验这五种感觉的，它们彼此也总是融合无间。试想你正在喝一杯咖啡，你不仅同时闻到了这杯法式烘焙的气息，尝到了它的味道，你还感受到了杯子触碰你的嘴唇，看见它朝你倾斜，并听到了自己啜饮的声响。在这里，每一种感觉都和其他感觉完全协调，它们共同组成了一支感官交响曲，把你从清晨的睡意中唤醒。五个感官系统如果完全独立，就不可能产生这样丝丝入扣的连贯体验。在通路的某处，我们的感官必然彼此交融。

因此，在视皮层的高速路图中，也必然有几条上匝道和下匝道与脑内的其他系统相连。现在再想象有一个人不幸失明了。根据脑可塑性的原理，神经会在不活跃的区域休眠，在活跃的区域增生。一个人失明后，枕叶便不再从眼球接收视觉信号，视觉通路也随之退化。而当视觉的道路清空，来自非视觉系统的车辆就顺着上匝道源源驶来。这根连接其他感觉系统的通道曾经只是视皮层的一小部分，现在却随着视觉系统的萎缩而壮大了起来。这里的神经元不断增长，强化了不再活跃的视觉通路和脑中的非视觉系统之间的连接。

交错的回路一旦接通，就可能会有一些视觉之外的信号进入枕叶，并且被错误地当作来自眼球的视觉输入。要记住，脑是无法分辨不同信号的，它只能区分通路的不同。于是，当之前彼此分立的回路相互连通，由其他感觉系统发出的信号就可能顺着匝道进入视皮层，并被加工成视觉图像。它可能原本是花园里的一缕花香，或是地铁车厢的一阵声响，然而它只要窜入了视觉回路，就可能引起幻视。

幸好，邦纳综合征的患者都知道自己失明了，因此往往能明白自己看见的不是真实的景象。和做梦不同的是，这些患者的前额叶仍在工作，使他们能够反省自己的奇怪知觉。那么，要是有人不知道自己已经失明了呢？那就会导致"安东综合征"，这种病我们前面聊过，就在引言里。在那里，我们知道了沃尔特先生的故事，他否认自己已经失明。当又高又瘦的神经科医生叫他形容自己的相貌时，他自信地宣称对方是个"矮矮的小胖子"。在安东综合征患者身上，视觉系统和监控它的高级感觉区域之间切断了联系。由于无法检测到视皮层的故障，患者会错误地认为自己的视力没有问题。因此，一旦他们像邦纳综合征的患者那样出现了释放性幻觉，他们的脑就可能无法认识到那是虚假的。许多安东综合征患者都会把自己内心的想象误认为真正的视觉。这大概就是为什么沃尔特会虚构那位医生的相貌了：他的脑在无意识中填补了视知觉的空缺，自己则并未察觉这一情况。

如果真像这些病例所显示的那样，丧失视觉会导致幻视，那么，其他感官是不是也该出现同样的现象？比如，要是破坏了控制听觉的回路，也会使我们产生幻听吗？

再来看一个病例。帕舍先生 52 岁，长期耳鸣；他来到一家精神卫生诊所，说自己出现了一种奇怪的新症状：在最近几周里，原来单纯的耳鸣变成了一种重复、尖锐的哔哔声，就好像闹钟在响。和真实的闹钟一样，耳鸣也会在半夜把他吵醒。后来闹钟声渐渐消退，音乐声又响了起来。他有时会听见带着人声的流行歌曲串烧，有时又会听见古典交响曲，就仿佛是他的脑子经常会调到一个想象中的电台。他还注意到，如果附近有非常响的噪声，比如有地铁驶过，他的幻听就会减弱。而中等响度的噪声反而会加重幻听，比如当他在街头听见有人在打手鼓，他脑海中的音乐便会与鼓的节拍同步。

帕舍先生去做了神经和精神检查，都没有发现问题，于是又去看了耳鼻喉科医生。对方给他测了听力，结果发现他的听力非常糟糕，已经够得上耳聋的标准了。研究发现，在幻觉中听到音乐，往往发生在有听力损失的人群中间。这个现象甚至获得了"听觉邦纳综合征"的名称。

当听觉回路中的活动降到最低,帕舍先生的脑就用自创的声音填补了这个空白。如果外界的声音足够响亮,比如有地铁呼啸而过,帕舍先生还能够听见,这时听觉的空缺消失,幻觉也随之停止。然而较轻的声音却无法克服他的听力障碍;当他的听觉通路空闲下来,脑中的无意识系统就会打开幻觉的电台,填满这片寂静。

虽然帕舍先生体验的是幻听而非幻视,但有研究者认为,他的病因和邦纳综合征并无不同,也可以做两种解释。第一种,丧失了正常功能的脑组织开始自发行动,发放随机信号。根据这些信号发出区域的不同,是在视皮层还是听皮层,患者会相应表现出幻视或者幻听。第二种,未获充分利用的脑区渐渐长出了其他系统的神经,并出现了新的交互模式。当某条感觉干道疏于使用,某条连接着其他感官的细小上匝道就变成了车辆的主要来源。接着,人脑给这条交会匝道扩出更多的车道,直到它成为一个重要的交通枢纽。不知不觉间,听皮层已经是由来自其他感觉通路的流量来激活了。

如果你更喜欢用电脑而非交通作比,那就想象你拆开了一位朋友的笔记本电脑,并重新连接了其中的电路,然后把电脑还给朋友。他很快发现,在键盘上输入元音字母,音响系统会爆出说唱音乐。类似地,人脑也会随着神经通路的演变和融合而获得新的功能。对于失去视力或听力的人,这些神经的变化

能够补偿他们在知觉上的损失。要将我们的不同感官混搭，脑
只需将本来已经就位的交会处强化就行了。实际上，我们的不
同感官之间的联系，远比我们想象的密切。这一点问问天行者
卢克就清楚了。

### 颞叶里的天行者卢克

听到"天行者卢克"这个名字，你会想到什么？如果你是《星
球大战》的影迷，那么对你而言，这几个字就不仅仅代表了影
片中的一个角色。每次读到它时，你都会神游进一个科幻宇宙、
一场正义与邪恶的对决，以及一片标杆性的流行文化领域。但
如果只是听到别人大声念出这个名字，你会有什么反应？如果
是看见卢克的扮演者马克·哈米尔（Mark Hamill）的照片，你又
会作何感想？

我们已经知道，五种感官的神经通路是有交叠的，也许就
是这个交叠，才促使我们在丧失一种感官的时候发展出幻觉。
这样的交会在每个人的脑中都存在，那么它们又是如何影响我
们的脑对环境的感知和解释的呢？有一组神经病学家提出了这
样两个问题：感觉系统的类别会影响人脑加工信息的方式吗？
信息来自眼睛、耳朵、鼻子还是别的地方，对脑来说有区别吗？

这些研究者利用脑电图电极记录了志愿者脑中的神经元活
动。志愿者在电脑屏幕上观看相继闪现的一组照片，上面显示

社会名流、著名建筑、自然风光或各种动物。在一旁观看脑电图的神经科学家发现，在一个名为"内侧颞叶"的脑区出现了一种模式。内侧颞叶位于海马旁边，而海马是人脑中形成记忆的枢纽。内侧颞叶中的神经元会对不同类别的图像产生不同的反应，比如名人总是激活它的某一个区域，而著名地标又会激活另一个区域。

但是这个模式发展得更深。研究者又用非常精确的电极记录了内侧颞叶中单个神经元的发放。他们发现每个神经元的反应都不是针对某一类别的事物，而是针对某些特定的人或地点。比如有某个神经元只对詹妮弗·安妮斯顿（Jennifer Aniston）的照片发放，因此叫"詹妮弗·安妮斯顿神经元"。被试观看了大量安妮斯顿的照片，每次都能使这个神经元发放；而当被试观看茱莉亚·罗伯茨和科比·布莱恩特等其他名人的照片时，这个神经元却沉默了。另一个神经元只对哈莉·贝瑞（Halle Berry）的照片发放，即使她穿着 2004 年的影片《猫女》中的戏服，戴着面罩。当被试读到她的名字时，这个神经元同样会有反应。该效应对于其他类的照片同样成立，比如研究者发现有一个神经元会对悉尼歌剧院的照片或书面文字做出反应，但对埃菲尔铁塔或比萨斜塔就没有这样的反应。

最后，研究者又将刺激的类型从书面文字和图片扩展到了口头字眼。他们发现有一个神经元对"天行者卢克"的许多呈现形式都有强烈反应：哈米尔的三张不同照片，"天行者卢克"

的字样，甚至由一个男性或女性的声音报出的这个角色名字。

和之前一样，其他名人（如莱昂纳多·迪卡普里奥）的照片无法激活这个神经元，其他名人的书面或口头名字同样没有这样的效果。有趣的是，当被试看到《星球大战》中的另一个角色尤达的照片时，这个神经元却发放了。

显然，这个神经元不只对天行者卢克发放，也会对和他密切相关的事物做出反应，比如他的这位绿色的小个子师父。有许多次，天行者卢克神经元也对达斯·维达的照片产生了反应。类似地，詹妮弗·安妮斯顿神经元也常常在被试看见和安妮斯顿一同出演《老友记》的丽莎·库卓 (Lisa Kudrow) 时发放。

我们的每一条感觉内容都是一股信息流。无论它是经过哪条通路入脑，视觉也好，听觉也罢，脑中的无意识系统都会将它置于情境之中分析，并参考我们的知识、情绪和记忆，综合出一个对于世界的有意义的表征。我们的无意识加工器会分析五种同步的感觉流，仔细寻找相似的特征，以便创造出一个个抽象概念，让我们能够有意识地体验，比如《星球大战》中的人物关系就是一个例子。

内侧颞叶是各条感觉高速路的一个主要交会点，对灵长类脑部的解剖研究证明了这一点。研究显示，各条感觉通路都将神经延伸进内侧颞叶，并在那里交错会合。脑允许我们的感觉通路相互交通，借此将五组知觉数据转化成富有意义的观念和体验。

在有些人的脑中，不同感觉的交流太过频繁，只要使用一种感官，就会同时激活另一种。这一点在"联觉"现象中有最充分的体现。当感觉通路之间的联系过于密切，就会产生联觉。比如有些人有听视联觉，只要听见某些音符就会看见一些色彩，而且这样的联系相当稳定：一种颜色总是与一种声音相关。还有人报告了嗅视联觉，他们只要闻到新鲜的柠檬味就会看见多边形，而闻到树莓和香草则会发现圆形。联觉有许多形式，因为感官之间有多种组合；但是这些形式都透露出了相同的信息，那就是我们的感觉通路是连通的。

我们在日常生活中也能找到不同感觉相互连通的证据，比如我们都知道，失去嗅觉会让味觉也跟着迟钝起来。视觉和听觉也深深纠缠在一起。当有人在远处对你说话，如果能同时看见她的口型，那么理解她说的内容就容易得多。反过来，这两种感觉也会相互干扰，"麦格克效应"就是对这一点的最好说明。

如果你听一段录音，其中发出 ba-ba-ba 的声音，同时再看某人无声地做出 ga-ga-ga 的口型，你就会听到一种全新的声音：da-da-da。这就是麦格克效应，它是 20 世纪 70 年代，哈利·麦格克（Harry McGurk）在和同事设计实验研究婴儿的语言知觉时偶然发现的。此外还有反向的麦格克现象，也就是听见某种声音会对观看产生影响。研究者给被试观看不同大小或方向的椭圆形，要求他们判断其形状，并同时向他们播放不同的声音。同样的椭圆，听到 weeeee 的被试会觉得它们较高，听到 wooooo 的被试则会觉得它们较宽。

我们的感觉系统是为生存而演化出来的。感觉信号先是在几条平行的通路中加工，然后再得到整合、解读，并组织成一片概念网络。到这时，不同的感觉已经融合成了对于世界的一个统一而流畅的感知。这样的协作不仅增强了我们的意识体验，它也为某个感官可能出现故障的情况创造了后备系统。当一个人失明时，其他感觉系统就会加大马力，去填补知觉的空当。脑子会为重建人的世界图景而竭尽所能，甚至会用拼合其他感官的方式，重新创建某一感官。

## 声音走廊

"我可以通过其他途径弄清事物的样子。"阿梅莉亚告诉我。这个天生失明却号称能在梦中看见的女子，我又和她通上了电话。她向我形容起了她是如何在内心描绘出周围世界的图像的。

"沿着一条走廊行走时，我能在心中描绘它的样子。根据鞋跟敲打地面的声音，我知道这是一条大理石走廊。我能说出它有多长、多宽。我能感觉到周围是空旷还是挤满了人。我能听见其他所有人的脚步声。当有人从身边走过，我还能感觉到轻轻的'嗖'的一下。"

当她走进大堂后，鞋跟在大理石上敲击的声音也发生了变化。"我能感觉到厅堂的壮丽，这显然是一座华贵的高楼。"她说。即使没有视觉，阿梅莉亚依然能通过整合其他感觉内容来绘出周围的环境。利用各条感觉通路的关联性，她的脑沿着视觉之外的途径重构了视觉。她虽然失明，但依然能领略走廊的规模，估量它的拥挤程度，觉察周围人的位置，甚至感受这座建筑的典雅气息。她在用一张非视觉的内心地图给自己导航。

我闭上眼睛，试着像阿梅莉亚一样感知世界，但心中老是跳出视觉图像。我不知道她感知那条声音走廊，是否类似于蝙蝠用回声定位功能感知周遭环境——蝙蝠是先发出声响，然后用生物声呐系统探测回声。显然，注意到这种相似的并不只有我一个人。

丹尼尔·基什（Daniel Kish）在婴儿时期就丧失了视力，他后来创立了"盲人无障碍世界"组织（World Access for the Blind），专门帮助失明者开发其他感官以克服视障。基什有一个著名的本领，那就是他自己的回声定位能力。他能够用舌头在上颚快速嗒出嗒嗒声，然后倾听弹舌声从周围的墙壁、车辆、人群或其他东西上反射的回响。

"这和蝙蝠使用的手段是一样的。"基什说，"假如有人发出嗒嗒声，让一群蝙蝠收听周围表面传出的回响，那它们立即就能感觉到这些表面的位置。"通过仔细聆听回声，基什甚至能够分辨出各种材料的细微不同："比如一道木头篱笆可能比一道金属篱笆粗壮厚实，当周围十分安静的时候，木头就会反射出一种较暖较钝的声音。"

加拿大的研究者利用 fMRI 观察了人类回声定位者的脑。参加研究的有两位练习过这项技术的盲人，还有两位作为对照的视力健全者。四位志愿者先是全部坐进一个房间，房间经过特殊设计，不会产生回声。研究者要求他们在这个没有回声的房间里尝试回声定位，同时监测他们的脑活动。这个步骤的目的是确定他们脑部的基准活动。此时的他们只能听见自己发出的弹舌声，研究者先绘出这时的 BOLD 信号，然后在最终的结果里将其扣除。在实验的下一个阶段，对照组的两名被试被蒙上眼睛，然后和两名盲人被试一起用回声来定位附近的树木、汽车或灯柱。自始至终，他们耳朵里都塞着微小的麦克风，记录着他们听到的一切声响。到了最后阶段，被试一个个走进 fMRI 机，并聆听他们在尝试回声定位时的录音。

研究者从每位被试的 BOLD 信号中扣除了他们听见自己的弹舌声造成的作用，只留下他们对回声的神经反应。视力健全的被试，脑中几乎没有额外的活动——不出所料，他们只听见了自己的弹舌声。而两位失明的被试却显示出了惊人的结果：当他们在录音中听到自己的弹舌声时，fMRI 发现他们的视皮层出现了活动——他们不仅是在倾听回声，他们的脑还同时将这些回声转化成了一张表现周围环境的视觉空间图。

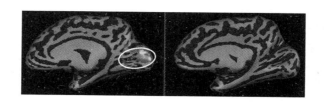

盲人虽然无法看见，却并没有停用枕叶。视觉的目的是在环境中给我们导航，使我们生存下去。即便视觉输入已经切断，枕叶仍在努力担当我们的罗盘，并通过其他途径加工空间信息。脑子会拼凑手头的所有信息，为我们建构出一幅世界的图景。为了这个目的，它甚至会突破不同感觉的界限——不仅是视觉和听觉的界限。

2013 年，丹麦的几位神经科学家发表了一篇论文，探讨人脑在视觉关闭的情况下是如何导航的。他们的实验要求被试在一条虚拟走廊中找到出路，但被试只能运用触觉——舌头的触觉。他们使用了一种名叫"舌头显示器"（tongue display unit）的设备，每当使用者在一座虚拟迷宫中撞上一堵虚拟墙时，它就会刺激使用者的舌头，由此绘制出一幅触觉地图。实验中，被试用电脑键盘上的方向键在这座迷宫中行走，并不断用试错法找到出口。他们有的会先笔直前进，直到走进死路，这时他们的舌头便会感到一阵轻微的颤动。接着他们再转一个弯，继续摸索，同时在脑中绘出一幅迷宫的地图。

这些神经科学家用舌头显示器训练了两组被试，一组天生失明，另一组视力健全，但是蒙着眼睛作为对照。当失明组和蒙眼组在虚拟迷宫中摸索行进时，科学家们照例用 fMRI 观察了他们的脑活动。

fMRI 的结果看上去很像那个人类回声定位实验：那些平生从未见过一个光子的被试，在舌头受到刺激时，都马力全开地发放了视皮层——他们的脑将触觉信号转换成了一幅视觉空间图。蒙眼的健康被试则没有显示出类似的活动，视皮层始终保持静默；而当他们扯下眼罩、用双眼探索迷宫时，他们的脑部显示出了与失明被试用舌头探索迷宫时相同的活动。

　　无论来自眼睛、耳朵还是舌头，人脑都会利用它接收到的一切感觉信息构建周围世界的模型。盲人虽然失去了用眼睛观看的能力，但他们仍然能通过其他途径创造出一幅世界的图像。想想看：盲人脑中的那些交会点要比普通人发达多少，才能利用不同感官的交流来补偿视觉的缺陷。他们的无意识系统能够重塑感官高速路体系，并融合其他感觉绘出周围世界的像素图，以此改造自己的视皮层。他们能够增强对一种感官的使用，以此填补另一种感官的空缺。虽然双目失明，但他们保住了想象和做梦的能力。

造梦机器

2003 年，葡萄牙的睡眠研究者发表了一则大胆的声明，认为失明的人——而且是先天失明的人——能够在梦中看见图像，就像阿梅莉亚所宣称的那样。

　　这项研究的主持者是埃尔德·贝尔托洛（Helder Bértolo）教授。研究者招募 19 名被试开展了一项睡眠实验，其中 10 名是先天失明者。这些被试在自己家中睡觉，头皮贴上电极，让研究者连续两晚记录他们的脑波。他们每晚都会被闹钟吵醒四次，然后向一只录音机讲述自己刚刚梦见的情景。第二天早晨，这些失明的和视力健全的被试要在一张纸上把自己的梦境画出来。为公平起见，视力健全的被试在画的时候要闭上双眼。

　　在不知道作者的情况下，贝尔托洛和同事用1—5的分数给每幅作品打分，其中1代表没有意义的涂鸦，5代表细节翔实的描绘。他们认为，梦境中的图像越是清晰，就越容易被描画出来。当然了，被试艺术才能的高低可能影响评分的结果。为了排除这个影响，研究者让两组被试都闭上眼睛，尽最大努力画人的形象。下面就是他们画出的人：

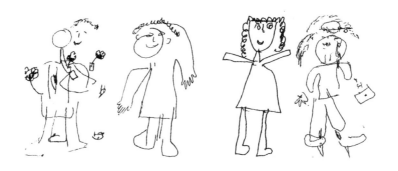

　　你能分辨是谁画了哪一幅吗？左边的两幅是视力健全组画的，右边的两幅来自失明组。你猜对了吗？在我们看来，要分辨它们的作者是很难的，几位研究者也同意这一点：在给这部

分画作打分之后，他们发现平均而言，两组被试的艺术才能没
有多少差别。

那么那几幅表现梦境的画作又如何呢？同样，贝尔托洛没
有在两组的分数之间发现统计上显著的差异。失明组和健全组
的画作表现出了同等的视觉特征。比如看下面这一幅：

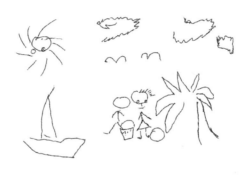

这幅画描绘的梦境是海滩上的一天，我们一眼就能看出其
中表现的现实生活场景：空中太阳闪耀，头顶鸟儿飞翔，你和
一名同伴在一棵棕榈树下休憩，附近有一条帆船驶过。你在心
中想象这幅画面时，似乎很难抛开其中的"视觉"成分，因为
你正在体验着它。然而，画出这幅作品的人却从来没有见过阳
光和飞鸟，也从没见过棕榈树和帆船。

这是否证明了盲人也能在梦中看见图像？先别急。能画出

梦境，未必说明这个梦是视觉的。假设我给你一块拼图，让你闭着眼睛，去触摸它的边角、弧线和突起，然后再叫你把它画出来，你也能做到的吧? 虽然你始终没有看见它的样子。

因此，这些画作虽然惊艳，却可能证明不了什么。但也别忘了，这些睡眠研究者开展的不只是一项行为测试而已，他们还记录了被试的脑电图。他们在其中寻找的是一种叫作"α波阻断"的现象。当一个人身心放松、闭上双眼，没有主动想象某个画面时，他的脑电图上就会呈现 α 波。当你"清空脑子"的时候，你的脑波就以 α 波为主，比如在冥想者的脑中就可以检出这种脑波。而反过来，α 波阻断就是 α 波消失了。一般认为，当一个人体验到心理意象时，就会发生 α 波阻断；这不仅包含主动观看四周时的视觉意象，还有我们在头脑中想象某个事物时调动的内心意象。研究显示，如果你要某人回答一个无须动用视觉意象的问题，比如"马萨诸塞州的首府在哪里"，他的脑电图中就不会出现 α 波阻断。而当你问他"你家里是什么样子"时，脑电图就会显示，他的视皮层出现了 α 波阻断，这大概就是因为回答者正在心中调动视觉意象的缘故。这个关联似乎在梦中也一样成立：在 REM 睡眠阶段，α 波阻断的现象最为明显，而这个阶段也是梦境最为生动、最像电影的阶段。

那么，根据失明被试的脑电图，又能看出他们的梦境中有怎样的视觉内容呢? 就像我们在视力健全者的身上观察到的一样，在失明被试的脑中，α 波阻断和梦境的视觉内容之间也有着清晰的关联。他们的画作越是生动，视皮层中的 α 波就越少（即更频繁的 α 波阻断），这说明他们的脑在加工更多的视觉意象。这些被试在人生中没有见过任何东西，然而贝尔托洛的实验却指出他们在梦中观想着各种画面。

这怎么可能呢？失明了一辈子的人，为什么竟能在梦中看见？要回答这个问题是很难的。而且不出所料，贝尔托洛的结论引起了巨大的争议。加州大学圣克鲁兹分校的心理学家和睡梦研究者乔治·威廉·多姆霍夫（George William Domhoff）对贝尔托洛的研究提出了直率的批评。首先他指出，有充分证据显示先天失明者在绘画之类的视觉意象任务上和视力健全者做得一样好。我们在前面也提过，盲人的脑能够很好地补偿视觉的缺失，因而他们能够画出人的身体或是海滩的样子，也许并不值得大惊小怪。就像那个拼图的例子一样，这个发现未必说明盲人能够在梦中看见。

可不还是有脑电图的结果吗？多姆霍夫接着指出，解释脑波向来是很难的，因为你根本无法完全确定它们到底是什么意思。你只能用过去的观察来解释眼前的现象：α 波表示身心放松、活动减少的状态，那么一旦观察到 α 波在某人的视皮层中消失，就表示这个人正在体验视觉意象——至少，在我们过去观察的视力健全者身上存在这样的关联。然而我们也知道，盲人的视皮层并非整天无所事事。假以时日，它会与所有其他感官整合起来，并保持它空间知觉与导航方面的核心角色。因此，当我

们在天生失明者的脑中观察到 α 波阻断时，这也许（甚至很有
可能）并不代表他和健康者一样真的看见了图像，而是代表了
这位盲人自己的观想图景：那描绘的是一个整合了其他感官的
．．．．．．．．．．
生动场景，是一种类似于阿梅莉亚的"声音走廊"的内心提示。

　　无意识的心灵是一位故事大师。在睡梦中，它将脑干在
REM 睡眠时的随机发放连接起来，编织成一个精彩的故事。在
盲人的脑中，它又能用其他感官重建空间知觉，甚至创造出某
种回声定位功能。不过，大多数天生失明的人都不觉得自己能
在梦中看见什么。有调查显示，那些在 5 岁之前失明的人，都
说自己没有体验过真正的视觉意象，无论是在白天还是在夜间
做梦的时候。但如果是稍大的年纪失明的，尤其是在 7 岁之后，
他们就能记得看见是怎么一回事，也往往能够想象并梦见视觉
场景了。7 岁之后失明的人，的确能在梦中看见。

　　天生失明的人有着不一样的内心体验。在所有与我交谈过
的天生失明者中间，只有阿梅莉亚宣称她做过视觉性的梦。不
过我怀疑她的梦中体验更像是那条声音走廊。她的梦境充满感
官色彩（在海滩上做爱），将她的情绪和隐秘的身体感觉编织起
来，形成了一个统一的幻想。

　　我们已经知道，梦区别于现实的一个关键因素是前额叶停
止活动。一旦摆脱了前额叶的随时检查，脑中的做梦回路就放
开了手脚。它能制造出活色生香、身临其境、纤毫毕现的幻象，
使得刹那之间，做梦者自认为体验到了某种超出日常感知的东

西，只有苏醒之后才可能对自己的体验产生怀疑。阿梅莉亚的梦就是这种情况。

相比有意识的系统，无意识系统遵守的是另外一套规则。这两个系统的内部各有不同的加工过程，它们在白天容许我们开展自主的有意识反思，到了夜里又放纵我们踏上无拘无束的感觉探险。但是我们很少能一瞥这两个系统是如何运作、如何交互的。邦纳综合征、爱丽丝漫游奇境综合征和脑脚性幻觉都是它们相交叠的表现，在这些疾病中，由无意识回路产生的梦境侵入了我们觉醒的意识。不过，这些都是脑中的线路发生故障的例子。脑内的两套系统并不是被睡眠和觉醒截然分隔的，它们之间的相互作用也绝不仅限于发生幻觉之时。

将脑看作有意识和无意识这两套行为控制系统的结合，是大有裨益的一个观点，它不仅能解释我们的日常思想和决策中的微妙之处，还能解释人类的体验是如何遭到种种干扰和扭曲的。我们的脑中有一套底层逻辑，它决定了这两套系统相互作用的方式，以及当它们在加工信息的过程中出现空白和故障时，是如何做出或好或坏的补偿的。在失明状态中，脑会产生幻视或利用其他感官来重构视觉，以此填补知觉的空缺。在做梦时，脑的无意识系统会从脑干收集随机迸发的活动，并用尽量符合逻辑的方式将它们串成一个统一的故事，一场在我们入睡时贯串我们内心的包罗万象的幻梦。

## 第二章

# 僵尸能开车去上班吗？

## 论习惯、自控和人类自动行为的可能

> 如果说习惯是我们的第二天性，那它就是在阻止我们
> 了解自己的第一天性，它的残酷、它的魅力，都是习惯所
> 不具备的。
>
> ——马塞尔·普鲁斯特

阿拉巴马州亨茨维尔的地方官员困惑极了：短短两周时间，就发生了八起车祸，而且全发生在同一地点——重临大道和韦恩路的交叉口。同样令他们困惑的是，每起车祸发生的方式都完全相同：行驶在重临大道的车辆左转进入韦恩路，直接开进了对面驶来的车流。这是一个普通的十字路口，一条平常的上班路线，以前从未发生过车祸。可是现在，车辆损坏和人员受伤的事件一下子多了起来。是什么导致了这么一个愁人的常例？亨茨维尔的官员把这个问题布置给了当地的交通工程师们。

调查发现，这一连串车祸都是在那个路口的交通灯做了一次轻微调整之后发生的。从前，驾车者只有看见了绿色箭头才

能从重临大道左转到韦恩路。为减轻重临大道上的堵塞状况，交通工程师们在交通灯上另外添了一重设置，使驾车者在看到绿色箭头时可以左转之余，在看见绿灯时也可左转。新规和其他无数路口的规则一样：看见绿色箭头时可立即左转，而看见绿灯时则要先确定路口没车才可左转。可是，亨茨维尔的驾车者明显都已经习惯了这个路口只有绿色箭头，结果一看见绿灯，他们也本能地左转，根本不会观察有无车辆。他们已经养成了看见绿色就左转的习惯，于是没有注意到信号灯的变化。正像一位交通工程师指出的那样："你要是只靠习惯开车，你就开得非常危险了。"

你有多少次是开了三十来分钟的车到工作单位，却完全不记得是怎么开过来的？你沉浸在自己的思绪之中，尤其是当你还在想着一件具体的事，比如要在9点钟做报告的时候。上班途中的那段驾驶经历没有进入你的意识。试想有一天，你需要开车去城市的另一头参加会议，而不是去自己的办公室，结果你很有可能还是习惯性地把车开到办公室，压根儿忘了会议的事。也许你直到办公室门口才发现自己来错了地方。你仿佛是在无意中把车开到了这里，而心里一路都在琢磨着别的事情。

这是一个着实令人吃惊的现象，因为开车是一项十分复杂的任务。你的脚掌要在油门和刹车之间来回游移，你所施加的压力哪怕只有细微的不同，也都能为两者所响应。与此同时，你的双手也在操纵方向盘，和脚上的动作一起引导着这部一吨重的座驾。驾驶的时候，你要遵守交通规则，要考虑路权、人行横道和限速。一路上有停车标志、让行标志，还有交通灯。无数辆别的汽车在道路上行驶，有时还会游移不定。每次变道、加速或减速，你都要考虑其他车辆的位置和速度，还要依据它们点亮刹车灯和转弯灯的模式来判断它们的行驶意图。但是，虽然面临这种种难题，一位经验丰富的司机在熟悉的路线上却依然不用花费多少心思，这甚至让他们觉得自己是在自动驾驶。

　　然而在亨茨维尔，这种自动驾驶行为却导致了严重后果。驾车者没有留意到交通灯中的新信号，依然不假思索地左转，猛冲进了对向驶来的车流之中。

　　如果一个心不在焉的司机没有意识到交通信号或者与驾驶有关的其他活动，也对自己的驾驶过程毫无记忆，那么到底是谁（或什么）在驾驶车辆？如果我们不使用有意识的官能就能开车上班，那么我们的脑内肯定另有一套系统可以开车，且这套系统的运行不依赖于意识。如果这套无意识的机制能够完成开车这样复杂的任务，那么或许它还能做到许多别的事情。它到底在我们不知情的状况下，对我们的经验世界贡献了多少呢？

## 我们中间的僵尸

　　试想有一个僵尸家庭从早已被人忘却的墓穴中钻了出来。这些活死人在人行道上迈着沉重的步伐行走，边上的行人都发出恐惧的尖叫。这种歧视性的反应使僵尸们受了冒犯，他们来到城里的整形中心，决定做个全身整容。那里的整形大夫享誉世界，这些僵尸也成了他手底的杰作。术后的僵尸看起来无比健康、鲜活。原本的腐肉，现在都换成了柔软水润的肌肤。原本裸露在外的肋骨，现在多了一层胖嘟嘟的赘肉。这位医生的手法实在高明，僵尸们都打算重返社会成为模范公民了。肯定没人能发觉。不过他们还要克服一个障碍：僵尸是没有意识的。

人和恒温器都能探察温度，但是只有人才能体验冷暖。手术后的僵尸好比恒温器，徒具人的外形，却无人的体验。哲学家大卫·查尔默斯（David Chalmers）写道，这些东西"在身体上和我们完全相同，就是没有意识体验——它们的内在是一片黑暗"。他还和其他人一道提出了一个问题：人类如果没有了察觉、感受和想象，还能否表现出我们现在的这些行为？意识是人类行为的必要条件，还是我们没有了意识也一样能够成功？

一个飞行员大可以离开驾驶舱，因为飞机靠自动驾驶也能飞行。他一旦离开，就没有人有意识地决定飞机的方向和高度，只剩下飞机的计算机系统自动应付这些问题。

一具僵尸就好比一架自动驾驶的飞机：它的功能没有变化，只是内部不再有体验发生。人类也能像飞机一样进入自动模式吗？换一种说法，那些整过容的僵尸虽然没有人类的心灵，但是否也能顺利地融入人类社会，做到人类所做的一切？

让我们从知觉说起。意识体验的很大一部分关系到人脑如何解读五感传来的信息。我们在前一章已经知道,在视觉丧失后,脑子会想尽办法重建人对世界的体验。视觉的最关键成分看来不是眼睛才能做到的视觉性观察,而是与此种观察有关的意识体验。如果没有了意识,知觉又会怎样?我们的感官探察和这一探察附带的意识体验之间有着密切的联系,那这个联系可以切断吗?比方说,我们可以看见一个东西,却又没有意识到自己看见了它吗?

### 视而不见的视觉

某位心不在焉的司机不记得刚刚驾驶汽车的意识体验了。他不记得在遇到红灯时做出过停车的决策,也不记得是怎样打开了转弯灯。他一直在自动驾驶。试想这名司机险些遭遇车祸,他从白日梦中骤然醒转、猛踩刹车,他的车子发出一声尖啸停了下来,距离一辆邮局卡车仅几寸之遥。在平复了神经之后,这位司机开始回想刚才的情况。他感觉自己不像只是走了一会儿神;刚才的那一阵不知不觉的状态,似乎比走神要严重得多。他感觉自己的意识完全从驾驶行为中抽离了出来,在刚才的那段时间里,他就仿佛变成了一个瞎子。

有学者研究了人在驾车时使用手机的行为,结果也证实了这个走神司机的感觉。在一项研究中,被试一边在驾驶模拟器上驾车,一边通过手机自带的耳机与人通话。模拟器中包含一个郊区小城的三维地图，其中有住宅区、商务区和占地八个街区的市中心，醒目的广告牌散布于城市各处，都是被试一眼就能看见的。在模拟器上训练了一段时间之后，被试遵照通常的驾驶规则驶过预定路线。他们一边开车，一边用耳机和人通话。驾驶结束之后，被试要做一个多项选择题测试，选出一路上见过的广告牌。然后，研究者将他们的答案和另外一组对比，那一组驶过了同一条路线，却没有在驾车时打手机。结果你可能已经猜到了：和专心驾驶的一组相比，被手机分心的被试在测试中表现很差。虽然那些广告牌就矗立在路边，手机组的成员却根本没有注意它们。

这些被试怎么会对广告牌视而不见呢？他们是恰好没有看它们吗？为了解答这个问题，研究者又给被试装上了眼球追踪器，让他们在模拟器上再驾驶一回。结果发现，当被试专注于手机通话时，他们的目光对于道路目标的扫视并没有减少。他们的眼球依然在恰当地注视所有重要的物体，包括道路标识和路上的其他车辆——是的，连广告牌他们也看了。这就怪了：凡是专心开车的被试看见的东西，打手机的被试都看了，但他们就是记不得自己究竟看见了什么。这是怎么回事呢？研究者提出了一个解释：虽然被试的眼睛看了那些目标，但当他们专心通话的时候，他们有意识的视觉部分地停止了活动。

如果驾车者因为手机通话，连广告牌这样硕大显眼的物体都无视了，那为什么交通事故没有变得更加频发呢？我们时常在开车的时候说话，有时对着手机说，有时对着车里的其他人说。如果交谈会妨碍我们的视觉，那我们是如何做到在交谈的同时安全驾驶的呢？我们理所当然地认为：要在道路上做到保持车距、保持车道、安全转弯等，总之不撞烂汽车地开回家里，持续不断的有意识视觉就很关键。然而对分心驾驶的研究却显示，虽然你的目光在路上的目标之间来回穿梭，但是你瞩目的这些东西却往往没有得到意识的加工。

如果有意识的视觉体验是关闭的，那又是谁在控制眼球的活动？是脑在无意识地控制着。脑中的无意识系统能使眼球产生必要的活动，观望其他车辆和道路标识，从而保护司机和乘客的安全。这就是为什么车祸没有更加频繁，而心不在焉的司机也能安全驾驶。即便有意识的视觉受到了限制，无意识的过程也会接管视觉系统，并引导我们驶向目的地。

这个例子说明了意识与视觉是可以分开的。在这个例子中，视觉系统仍在工作，因为汽车并没有失控乱撞，然而车内的司机却并没有"看见"的意识体验。

某些神经系统障碍也揭示了视觉探察与"看见"的体验是两个相互独立的过程。比如患有"半侧空间忽视综合征"的人具有完全正常的视力，但他们只对视野的一半具有意识，对另一半则视若无睹。为了测试这种疾病，神经病学家要求病人临摹图画。下面是测试结果：

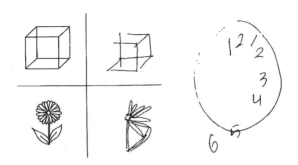

上图就是患者的作品，他们没有视力方面的问题，但不知为何就是无法画出临摹对象的左半边。半侧空间忽视的病因是右侧顶叶（位于脑顶部）受损，而顶叶的功能是聚焦人的注意。虽然视觉材料得到了恰当的加工，但患者的脑无法将注意集中在任何场景的左半边，这半边场景从没有进入他们的意识。但这不意味着患者的脑也没有在无意识中看见它们。

另一项针对空间忽视的测试称为"目标取消任务"(target cancellation task)。神经病学家给患者发一块白板，上面画满短线，患者的任务是在每一条线上再划一道，使它们变成一个个 X。右页图中的照片（B、C 两部分）显示，空间忽视患者会将页面右半边的短线划掉，对左半边不做处理。研究者后来对这个测试略做修改，不要求患者在短线上划线，而是要求他们将短线擦掉（D、E 两部分）。这下，患者就能把所有的短线都擦掉了。神经病学家的解释是，当患者将白板右半边的短线擦掉后，这

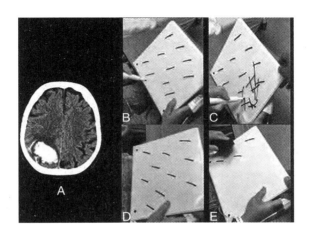

目标取消任务。A：对脑的CT扫描显示右顶叶有出血；B、C：在目标取消任务中，患者将页面右边的短线划掉，而忽视掉左边的短线；D、E：在修改后的实验中，患者擦除短线的表现相比之下要好得多，因为患者的注意从右不断往左移动。

半边就没有什么好看的了，他们的注意也随之移动到了左半边。这时他们就发现了一列新的短线，这个过程不断重复，直到他们将白板全擦干净。

虽然这些患者无法看见白板左半边的内容，但这半边的视觉信息肯定也进入了他们的脑。他们的视觉系统工作如常，没有什么阻止脑探察到眼前的内容；他们缺少的只是对这些内容的有意识觉察而已。

在半侧空间忽视综合征中，有意识的系统无法看见世界的左半边，无意识的系统却可以。与之类似，心不在焉的司机并未有意识地觉察路况，但他既然没有撞车，想必他脑中的无意识过程还是在看路的。那么，无意识系统难道真能在我们不知情的情况下看见世界吗？

真是如此：人脑的确能看见我们不知道自己正在观看的事物。这方面最惊人的医学实例是一种名为"盲视"的神秘现象。

达伦是一名 34 岁的男子，20 年来一直为剧烈头痛所困扰。影像显示，他右侧枕叶中的几根血管出现了畸形，他明白自己的症状不做手术是不会缓解的。一位神经外科医生将他的血管畸形切除，但同时也切掉了他右侧枕叶的一大块。

手术后的几个星期，达伦愉快地表示他的头痛已经缓解，但他仍然需要适应手术的一个糟糕的副作用：身体左侧的一切事物，他都看不见了。右侧枕叶控制着视野左半边的视觉，因此他的半边失明也在意料之中。不过有一个新的症状却是在意料之外。

研究者将达伦请进一间光线昏暗的屋子，让他坐在椅子上，再把下巴放到一个托架上，双眼直视前方。这时，研究者在他失明的那半边视野闪烁了一个光点。达伦虽然看不见那片视野中的东西，却依然能探察到刚才有光闪了一下，他的眼球转过来对准了光源。研究者问他是否看见了光，他矢口否认。接着，研究者又一次在他失明的那半边视野闪起光亮，并要求他指出光源的位置——尽量猜就行。达伦耸耸肩，用手指了指。他指的正是刚才闪光的方位。他"猜"对了。不过这也许只是巧合。

研究者对他一次又一次地重复这个测试。每一次他们都在达伦失明视野的不同位置闪烁光点，每一次他都能指出正确的方位。

研究者困惑不解，他们设计了一个新的实验，将研究推进了一步：他们在达伦失明的那侧闪现一些水平或垂直的线条，然后要他猜测这些线条的方向。在一次次尝试之后，达伦的答案全都正确。在又一个新的实验中，他甚至能说出失明视野中的光线颜色。达伦的这种能力，就叫"盲视"。

对盲视的研究表明，患者如果只有初级视皮层受损，他就能正确地猜出一个目标物的位置、颜色，甚至它是运动还是静止。有报告称这种猜测的准确率可达100%。不仅如此，分析这些病人的眼球运动可知，他们也将眼球转到了目标物的确切位置。他们虽然失明，却依然能用眼睛追踪物体，并将它准确地描述出来。

2008年，一位名叫塔德的先生成了研究对象：连续两次中风摧毁了他的视皮层，使他从此失明。他平时走路总要用一根盲杖，但在实验那天，研究者却让他别带盲杖。一名研究者领他来到一条长长的走廊入口，走廊里摆满障碍，其中有两只垃圾箱、一只三脚架、一叠纸张、一只托盘和一只盒子。但研究者却对塔德说走廊里什么都没有，要他只管走过去。塔德迈开步子走了起来，来到第一只垃圾箱跟前时，他往一旁走了几步绕了过去……到第二只垃圾箱时又绕开了。接着他又绕开了三脚架，在纸张和托盘之间左挪右跨，最后灵巧地从右边避开了那只盒子。研究者问他为什么能熟练地避开所有障碍物，塔德自己也说不上来。他的确双目失明了，但他似乎也有办法在复杂的地形中行走。

显然，塔德和达伦都具有一定的视觉探察力，虽然这种能力不是有意识的。他们的脑都能处理光线，视觉回路也都完好，能够处理眼睛收到的信息。盲视者的损伤发生在视觉通路末端，而不在前面的眼睛，他们的脑依然能够探察光线的各种模式，只是意识被排除在外，于是剩下的就只有一种无意识的视觉，也就是盲视了。视觉信息从眼球中的光感受器出发，经过一条条神经纤维的链路，到达枕叶接受分析，接着再由枕叶传送到相关的运动区域，由它们来协调眼球的运动，产生固定的行为反应。而这一切始终没有为意识所察觉。

相似的过程也发生在心不在焉的司机身上。他们的眼睛和耳朵将关于路况的知觉信息发送给脑，脑加工这些信息，并指导身体操作方向盘、油门和刹车。司机的意识并没有参与驾驶决策，因为它被其他想法占满了。这时的脑就是在利用盲视导航。也正因为如此，亨茨维尔的司机们才没有注意到交通灯的改变。盲视也许能引导你把车开到工作单位，但它还没有审慎到能发现从绿色箭头到绿灯的细微变化。

在那些司机的例子中，盲视效应都发生在驾车通过熟悉的路线之时。假如你开到一个陌生的街区，前往一个从未到过的地址，那你就会对路况十分注意了。你会努力寻找方向，对每一个交通信号都仔细辨识。但是等你开了二三十次之后，在这条路线上驾驶就成了第二天性，你的心思也会开始散漫起来。这中间发生了什么变化？变化就是，驾驶已成一种习惯，而保持习惯并不需要像首次尝试一项任务时投入那么多心力。"熟"不仅能够"生巧"，还能使我们的行为变得自动。这是一种十分普遍的现象，我们都有过体会，可能还觉得理所当然。但这可不是人类独有的行为。

### 十字迷宫中的小鼠

让我们再回到阿拉巴马州亨茨维尔的那个关键的十字路口去看看。假设你在上班途中只会经过这两条路：先在重临大道上直行，然后左转上韦恩路。那么在这条路线上开了几次之后，你大概已经能够比较轻松地驾驶了。驾车成了一种习惯。这个转变是如何在你脑中发生的？实操是怎么让开车上班这个行为变得自动的呢？为了研究这个问题，神经科学家用一个实验重现了这个导航过程，但实验的对象是小鼠。实验中的地图没有变化，依然是两条道路彼此垂直，形成一个十字。研究者把小鼠放到十字下方，把奖赏（食物之类）放到十字左侧，如下页图所示。

最开始被放入迷宫时，小鼠小心而缓慢地移动到十字路口。接着它左顾右盼，想决定走哪条路。前几次它往往会走错方向，

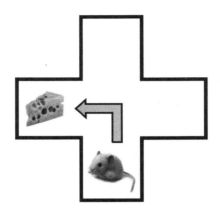

但最终还是会发现迷宫左侧的奖赏。第二、第三次放进迷宫时，小鼠仍会在十字路口停顿，但已经能更有可能左转找到奖赏了。神经科学家将这个实验重复了一遍又一遍，每次都将小鼠放在迷宫下方，奖赏放在迷宫左侧。最后，小鼠的行为终于发生了质的变化：它不再在十字路口停顿，而是毫不犹豫地前行左转。这个行为变成了习惯，就像是某个人上班都走同样的路线，走了很多年那样。

在对交通灯做了更改之后，亨茨维尔的官员满以为司机们会注意到这个不同，并立即调整开车的习惯，然而事实并非所愿。许多司机没有注意到交通灯的变化，因为他们在这个路口左转了一年又一年，早已养成了习惯。而如果司机忽然要走新的路线上班，也会出现类似的效应。那么，如果让小鼠一下子适应新的环境，比如走一条不同的路线取食，结果又会如何呢？

在训练小鼠从十字迷宫的下方移动到左侧之后，研究者改变了实验条件：他们把小鼠放到了十字迷宫的上方。食物的位置不变，依然位于十字的左（西）侧。但是从小鼠的角度看，现在要再找到食物就必须走一条新路线了：到了十字路口不能再左转，而是要右转。面对新的局面，小鼠可能有两种做法。它如果已经完全靠习惯导航，就依然会在路口左转，最后走进死胡同，什么都吃不到。这样的它就像是那个心不在焉的司机，只走习惯路线。反之，如果它并不依习惯行动，就会在路口停顿片刻，权衡不同的选择，然后右转得到奖赏。情形如下：

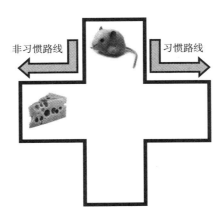

非习惯路线　　　习惯路线

在被放到迷宫的上方之后，习惯了从下方出发的小鼠在十字路口依然左转，走进了死路。它犯了那个心不在焉的司机所犯的错误，因为它的行走完全受了习惯的支配。一到路口，它就不假思索地左转，结果就是什么也吃不到。

接着研究者又换了一只小鼠投入实验，这一只没有训练过从迷宫下方出发觅食。照理说，它应该不会有左转的习惯。这只小鼠从迷宫上方跑到十字路口，停下来左看右看，然后正确地转到了右边，找到了位于迷宫左（西）侧的食物。

显然，实验中的这些小鼠在受习惯支配时会表现出一种行为，在不受习惯支配时又会表现出另外一种。那么，我们又如何确定这只小鼠的行为是不是出于习惯呢？

神经科学家已经将习惯系统追溯到了脑内最深处的一个名为"纹状体"的区域。小鼠练习的次数越多，其外侧纹状体的活动就越强烈。在它持续训练的同时，其内侧纹状体和海马（负责形成记忆）的活动水平都有所下降，而科学家认为，非习惯行为要有这两个区域参与。既然我们已经知道了脑子产生习惯的部位，那么理论上说，我们就能通过关闭该部位避免习惯的形成。

神经科学里有一种名为"虚拟性损毁"的技术，它可以通过注入某种消除活性的化学物质，或是做精确电击，将某个脑区暂时关闭。如果先将小鼠的外侧纹状体虚拟性损毁，从而关闭它的习惯系统，然后再将它放进十字迷宫的上方，结果会如何呢？结果是小鼠转到了右边！当习惯系统失去了作用，小鼠就无法再用自动导航的方式游走迷宫，也不会再径直左转走进死胡同了。这时的它每一次都要在路口停顿，左顾右盼一番，然后转到迷宫左侧去赢取一餐小吃。

习惯系统的运行速度比非习惯系统快。养成习惯的小鼠不在路口停顿，而是自动左转。开车上班时如果不用费心认路，速度也会快些。但这个系统很容易出错。当小鼠改从迷宫上方出发，当你要去另一个地点做报告，这种错误就会发生。相比之下，非习惯系统使小鼠能够思索新的环境，并由此调整行为。

这两套平行的系统控制着我们的行为，但各有分工。根据自身行为的不同，我们可以看出是哪个系统在起作用。理论上说，这两套系统也可以同时运行。当习惯系统自动引导我们在车流中开到工作单位时，非习惯系统则负责在手机上通话。

用分心来专注

当我们尝试同时做两件事，比如一边开车一边打手机，这时，如果不是两个系统分别完成两项任务，而是只有一个系统在两项任务之间分配注意，结果会如何呢？这就意味着，我们在每项任务上的表现取决于我们愿意分配多少注意给它：我们给一项活动的注意越多，就能把它完成得越好。但这个理论并不符合我们对习惯行为的体验。当我们做某件事做过很多次，到了做它全凭习惯的地步时，就最好不要对它注意太多，让身体自动发挥，效果往往更好。

2011 年 2 月 10 日，波士顿凯尔特人队的球员雷·阿伦（Ray Allen）投出了职业生涯的第 2561 个三分球，打破了原先由雷吉·米勒（Reggie Miller）保持的三分球纪录。在 NBA 效力的这些年里，阿伦向来以工作态度而为人称道。他常常在比赛开始前三个小时来到球场，练习投篮。在一次访问中，记者问阿伦为何能取得如此成就，他在投篮的时候又在想些什么。阿伦这样回答："如果你在投篮时刻意瞄准，那么瞄准的那一刻，就是你把球投到篮筐左边或右边的时候。只要瞄准，就有各种错误发生。要想投进，你只需走到一个能够舒服投篮而不必瞄准的位置……接着只要踏步起跳，手腕一扣，球就会进篮筐。"

对雷·阿伦而言，投篮已经成了一种习惯。运动员们所说的"肌肉记忆"，大概就是这个意思。在投三分球时，阿伦的专注方式是不专注于投球。一旦对这一球想太多，他的表现就会变差。而当他让习惯系统来发挥平日训练的效果时，他就能打出最好的水平。

这一点对其他运动员同样适用。在对资深高尔夫球员的一项研究当中，研究者要求球员在两种条件下挥杆击球。第一种条件，他们要专注于自己挥杆时的技术原理，并留心自己挥杆的力度、瞄准的方向以及击球时的体态。第二种条件，他们完全无须考虑挥杆的事，但是要分心去完成另一个任务：听一段录音，并留意其中"哔"的一声，并在"哔"声响时大声宣布自己听见了它。研究者比对了这两种条件下球员的表现。平均而言，当球员不专心考虑自己的击球原理时，他们的落点反而离球洞更近。这一点和雷·阿伦的体会相同：球员在不关心自己的技术时表现更佳。

运动员的表现会随着是习惯还是意识来支配行为而变化，这个事实佐证了人脑中有两套平行的系统在控制行为的观点。大量练习会使一个行为变得自动，由习惯系统接管。这样就把有意识的、非习惯的系统解放了出来，使它能专心开展别的活动。

人脑在两个系统之间的分工不限于篮球或高尔夫球。哪怕是最细微的人类行为，负责控制它的也既可以是习惯，也可以是明确的意识。支配系统转换时，我们自己也能觉察其中的不同。

## 如何识破假笑

假笑究竟是因为什么，才让人觉得它们那么假？为什么佯作一笑是那样困难？ 1862 年，法国的神经科医生纪尧姆·迪谢纳（Guillaume Duchenne）发表了一项研究，提出真笑和假笑使用的是不同的肌肉。这两种笑都需要我们收缩嘴巴周围的肌肉，两者的区别体现在我们眼睛周围的一圈肌肉，称为"眼轮匝肌"，真实的笑会收缩这些肌肉，并牵动眼睛附近的皮肤，比如下页图中的那位英俊男子。

虽然牙齿已经不剩几颗，但你不觉得左侧的他，看起来是真心快乐（而且一点也不吓人）吗？看看他眼睛周围那些收缩的肌肉，只有当笑反映的是真实的快乐情绪时才会如此。而一个假笑不会用到这些肌肉。强颜欢笑时，我们使用的是两侧面

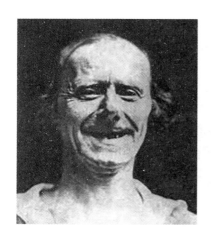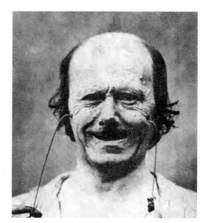

颊上的"笑肌"来将嘴唇拉扯到正确的角度，而眼周的肌肉是不收缩的。为了说明这一点，迪谢纳用电流刺激了他这位"无齿"朋友的笑肌，造成了上图右侧的这幅假笑。

看，他的面颊上出现了皱纹，眼睛周围却没有。也就是说，他的眼轮匝肌并未收缩，眼周的皮肤也没有像左侧照片那样拉紧。这，就是假笑的标志。

真笑和假笑在肌肉收缩上的差异也展示了脑中习惯系统和非习惯系统的分别。当我们自然地笑，就会激活某一套肌肉。当我们运用意识的力量伪装出假笑，就会改变激活肌肉的模式，而我们周围的人也一眼就看得出来。

再举一个例子。前不久，我在工作的医院走廊里看到一位同事，他正一边走路，一边全神贯注地盯着智能手机。经过他身边时我问了一声："喂，那个病人怎么样了？"他回答说："我很好，你呢？"这句不假思索的应答针对的显然是"喂，你好吗"，但我问的并不是这个。这位大夫的心思都放在了手机上，所以习惯性地随口应了一句。我后来跟他说起这件事，他对这句不恰当的回答毫无印象。我接着又做了一个小实验，对几个心不在焉的人问了类似的问题，发现这种情况经常发生（我知道自己也这样敷衍过别人）。说来有趣，我后来跟他们谈起此事，大多数人都像我那位同事一样，根本不记得自己曾经答非所问。

我们的两套控制系统牵涉脑的不同区域，对行为也有不同的影响，无论在体育还是社交中都是如此。不过和我同事的对答显示出这两套系统还有一点不同：它们牵涉不同类型的记忆。

## 我们为什么会忘记买一大桶牛奶？

一个星期二的傍晚，我正准备收拾东西回家，这时妻子打来电话，要我在回家路上买一大桶牛奶。"没问题。"我在走进电梯之际默默提醒了自己一句。接着我来到停车场，坐进车里，调节后视镜，插钥匙点火。这时，我又提醒了自己一句。我和往常一样开车回家，走的也是平常的路线。直到我开到家里，走向大门，我才忽然意识到牛奶忘买了……又忘了。但是我并不在意，一是因为我妻子通情达理，再就是我掌握了坚实的神经生物学证据，可以为自己的健忘找到一个很好的借口。

要描述我们在脑中储存和提取信息的方式，需要用到几对概念。其中的一对是"程序性记忆"和"情节记忆"。程序性记忆是对如何做某事的记忆，比如怎么骑车、怎么打结、怎么用键盘打字、怎么开汽车等。我们对某个程序执行的次数越多，这种记忆就越牢固。而情节记忆，则是对个人情况的记忆，比如过去的经历和感受、去过的地方、想过的念头——包括在下班路上去买一大桶牛奶的念头。我们能够记住生活中发生过的事件、情节，靠的就是后一种记忆。

这两种不同类型的记忆不仅储存着不同的信息，还发源于脑中的不同区域。情节记忆储存在海马，它位于脑深部，与颞叶比邻。它往往在非习惯行为中激活，在习惯行为中沉默，就像我们在小鼠走十字迷宫的实验中看到的那样。程序性记忆则源于外侧纹状体，而它也正是产生习惯的区域，这可不是偶然。

向一只未受训练的小鼠的海马发放电流，将其暂时关闭，这只小鼠就会在迷宫中完全迷失。它会不记得自己身在何处，要去哪里，又为什么给人放在了迷宫里面。因为海马失灵，它无法储存和提取这些信息，结果只能在迷宫里漫无目的地乱跑。然而，如果在小鼠训练成功之后再关闭它的海马，它就会像以前那样先直行再左转，因为这时是外侧纹状体在支配它的习惯。海马不参与习惯行为，即使关闭也不会影响小鼠自动去找目标。

那这一切和我忘记买那一大桶牛奶有什么关系呢？再想想那位心不在焉的司机吧，他在到达工作单位时，并不记得自己是怎么开到那里的。这是因为他在靠习惯开车。而形成习惯只有一条途径，那就是提取并储存程序性记忆。他之所以不记得开车上班的细节，是因为人如果用习惯系统完成一项活动，这项活动就不会以情节记忆的形式在海马中留下记录；如果我们生活中的某个片段没有记录为情节记忆，我们就无法回忆起和它有关的图像（比如那些广告牌）、声音和感受。它只会默默地强化某个程序性习惯，仅此而已。

习惯不仅无法将信息记录为情节记忆，它也无法从情节记忆中提取信息。它根本就接触不到情节记忆。这就是我在内心深处装着妻子的吩咐开车回家时所遇到的麻烦。当时我正在放空，在程序性记忆的支配下开车回家。我和情节记忆中断了联系，因而提取不出需要记得的重要事项。我的习惯系统对大桶牛奶一无所知，一旦任它接管了驾车活动，我就很难再想起那个采购任务了。这样看来，我也不能说完全没有责任，因为回想起来，当时我多半还是可以努力克服接受习惯操纵的倾向的。

## 我们为什么会在不饿的时候进食？

被习惯系统支配之后，我们从情节记忆中提取信息的能力就会打折扣。情节记忆中储存的是情景知识，供我们在决策时参考，比如我们所处的位置、我们必须去办一件事的念头，都是其中的一部分。这类知识中也包括我们在不饿的时候停止进食的理由，比如担心长胖、担心危害健康，或者单单是肚子已饱不必再吃了。然而，我们又常常会在不饿的时候吃东西。大多数人都同意这是一个"坏习惯"，但是在这么说的时候，我们并不真的或有科学依据地认为这是一个"习惯"。不过有研究显示，在不饿的时候进食，也许真的是受了习惯系统的控制。

一项实验招募了 32 名健康的志愿者，让他们坐在电脑屏幕前，每当屏幕上出现指示就按一个键。按键后，他们身边的一部机器会吐出一片芙乐多（Fritos）玉米片或一粒 M&M 巧克力豆。无论机器吐出哪种零食，他们都要吃下去。被试分成两组，其中的一组只玩两轮，每轮 8 分钟，而另一组玩 12 轮，每轮也是 8 分钟。第二组的练习时间是第一组的 6 倍，因此更容易将按键化成习惯。为保证第二组养成习惯而第一组没有，研究者监控了两组的脑活动。纹状体是脑中形成习惯的地方，到练习结束时，第二组的纹状体活动有了显著增加，研究者由此确认第二组（练习较多的那组）养成了按键的习惯。考虑到这一点，我们可以把第二组称为"习惯组"，把第一组称为"非习惯组"。

为了确定习惯的养成对进食行为的影响，研究者又对一个叫作"腹内侧前额叶皮层"的脑区发生了兴趣。这个脑区位于额叶的中下部，它的一个主要功能是估算一个即将发生的事件的价值。这个功能在脑的奖赏通路中很重要，这一通路负责对行为进行正反两方面的强化。举个例子：我们在一家餐馆中饥肠辘辘地坐着，服务员端着几盘食物走了过来，这时我们的脑感应到了即将到来的食物，随之放起了神经焰火。腹内侧前额叶正是造成这股兴奋的主要区域之一。一旦预见到某个体验会带来很高的奖赏，它就会活跃起来。它会促使我们不断从事相关行为，这就是所谓的正强化。总之，当我们热切期待那盘食物端到面前时，我们的腹内侧前额叶就会发放，因为它感应到了很高的奖赏。而一旦我们酒足饭饱，这个反应就会大大减弱。如果服务员这时再端上一盘食物，我们的腹内侧前额叶几乎不会有反应。它的迟钝贬低了进食的体验，也阻止了我们继续大快朵颐。科学家还认为，前额叶中的其他相邻区域也会抑制从下丘脑产生的饥饿感。可以说，腹内侧前额叶参与了一个反馈回路。当我们饥饿时，它会从正面强化我们的进食行为，但也终究会因进食行为而让我们意识到已经吃饱，并阻止我们再吃。

在上面的实验中，研究者想要比较习惯组和非习惯组的腹内侧前额叶皮层。在非习惯组，被试预期机器会吐出零食，因而在按下按键之前，他们的腹内侧前额叶就会激活，并促使他们进食。不过这是在被试饥饿的情况下。如果他们吃饱了，又会如何呢?研究者让非习惯组饱餐一顿，等他们不饿了再继续实验。这一次当他们再按键时，腹内侧前额叶的活动减弱了。被试不再饥饿，于是 M&M 或玉米片的奖赏作用也降到了最低。腹内侧前额叶贬低了这些零食的回报价值，由此阻止了他们继续进食。

接下来测试习惯组。首先照例是在饥饿情况下实验，当被试按下按键时，他们的腹内侧前额叶出现了期待信号，说明他们的脑为食物赋予了很高的回报价值。接着也是让被试吃一顿大餐，等吃饱后再回来继续实验。他们再次按键，研究者也继续监测他们的脑活动。这一次，fMRI 显示这些被试的腹内侧前额叶和饥饿时一样反应强烈。虽然他们已经吃饱，但零食的回报价值没有受到低估。反馈回路打破了。显然，被试的按键和吃零食的行为都已经成了习惯，因此他们的脑没有阻止他们继续进食。不仅如此，由于奖赏信号始终不减，腹内侧前额叶在被试已经不感到饥饿的情况下，仍在从正面强化进食的行为。这个新的习惯使进食由补充营养的行为变成了自动行为。

　　这或许能解释我们为什么常常在不饿的时候依然吃东西：我们任由习惯系统接管自己，使进食变成了自动行为。可我们又是怎么眼睁睁地看着习惯系统夺走控制权的呢？我们能够反制吗？你不妨这样想：引导我们行为的有两个系统，一个是程序性的习惯系统，另一个是思考性的有意识系统。这两个系统可以单独行动，也可以同时运作，但它们都无法一次做两件事。有意识系统能够开车，也能思索日常事务，但是它不能同时做到这两样。一旦有意识系统忙着思考，习惯系统就会接过驾驶的任务。如果消极地任由各种想法在我们心中泛滥（也就是"放空"），有意识系统便会从我们手头的活动中抽离，我们会无法接触情节记忆，也无法思考比较急迫的任务；习惯系统会接管我们正在从事的无论什么刻板活动。

这种现象常会在我们被某件事情分心的时候发生,比如看电视时。医生强烈建议我们不要在电视机前吃饭,因为这会造成过度进食。我们消极地观看电视时,就是在任由电视节目独占我们的有意识系统。如果在看电视的同时从事某项刻板活动,比如吃薯片,我们的习惯系统就会接管这项活动。就像那位心不在焉的司机会不假思索地开车一样,一个心不在焉的进食者也会一边观看《宋飞正传》的重播,一边不知不觉地吃掉五袋薯片。不幸的是,因为不接触情节记忆,习惯系统对于胃痛、长胖、心脏病甚至最简单的节制观念,统统一无所知。

一旦头脑被别的念头占据,我们对自己的行为就暂时失去了有意识的控制,而由着行为遵照某个预先设定的程序自动进行。而如果我们永久失去了这种自控力,会怎么样呢?在有些病例中,病人的前额叶,包括其中的腹内侧前额叶发生了损坏,这些病人就会永久丧失自我监控的能力。而脑一旦无法监控我们的举止,我们就无法深思熟虑地做决策。我们的脑会切换至习惯模式,我们的行为也会进入自动状态。

## 执行功能障碍

认知神经科学用"执行功能"(executive function)一词来描述脑的最高级功能,包括计划、决策、对注意力的控制、自我监控等。执行功能对脑的作用,相当于首席执行官对公司的作用。它使我们能够广泛地控制自己的想法和行为。

当一个人额叶受伤、执行功能受损，他就可能失去计划和明智决策的能力，甚至无法将控制自己的行为以维持社会礼节。此外，他们的举止会变得好像习惯行为。俄罗斯有一个二十多岁的工科学生弗拉基米尔，他有一次冒险到铁轨上去捡足球，结果被火车撞了，伤了额叶，也不幸失去了决策和高级思考的能力。他常常一动不动地坐着，两眼放空。每当护士想引他说话，他不是置若罔闻就是开口谩骂。他甚至难以完成最基本的指令。当有人给他一张纸，要他画一个圆圈时，他只是茫然地望着对方，一动不动，一定要对方抓住他的手帮着忙，他才会开始画起来。然而当他终于能够自己画成一个圆圈时，他却一发不可收拾，一遍一遍地画圈，直到旁人把他的手从纸上拉开为止。显然，弗拉基米尔的程序性记忆使他有效地画出了一个个圆圈，但因为额叶损伤，他已经无法自己停手了。

额叶功能障碍还有一个更加生动的例子，称为"异手综合征"，患者的手会不受指挥地去抓附近的物体。患者并不想动这只手，它是自动动起来的。有时候，患者甚至无法将这只手里的东西松开，需要出动另外那只手方能解围。有报告称，这种疾病的一名患者发现可以大吼一声使这只异手松开，还有一名患者说她的异手曾经要掐死她。一般来说，异手会和身体的其他部位对着干，比如当你用正常的那只手扣扣子时，它就解开扣子。患者还报告说他们的异手会从另外那只手里抢过东西，并做出些淘气的举动。这些患者都有额叶功能障碍，他们的四肢常会表现出惊人的自动行为。

法国神经病学家弗朗索瓦·莱尔密特（François Lhermitte）有一项出名的研究，他发现某些额叶受损的病人会自动开始使用周围的工具或物品，即使这样的行为很不合时宜。在一项实验中，莱尔密特把一位额叶受损的病人请进自己的房间，并事先在门边的一张桌子上放了一幅带相框的照片，还有一把榔头和钉子。病人进门时看见桌上的照片和工具，毫不犹豫地把钉子敲进墙壁，然后把照片挂了上去。没有人吩咐他这么做。他显然是看见了榔头和钉子，就本能性地用它们来做了习惯中的事。这很像是那位心不在焉的司机，在应该开车去别处的时候仍然习惯性地开到了工作单位。如果人脑没有发挥执行功能、做出明智的干预，习惯系统就会接管身体，做出习惯的举动。

另一项实验中，研究者将两名额叶受损的病人带进了一个房间，里面有一张凌乱的床铺。这两名病人，一个是几个孩子的母亲，另一个是单身男职员。那位母亲先进去，她一进门就走到床边，将床单披好，把枕头拍松，然后小心地铺好被子。接着一名研究者将床铺弄乱，再把那个男病人叫进房里。结果他径直走到床边，一头栽了进去，小睡了一会儿。和第一例实验一样，执行功能的缺失使这两名病人都自动采取了习惯的行为；在这项实验中，他们的行为又恰好符合大众心目中的性别刻板印象。

莱尔密特将这称作"强迫运用行为"（utilization behavior）。他还指出，患者只有本来就用惯了这些物品时，才会表现出这种行为。当他把香烟和打火机放到一个吸烟者和一个不吸烟者的面前（两人都有额叶损伤），只有吸烟者给自己点了烟。不吸烟者什么都没做，因为他本来就没有吸烟的习惯，所以并未表现出自动点烟的行为。

额叶损伤患者的这种自动行为，是不是完全等同于普通人的习惯反应？未必。额叶损伤可能造成许多后果，没有两个病例是完全相同的。这些病人的举止中的确可以观察到习惯行为的痕迹。有些病人只有孤立的额叶失调，产生习惯行为的纹状体未受影响。一旦执行功能出了故障，人脑就会加大对习惯系统的依赖，而这时病人就会表现出比较自动、刻板的行为了。

无论是因为损伤还是专注于其他念头，只要执行功能缺位，人脑就会依赖其他手段来产生行为，而这又会导致自动状态。在较短的时间内，我们大可以自动行事，对自己的行为毫无意识——就像僵尸一般。问题是，如果脑中的自动过程可以替我们开车、挂照片、铺床，那它们是不是还能做到什么？

### 自动模式下的杀人案

肯尼斯·帕克斯（Kenneth Parks）23 岁，住在加拿大多伦多，从事电子产品生意，工作稳定，结婚已近两年，有一个五个月大的可爱女儿。他和岳父母的关系也十分融洽，甚至觉得比和自己的父母更亲近。他的岳母还亲热地叫他"体贴的靠山"。

1987年春，帕克斯却为人生中的一些糟糕决定付出了沉重代价。他沉迷赌博，常去赌马，并且花大价钱押冷门，也就是胜率最低但潜在回报最高的马。几轮下注失败后，他开始挪用公司的资金来向妻子隐瞒损失。每天上班他都心惊胆战，因为他还要掩盖自己从公司偷钱的证据。可纸包不住火，他终于行径败露，被公司开除，还遭到起诉。于是他越来越难向妻子坦白自己赌博的事，尤其是当两人不得不挂牌出售房子的时候。

债务压力常使帕克斯彻夜难眠，就算好容易睡着也往往在半夜惊醒，胸中填满焦虑。在参加完一次"匿名戒赌会"后，帕克斯决定向家人包括岳父母坦白自己的财务困境。在召开家庭会议的前夕，他一刻都没有睡着；翌日凌晨，筋疲力尽的他告诉妻子会议推迟一天。那是5月23日星期六*，凌晨1点30分，帕克斯终于在长沙发上沉沉睡去。

帕克斯接下来的记忆，是看着满面惊恐的岳母在自己面前倒下。他接着向自己的车跑去，当他伸手去够方向盘时，才发现手上握着一把刀，刀上正在滴血。他把刀扔到轿车地板上，然后径直开到了警察局，告诉警察："我好像杀人了。"

在多轮独立讯问之后，帕克斯的故事终于现出了全貌。从

---

\*　一说是5月24日星期日。（本书脚注若无特别说明，均为编辑添加）

自己睡着到看见岳母的面孔，中间的事情他都不记得了。但是调查人员发现，在帕克斯失去记忆的那段时间里，他做成了不少事情。他先从长沙发上起身，穿上鞋和外套，然后走出家门，驱车23公里，中间在三个红灯前面停下，继而走进岳父母家中，先和岳父打斗并掐了岳父的脖子，接着又将岳母刺死。然而对于这一切，他完全没有印象。

医学评估没有发现身体疾病或药物滥用的迹象，其后，四位精神科医生也一起参与进来，以期推进案情进展。在他们看来，帕克斯显然被发生的一切给吓坏了，而且他也没有预谋杀人的迹象。他没有明确的作案动机，因为杀死岳父母对他没有任何好处；他也没有控制攻击性方面的困难。他智力达到平均水平，没有妄想、幻觉或任何精神疾病。因为精神医学检查一无所获，四位评估人感到十分吃惊，也说不出所以然。

后来在一位神经科医生的帮助下，他们意识到帕克斯的情况可能和睡眠障碍有关。他历来睡得很浅，有时还会梦游，他家族的许多人都有这毛病。他的梦游经历始于童年。有一次，几个兄弟甚至看见他在熟睡中爬出了一扇窗户，他们合力才把他拉回床上。他还有过尿床、夜惊和说梦话的问题，而这些都与梦游相关。那位神经科医生建议用"多导睡眠图"给他做一次全面睡眠评估，这种设备能够同时测量睡眠者的脑波、眼动、心率、呼吸频率和肌肉运动。结果显示，帕克斯的慢波睡眠显著多于常人，而这正是长期梦游者的典型特征。当所有证据汇总

完毕、呈上法庭,法庭裁决帕克斯袭击岳父、杀死岳母时处于梦游状态,他的两项罪名均不成立。正如一位法官的判词所言:

> 虽然"自动行为"一词不久前才进入法律界,但嫌疑人在行动时并非自愿,却向来是辩护的理由,这是一条基本原则。只要能证明嫌疑人的行为并非自愿,就足以无条件宣告他完全无罪……在普通法中,某案件参与者只要在案发时处于意识丧失或者意识不全状态,他就没有罪责。同样,如果他因为精神疾病或者缺乏理智,无法辨别一项行为的本质和特性,也无法判断从事该行为的错误,则他同样无须担责。我们的刑法有一条基本准则,那就是,一个人只能对自己有意识、有意图的行为负责。

为了更好地理解在那个可怕的夜晚,肯尼斯·帕克斯的脑子里可能发生了什么,我们需要考虑睡眠的四个阶段。第一阶段,你还在朦胧状态,很容易醒来,并且醒来后甚至可能意识不到自己刚才正在渐渐入睡。第二阶段,你的肌肉松弛下来,虽然偶尔也会有自发的收缩。你的心率变慢,体温降低,身体准备进入深睡眠。第三阶段称为"慢波睡眠",是整个周期中程度最深的睡眠,有的人会在这个阶段夜惊或是尿床,而梦游也发生在这个阶段。最后是快速眼动睡眠,其间你的肌肉完全麻痹,我们最生动的梦境就发生在这个阶段,但肌肉的麻痹会阻止我们的身体将梦境执行出来。但在慢波睡眠阶段，身体却没有这样的麻痹机制；而我们前面说过，在肯尼斯·帕克斯身上，这个阶段特别漫长。

梦游是一个神奇的例子，它显示了一个人的行为是如何被他无法控制的自动过程所主宰的，而且正如我们刚刚所见，这会导致可怕的后果。美国睡眠医学会归纳了梦游的四个特征：

- 梦游中的人很难唤醒；
- 醒来时意识模糊；
- 对梦游时的经历会全部或部分失忆；
- 可能有危险行为。

关于梦游的报告中记录了梦游者的种种行为，包括投掷重物、从卧室的窗户跃出，甚至在睡梦中发生性行为。这最后一种行为甚至在科学文献中有了一个专门的名称，叫"睡眠性交行为"（sexsomnia）。这又是一个可怕的例子，表明人在熟睡时能够完成复杂的行为。

那些梦游并可能做出危险举动的人，大多并不记得自己梦游过。他们往往只有在别人，比如伴侣告诉他们时才知道自己梦游了。有的人会忽然醒转，发现自己已经不在入睡的地方，这才意识到自己梦游了。为什么梦游者总是记不得自己梦游了呢？你可能觉得这是因为他们的脑在当时并不活跃，无法加工周围的信息——他们毕竟是在睡觉嘛。但实际上，人脑在慢波睡眠期间十分活跃。人会在这个阶段做些简单的梦，加上肌肉还未麻痹，脑甚至能够指挥肌肉收缩，做出复杂的举动。

另一种说法认为，梦游者之所以不记得自己梦游，可能是因为他们的脑没有将这个举动记入情节记忆。这样看来，梦游者就和心不在焉的驾车人有一些共性了。这样的驾车人不记得自己怎么把车子开到了工作单位，因为他的心间充满了其他念头，比如一会儿要做的报告。他记得自己想过那个报告，但是忘记了驾车这项复杂任务。那么占据梦游者思绪的又是什么呢? 是他们的梦。

我们有时会记得自己的梦，但是也常常不记得。研究表明，记不记得，都取决于我们做梦时处于睡眠的哪一个阶段。如果梦发生在 REM 阶段，我们就能记住其中的 75% 左右。如果梦发生在慢波睡眠，也就是可能出现梦游的阶段，我们就只能记住其中的 60% 不到了。这个差异的原因还不清楚。和 REM 睡眠阶段相比，慢波睡眠阶段的梦较短，而且往往更像是相互关联的念头，而不像真正的梦。如果平常的慢波睡眠产生的都是短小零碎的梦，其中近一半我们都不记得，那梦游又如何影响我们的梦和我们对梦的记忆呢? 2009 年的一项梦游研究探讨的就是这个问题。

睡眠专家对 46 名对象开展了至少两年的跟踪研究，要求这些对象描述自己记得的梦游期间的任何想法或梦境。他们会记下对象是否记得自己的梦，如果记得的话又梦见了什么，并将记录汇编成资料。他们发现，有71%的对象至少记得梦游期间的部分梦境。而在这些记得梦境的人中，大多数（84%）都形容那些梦的内容或是可怖，或是同等程度地令人不适。下面的表格列出了他们报告的一些梦，以及他们在梦游期间的行为。

| 梦的内容 | 由同睡人观察到或做梦者自己报告的行为 |
| --- | --- |
| 一辆卡车朝做梦者驶来，她快要被轧倒了。 | 她跳下床、跳出了阁楼。 |
| 她的小宝宝有危险。 | 她抱起宝宝，跑出了房间。 |
| 一群蜘蛛向她爬来，她想要淹死它们。 | 她开始在床上吐唾沫。 |
| 有人在跟踪他。 | 他爬上了自家的屋顶。 |
| 女友遇到危险，他必须救她。 | 他抓起女友，将她拉下了床。 |

梦游者往往记得梦游前后的梦，但是不记得梦游行为本身，也不记得自己在梦游期间做过的事。他们只能在事后拼凑出之前发生了什么。当我们的意识遭到了损坏或者专注于其他活动、无法分析当下的行为时，我们的自动系统便会接管身体。看看上面的表格，你会发现梦的内容和梦游行为之间有着清楚的对应关系。梦游期间，人的意识专注于内心的幻想，身体就进入了自动模式。梦游者仿佛成了执行梦境的自动机。

肯尼斯·帕克斯睡得不好。当他准备面对岳父母，向他们坦白自己的谎言和鲁莽毁掉了家庭时，他的内心承受着巨大的压力，到了心理崩溃的边缘。在脆弱的精神状态下，或许有一种幻想在夜间偷偷潜入了他的内心。他也许梦到了一种不用面对家人的情况，那就是岳父母在会面之前都死了。帕克斯如果处于觉醒状态，能够有意识地反省自己的行为，应该是绝对不会犯下杀人案的。然而在梦里，一个人却可以想象任何事情。

当天夜里，肯尼斯·帕克斯的内心很可能被一个恐怖的梦占据了。他有意识的官能无法监控行为，于是自动系统便接管了身体。他成了一个最致命的心不在焉的驾车人，先是驱车行驶了二十多公里，继而又杀了人，而且自始至终，他都处于自动模式之下。看来僵尸的确存在，而且能犯下暴行。

我们有一个能够控制行为的自动系统线路。这套系统有能力做出违背主体最佳利益的行为，比如将小鼠引向迷宫的歧路，又比如引领一男子杀人。这就不免引出一个问题：为什么这套系统会存在？想来自然选择保留了它，是因为它有一些用处。那么，拥有这样一套系统，又能使我们获得哪些优势呢？

## 两套系统执行多任务

在 1973 年发行的经典歌曲《钢琴手》（"Piano Man"）中，歌手比利·乔（Billy Joel）同时演奏了两种乐器——钢琴和口琴。本来要在钢琴上协调双手、流畅地奏出乐曲已经够难了，再同时演奏另一种乐器，那简直是少有人能练就的绝技。乔是如何做到的？你大可以说是他解锁了某些普通人无法企及的特殊能力，但他自己不同意这个说法。他在 2012 年接受亚历克·鲍德温（Alec Boldwin）的访谈时，对自己的钢琴技术如是说：

> 乔：我知道好的钢琴演奏是怎么回事，我也知道自己算不上好。我的左手是"瘸腿"的，只能用两根手指弹。
>
> 鲍德温：那技术好的人呢？
>
> 乔：技术好的人知道怎么用左手。我始终练得不够，不能使用左手的全部手指，所以我只弹八度的低音线。我想用右手补救左手的拖后腿，所以右手会弹得太多。我的技术可差劲了。

　　乔很谦虚，但在一件事上他很诚实：他说自己的左手之所以弹复杂低音线很困难，是因为练得不够。那他又是如何做到同时吹奏口琴的呢？就是在钢琴上弹奏简单的八度或单音——相关指型都很简单，他足可以自动为之。当手指在键盘上无心弹奏着简单的组合，他就能专心在第二种乐器上奏出旋律了。

　　在访谈中，乔还承认了自己不太会读乐谱：

> 鲍：假如我拿来一首你没听过的曲子，把谱子放到你面前说："弹这个——"

乔：那可就是天书了。

　　试想乔一边看着乐谱弹钢琴一边吹口琴，他是做不到的。他之所以能同时演奏两种乐器，诀窍是让其中一种尽量简单，简单到他能自动演奏的地步。

　　在熟悉的路线上开车，演奏一首歌曲，甚至是走上一段阶梯，这些活动一旦成为习惯，我们就能不假思索地迅速完成它们，而且效果还可能更好。将行为的某些部分化为自动，这样做的真正好处是能够同时执行多项任务。那位心不在焉的司机能够专心润色一会儿要做的报告，因为习惯系统已经接管了驾驶任务。比利·乔能够同时演奏钢琴和口琴，因为他弹起钢琴来已经不用思考。就连走路这种自动行为，在我们小的时候也是需要练习的。我们之所以能在走路的同时打手机而不跌倒，是因为我们已经无须留意腿的每一次摆动和脚的每一次落地了。

　　我们要怎样证明自己真的处于多任务模式呢？我们得证明，一个人在长期执行一项任务，将其化为习惯之后，还能够同时接受第二项完全陌生的任务，并且在几乎甚至完全不妨害效率和质量的情况下将它完成。伊利诺伊大学的一组研究人员就开展了这样一次实验。他们先教会了 39 名志愿者玩一个名叫《太空堡垒》(*Space Fortress*) 的游戏，玩家要用手柄操纵一条飞船，并用手柄上的发射按钮发射导弹，目标是摧毁屏幕中央的太空堡垒。他们还要躲开遍布虚拟空间的炸弹，避免飞船受损。精确射中堡垒得分,撞上炸弹则失分。这个游戏的设置是比较复杂的,可以同司机必须躲开其他车辆行驶到目的地的任务相比。

　　玩《太空堡垒》是实验中的第一个任务。第二个任务是一项听辨活动。被试要听一连串声音,并说出其中的哪几个与其他不同。有些声音的频率和其他声音接近,这时被试就要十分专注才能分辨。

　　在被试明确了两项任务的要求之后,实验开始了。在单独完成听辨任务时,被试听出了97%的不同音调。然后,研究者要求他们再听一次,但这一次要同时玩《太空堡垒》。结果并不顺利,被试没有练习过游戏,大多得了负分,就是说撞上炸弹的次数比击中堡垒的次数多。再加上这次要一心二用,他们在听辨任务中也只听出了82%的不同。

　　实验进入下一个阶段。研究者要求被试专心练习《太空堡垒》。他们玩了一遍又一遍,累计时间达20小时,把游戏玩得滚瓜烂熟。然后,研究者要求他们在玩游戏的同时再尝试一次听辨任务。这一次,他们不仅能熟练地发射导弹命中堡垒,听辨任务的准确率也上升到了91%。这该作何解释?在没有练习之前,被试的注意力要分派给两个任务,它们之间相互干扰,使被试整体表现不佳。而经过练习,被试在玩游戏时多少已经处于自动模式,因此可以将更多的注意分配给听辨,并且在很少失误的情况下完成该任务。如果你上班玩"扫雷"被老板发现,你大可以用这个理由为自己辩解。

　　研究者还用脑电图监测了被试的脑活动。他们想知道,被试脑中神经元活动的分配在训练前后有无不同,这又能否揭示脑是如何在同时执行的任务之间分配资源的。他们发现,每当被试击中堡垒,他们的脑电图就会记下一个独特的波形。同样,他们每次听见一个目标音调,神经元活动也会相应地增加。在训练之前,这些脑电图的波幅在击中堡垒和听见音调时是大致相同的。但经过 20 小时的训练之后,击中堡垒时的脑电图活动明显减弱,说明投入这项活动的神经元资源变少了。与此同时,听见音调时的神经元活动却显著增加。当电子游戏任务或多或少变得自动之后,被试的脑就将更多的加工力量投入到了听辨任务当中。无论是行为方面还是电生理方面的结果都显示,将第一项任务自动化,能够让更多的心智资源投入到第二项任务中,多任务能力也就有了产生的理由。

　　将资源分配给几项复杂任务是很难的,好在脑会替我们做这件事。我们的脑中有两套平行系统,都能用来控制行为。这两套系统有不同的效力,也读取不同类型的记忆。其中习惯系统是程序性的,它能够设定固定的流程,速度也较快。我们用它来高效地完成刻板的工作,比如开车沿固定路线上班,或是在迷宫里径直左转。这套系统的自动性质使我们能够同时启用第二套系统。这第二套系统需要我们开展慎重而有意识的分析,它也许比习惯系统缓慢,但灵活性更强。它能够应对情境中的变化,比如当道路施工封闭了一条常走的路线时,它就能另去找路。仿佛一台计算机在清空内存似的，人脑也会运用它的逻辑选出能够自动化的任务，从而使我们能将意识按需灌注到其他任务之上。

多任务的关键是用习惯去完成其中一项任务。比如给橘子剥皮是一项简单任务，我们在追看喜爱的电视节目或者和朋友讲电话时，随手就能做到。然而在看电视或打电话时，我们很难再细读一本物理教科书——这一过程并不能自动化，而是需要人投入有意识的注意。不过我们倒是可以在阅读这本教科书的同时剥橘子皮，因为在有意识系统阅读的同时，剥皮的工作可以交给习惯系统来做。这就是拥有行为控制双系统的好处。

这一点听听奥巴马的说法就清楚了。在第一届任期将满之际，他接受了《名利场》(*Vanity Fair*) 杂志的采访，并且描述了自己将琐碎的日常决定自动化，从而将精力集中在重大决策之上的做法。"你知道，我只穿灰色和蓝色西装。"他说，"我这是在减少决定的数目。我不想在吃什么、穿什么的问题上权衡，因为我有太多其他事情需要决定。你需要把决策的精力集中运用。你要给自己的生活设计一套刻板流程，这样就不必为鸡毛蒜皮的小事分心。"

脑的内在逻辑为多任务打下了基础，这是僵尸所不具备的。僵尸的行为完全是自动模式，它们没有意识，只有一套系统控制行为。僵尸或许能开车上班，但可悲的是，它们不能进行多任务活动，至少不能像我们这样完成。而在人类身上，只有一个系统遭到了破坏（比如执行功能障碍），或是误用了某一系统（比如白日梦或梦游），我们才会丧失人脑赋予的优势。

我们已经知道，只要经过足够训练，脑就能自动完成某些行为。至此，应该说，我们已经为操练的关键性找到了神经逻辑基础。做得越多，行为就变得越自动化，同时执行多任务也就越容易。然而肯尼斯·帕克斯的案例还是给我们留下了几个疑问：他从未操练过掐人脖子或是用刀刺人，也没有过任何谋杀的经历，但却能在睡梦中完成如此暴行，全凭自动模式杀死一个人。或许，身体的重复动作并不是积累经验的唯一途径。或许还有另一个方法来训练脑，这个方法只需动用心灵。

## 第三章

# 想象能让你成为更好的运动员吗？

论运动控制、学习和心理模拟的力量

> 高尔夫球赛发生在一条只有五英寸的路线上——就是你两耳之间的距离。
>
> ——鲍比·琼斯

"老虎最喜欢的事就是为一场重大比赛做准备。"厄尔·伍兹曾经这样形容儿子，"他是一个善于分析、井井有条的人，他打高尔夫球也喜欢这样。"

从少年时代起，老虎伍兹就以悉心准备闻名。他每天的活动包括近八个小时的练球、一个半小时的举重和一小时的心肺训练。而说起他在重要巡回赛之前的准备，他的父亲慈爱地回忆起了他在固定练习之外的一项准备活动，这完全不见于他的训练计划。"每年大赛之前，他都会用一个星期的时间做精神和身体上的调整。"他父亲说，"我们会开车到比赛场地，在那里练上几轮；等回家之后，我就见他躺在床上，闭着眼睛。他跟我说，他这是在脑袋里练习那些比赛中需要的击球。"

运动员要想在职业体坛最高水平的竞技中胜出，单靠身体强健还不够，精神上的准备也必不可少。对伍兹来说，这种准备不仅仅是为大赛调节心态。他还要在心里练习击球。

到今天，老虎伍兹已经在 14 场大型巡回赛中夺魁，数量仅次于杰克·尼克劳斯（Jack Nicklaus）。尼克劳斯是高尔夫球界的传奇，从 1962 年到 1986 年赢得了 18 场大赛，他在《打好高尔夫》（*Play Better Golf*）一书中，也宣扬了和伍兹类似的精神备战法：

> 每次击球之前，我都会在脑袋里放电影。我首先看见的是球落在我想要它落的位置，漂亮洁白的一枚，高高地停在翠绿的果岭草坪上。然后我看见它朝那里飞去，它的路径，曲线，甚至它落地时的动态。接下来的场景是我如何挥杆，把之前的画面变成现实。这些私人电影对于我的专注、我每一击的最好落点，都很关键。

两位史上最杰出的球员都自称用"心理演练"来提高球技，高尔夫球界必定会有所注意。

在体育界，心理演练的方法并不仅限于高尔夫球。再来看看英国标枪运动员斯蒂夫·巴克利（Steve Backley）的例子。巴克利在 1992 年的巴塞罗那奥运会上夺得铜牌，三年半后的 1996 年，就在亚特兰大奥运会开幕前几个月，他扭伤了脚踝。他不能行走，需要拄着双拐度过六个星期，也不可以训练——至少不可以做身体上的训练。巴克利不愿放弃角逐亚特兰大的希望，于是在心里开始了艰苦的训练。他把双拐靠到墙边，自己坐到一张椅子上闭起双眼，然后想象一支标枪在手，五根手指握在冰冷的枪身之上。他想象自己采用完美的投射姿势，掷出的一瞬肌肉紧缩，将标枪投出一条高高的弧线。他望着标枪划过天空，飞到最高点时犹如一根钢针，接着在重力的牵引下疾速俯冲，最后一头扎进地里。

在想象中投掷了上千次后，巴克利的脚伤复原了，他惊喜地发现自己的准备工作完全没有落下，他的每一次投掷都和受伤前一样优秀。最后他在亚特兰大奥运会上夺得了银牌。

在想象中进行一项运动居然也能提高水平，听来真是难以置信，然而这确是几位史上一流的运动员（如迈克尔·乔丹和罗杰·费德勒）自称使用的方法。除此之外，运动员还会在赛前和赛中施用大量仪式，那大概就对比赛结果没有什么影响了。比如芝加哥熊队（橄榄球）的前任线卫布莱恩·厄拉赫（Brian Urlacher）就会在每场比赛之前吃两块女童军饼干，别种饼干都不行。2008 年的世界足球先生克里斯蒂亚诺·罗纳尔多总会在比赛前去理一次头发。又比如网球手塞雷娜·威廉姆斯在每一轮比赛中都喜欢穿同一双袜子。

在运动员的这些林林总总的赛前仪式当中，心理意象处在什么位置？在内心演练一场比赛，真能提高表现，还是它的作用和老穿着一双脏袜子差不多？

内心的模拟器

　　试想一下：你正舒舒服服地坐在长沙发上看电视，忽然决定到冰箱里去拿点吃的。从沙发走到冰箱，需要多少时间？想象自己站起身子，走出起居室，经过打瞌睡的猫，绕过厨房操作台，终于打开冰箱，看到了里面吃剩的那碗香辣肉酱。在你心中，这一趟冰箱之旅用了多长时间？

　　当你想象这样一次行程，就是在用心理意象模拟自己走向冰箱的过程。说出来你可能不信：这种模拟是相当精准的。有实验比较了人们在两点之间实际行走的时间和他们想象自己在两点之间行走的时间。一次次实验表明，想象的行走和实际的行走，耗费的时间几乎完全一样。对于较短的行程，其间的误差不到一秒钟。而且这个紧密的关联不仅限于行走，也出现在对任何动作的想象之中。比如，在想象中画一个三角形，用时和实际画一个三角形也是相等的。

　　这真是一个惊人的发现。我们一般不会把想象当作某样现实事物。毕竟，我们想出来的事都是……想象的，虚构的。然而想象自己从事某项行为的时间和实际从事这项行为的时间竟是如此完美契合，这绝非巧合。一定是想象和行动在脑中存在某种连接，才使得我们内心的意象不仅是一番空想，而是对实际行动的可靠模拟。

　　美国加州的神经病学家用一个实验比较了被试在做出真实

动作和想象动作时的脑活动。被试面对四个标了数字的按钮，并练习按某种顺序按下它们，比如 4，2，3，1，3，4，2。被试在手指接触按钮时，脑活动也会呈现在 fMRI 上。接着被试把手放到腿上，闭上眼睛，单纯想象自己以同样的顺序按下按钮。这时的 fMRI 和刚才相比如何？两者的激活模式重合了，尤其是在运动皮层控制手指动作的区域。在内心想象手指运动所产生的 fMRI 信号，和手指真在运动时产生的信号几乎没有分别。

可见心理意象和对应的身体行为激活的是脑的同样部位。我们在想象自己从事某项任务时，脑就会以过去的身体经验为模型，模拟该任务。相关经验越多，脑内的模型就越精确。由于我们在走到冰箱和画三角形方面积累了大量经验，脑就变得很善于模拟这些动作。而从事赛艇、皮划艇和滑冰等运动的人，也显示出了同样精确的心理模拟。

不过，单单模拟并不能使你成为更好的运动员。我们还想知道：想象自己打高尔夫球、网球或从事其他运动项目，真能像亲身训练挥杆或发球那样使人进步吗？

绷紧内心的肌肉

法国的一组神经科学家招募了 40 名志愿者，研究他们在心中执行一项运动任务是否对亲身执行同一项任务有所影响。他们在每个被试面前竖一根杆子，杆上撑着两条横搁板，搁板上放着标有数字的卡片，布置如下图所示：

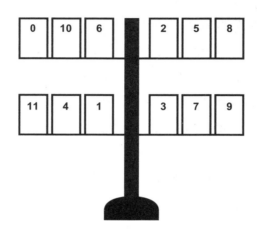

被试的任务是按数字的大小顺序指出这些卡片，从最小的 0
到最大的 11，动作要尽量迅速。他们不能只移动手指，而是要
伸出整条手臂指向卡片，这个要求是为了制造一个大幅度的复
杂动作，使它能够随着练习越变越快。

研究者将被试分成三组。第一组按照指示执行手臂动作，
目标是尽可能快速精确地指出卡片。第二组的目标相同，但他
们一块肌肉都不许动用，只能在内心想象自己做运动肩膀、伸
展手指等动作。第三组是对照组，既不用真正伸出手臂，也不
必在想象中这么做，他们只需将目光从一个数字移动到下一个。

三组被试都先执行一次真实的指示任务，然后各自练习，最后再执行一次指示任务，好让研究者评价他们的进步。结果显示，第一组在进行了身体练习之后，手臂动作明显变快了，而对照组（只能动眼睛的那一组）没有任何进步。那么第二组心理意象组又如何呢？他们的进步几乎和身体练习组一样明显。

心理演练不仅能提高身体的表现，甚至还能增强肌肉的力量。克利夫兰诊所的岳光辉博士曾经主持一项研究，被试在想象中收紧自己的一侧手肘和小拇指，每周练习 5 天，每天 15 分钟。如此 12 周后，研究者发现被试那一侧手肘的肌肉收缩力增加了 13.5%，小拇指的收缩力增加了 35%。相比之下，在同一段时间内进行实际锻炼的被试，肌肉力量增强了约 50%。而在想象与实际中都没有锻炼的被试则毫无进步。

岳博士的研究显示，心理演练不仅能提高运动水平，还能增强你在想象中使用的那些肌肉。然而单凭想象，又是怎么使身体强壮起来的呢？

借助 EEG 的监测，岳博士观察了被试在训练前、训练后和训练时运动皮层（即控制肌肉的皮层）中的脑波变化。脑波的幅度（即高度）代表了它们的电压，也就是信号从脑部传送到肌肉的强度。岳博士假设在心理上训练一个动作会增强到达肌肉细胞的信号电压，使它们更加剧烈地收缩。

观察的结果不出所料：对照组的脑波幅度没有变化。实际训练组的脑波幅度变大了，这同样在意料之中。那么心理训练组呢？他们脑波的波幅同样变大了，且幅度和实际训练组几乎相同。这个发现佐证了岳博士的假设：心理意象的确会增加脑对肌肉的刺激，使人的动作更加迅捷有力。也就是说，即使你没有看到、感觉到自己的肌肉在运动，它们周围的神经也依然在促使它们收紧。

我们的思想不是被动的，它们绝非局限在内心的一片真空之中。每一次意象操练的背后，都有一股电信息流在训练、塑造它所流经的神经元。心理模拟是意识系统改变无意识系统的一种手段。每一个简单的动作，背后都有一条由习惯驱动的神经肌肉回路，心理演练能够增强这条回路的功能。而那些比较复杂的动作又如何呢？对于斯蒂夫·巴克利的投掷和老虎伍兹的挥杆，想象又能发挥什么作用？

## PETTLEP心理意象训练法

2001 年，运动科学家保罗·霍姆斯（Paul Holmes）和大卫·科林斯（David Collins）提出了一套针对运动员的七点心理意象训练方案，简称 PETTLEP。我们来看看这七个字母各代表什么意思，再来说说一个运动员，比如一个棒球手，可以如何利用它来提高自己的击球水平。

"身体"（Physical）：在心中模拟出完美挥动球棒所需的每一个动作。

"环境"（Environment）：想象照亮球场的灯光和观众的呼喊。

"任务"（Task）：不仅要想象挥棒的动作，还要想象挥击的
　　对象。要感受球飞来的感觉。

"时机"（Timing）：模拟在现实中完成挥棒所需的时间。

"学习"（Learning）：取得进步之后，也要对意象做相应调整。

"情绪"（Emotion）：感受那个重要时刻来临时，感受自己紧
　　张的心情和快速的心跳。

"视角"（Perspective）：以第一人称视角体验这些心理意象。


　　这套训练方案中的每一个部分，用意都是将运动员的心理
意象塑造得更加精准，使其更贴近实际经验。霍姆斯和科林斯
相信，运动员的心理模拟越是精确，模拟时的脑活动就越是能
够对应实际比赛中使用的脑区。

　　到今天，PETTLEP 方法及各种变体已经成为运动员开展心
理意象训练的标准方法。你肯定要问：这个方法真的有效吗？

　　在一项实验中，研究者招募了 34 名至少有十年经验的高尔
夫球员，在他们身上测试 PETTLEP 方法能否提升赛场表现。这
些球员要从球场上的沙坑将球打上果岭，尽量打到一根旗杆附
近。根据球在旗杆周围的落点，研究者给这些球员评出 0 到 10
的分数，如下图所示：

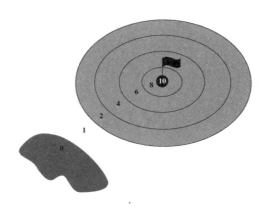

球员的总成绩由 15 次击球的得分平均算出。在取得第一轮分数之后，研究者将球员分为四组：实际训练组、心理训练组、混合训练组和对照组。其中对照组不训练，只是阅读杰克·尼克劳斯的传记。实际训练组一共训练 6 周，每周 2 次，每次从沙坑中打出 15 个球。心理训练组使用 PETTLEP 方法训练，他们想象自己在 6 周内每周训练 2 次，每次打 15 个球。为了满足PETTLEP 纲领中的"环境"要求，他们站在自家园子的土堆或沙堆里模拟。

在 6 周的训练之后，球员们回到球场再度竞技。这一次也是从沙坑打出 15 个球，取平均分为总成绩。最后，研究者计算了四组球员的得分变化，如下页表。

可以看出，心理意象确实有效，虽然效果不如实际训练那么大，但至少是显著的。而且，在与实际训练结合之后，它还

| 训练组 | 得分变化百分比 |
| --- | --- |
| 实际训练 | +13.27 |
| PETTLEP | +7.79 |
| PETTLEP + 实际训练 | +22.38 |
| 对照组 | −1.94 |

能补充实际训练的不足，产生额外的进步效果。

　　心理意象的好处在其他运动项目中也已经有了相似的表现。最近有人对资深的网球运动员开展了研究，发现使用心理意象能够提高他们接球时的精度和速度，甚至还使他们在实际比赛中得到了更高的分数。心理意象使足球运动员的传球更为精准，使篮球运动员的投篮命中率更高。甚至有研究显示，在射箭、体操、举重、跳高和游泳等项目里，心理意象也能发挥作用。

　　心理意象在体育界的成功，已经使人研究起了它在其他领域的可能应用。假设有一位钢琴家正坐火车去参加一场音乐会。如果她想在这时候再练一会儿琴，该怎么办呢？她可以在内心练习。只要在心理演练弹奏乐曲所需的手指运动，就能提升她在实际演出中的表现。研究显示，音乐家的心理训练能产生和运动员一样好的效果。参与心理意象研究的钢琴家在想象指尖划过键盘、将旋律演奏得尽善尽美之后，在实际演奏中也会弹得更加快速、流畅和精准。

我们在上面看到的许多例子，都证明了有意识的演练能够影响无意识机制的表现。无论在运动、音乐还是其他领域，在心理上模拟一种行为都能增强我们完成这种行为的能力，也能在生理上改变该行为背后的脑区。不过，心理演练毕竟有它的限度，而所以会有这个限度，恰恰是因为在想象和用于执行实际行为的脑区之间存在着解不开的联系。

### 因中风而开悟

1996 年，吉尔·泰勒（Jill Taylor）遭受了一次严重的中风，造成严重失能，让她感觉就像变成"一个徒具成年女性躯壳的婴儿"。刹那间她就丧失了行走和说话的能力，也无法再读书写字。在接下来的八年里，凭借勤奋的训练和对于复原的信心，她重新获得了被疾病夺走的所有机能。

泰勒后来写了一本精彩的书，叫《左脑中风右脑开悟》（*My Stroke of Insight*），书中详述了一种方法，她认为该方法对自己的康复至关重要：

> 意象一直是我恢复身体机能的有效工具。我常常专心地体验执行某项任务时的感觉，坚信这加快了我的复原。自打中风后，我每天都梦见自己在上楼时一次跨过不止一级台阶。我常常回忆自己纵情跑上楼梯的感觉。我在心里

一遍遍重播这个场景，使脑回路始终保持活跃，直到我能让身体和心灵重新协调起来，将这些想象变成现实。

心理意象在增强运动机能上的效果，使人们对运用它治疗各种疾病也产生了很高的期待，其中就包括对中风的治疗。泰勒相信正是这个技术帮助了她。但事实真的如此吗？

中风是血管的堵塞或破裂造成脑中突然缺氧，并由此引发迅速而无法挽回的破坏。若不立即治疗，缺氧的脑组织就会死亡。中风一旦发生在脑的运动皮层，就会使人瘫痪。所幸，人脑具有可塑性，经过高强度的治疗，受损的脑区依然能长出神经元，并重建原来的功能。

心理意象已经是运动损伤康复中的一种成功手段，运动教练常常用它来帮助受伤的运动员康复，甚至有研究表明它能够加快运动员的恢复速度。那么，我们应该也可以用同样的技术帮助中风患者吧？既然我们已经知道，想象一个动作能激活脑中用来指挥该动作的区域，那么理论上说，心理意象就应该能够刺激甚至复活受损的脑组织才对。

不过实验结果却并不一致。确实有几个小型研究称心理演练能帮人在中风后恢复运动机能。然而 2011 年发表的一项有 121 名中风患者参与的大型研究却指出，心理意象没有任何作用。

该研究的数据并不支持吉尔·泰勒主张的心理意象有助于中风后康复的说法。它为什么没用呢？既然负伤的运动员和中风病人都有肌肉乏力的问题，那为什么心理演练只对运动损伤有效，却对中风无效？想想看，心理意象是如何影响运动系统的？它激活了实际运动时使用的那部分脑区。这个技术要行得通，从运动皮层到肌肉的神经通路就必须完好。要是目标脑区本身损坏了，心理意象也就随之失去了效力。

在运动损伤中，受伤的是肌肉、肌腱或韧带——完全是肌肉骨骼的问题，脑完全不受影响。因此，心理意象才能够畅通无阻地发挥其恢复功能。

如果中风并没有破坏脑中的某些功能组织，那么患者或许还可以借助运动意象，达到那几个小型研究所宣称的效果。或许吉尔·泰勒就是这种情况。如果她的想象确实加快了她的恢复速度，那多半也是因为那次中风放过了许多有效的脑组织，它们依然能为心理演练所激活。要是整个运动脑区都已经死亡，那么心理意象是无法催动它的。

靠心理演练提升高尔夫球技，证明了意识能够影响挥舞球杆这个自动化程度很高的身体过程。然而这种影响是双向的：想象能提高运动水平，运动系统也能反过来影响想象。研究表明，当你在想象的同时执行一项身体任务时，就可能干扰心理意象的操练。我们很难一边朝某个方向移动手臂，一边又想象它朝另一个方向移动。心理和身体的操练使用的是脑内的相同区域，因此同时开展这两种操练，就会使神经元互相争夺资源。而最根本的一点是，如果脑内的这片区域遭到了中风之类的破坏，那么实际的和想象的动作就都无法顺利进行了。

中风不仅会解除心理演练的效力，更会剥夺我们使用想象的能力。不久前，中国的一组神经病学家开展了一次关于心理意象的研究。他们招募了 11 名脑的左半球中风的病人，另有 11 名健康人作为对照。两组被试都面对电脑屏幕而坐，屏幕上显示出一只左手或右手的图形。手的方向随机，有时指尖朝上，有时上下颠倒，还可能倾斜成各种角度。被试的任务是通过按一个按钮来表明他们认为图形代表的是左手还是右手。这项任务测试的是被试运用心理意象的能力，它要求被试在心中旋转这些手掌的图像。研究者认为，那些较善于在心中操作图形的被试会得到更多正确的答案，应答速度也应该比那些不擅此项任务的被试更快。

实验结果很明确：中风组的表现不及对照组。他们想出答案所需的时间更长，而且即使想出答案，其中也有更多的错误。可见，中风造成的重度神经元损坏不仅破坏了患者的身体机能，也破坏了他们想象运动的能力。为证实这一说法，研究者在两组被试接受心理意象测试的同时也对他们做了脑电图监测。结果和猜想一致：中风患者左脑（中风所破坏的那一侧）的活动较对照组更弱。患者组虽然尽了最大努力，但和健康被试相比，他们的想象还是只能动员相关脑区的一小部分。

要想象身体的运动，脑中相应的运动区域就必须完好。如果一场中风摧毁了这些区域，我们的心理意象功能也会随之损伤。

这就是心理演练对中风后运动康复中未必有用的原因，真是可惜。在吉尔·泰勒的例子中，心理意象也许只是她的安慰剂或动力源。又或许她属于幸运的少数，心理意象依然能发挥功效，因为她正好有足够的神经还未失灵，可以供她的想象调遣。

只要意识系统和无意识系统都还完好，它们就会相互交流，相互改变。我们只要将身体的锻炼和心理的模拟相结合，就能将这个相互作用的效果发挥到最大。中风造成了脑损伤，因此心理演练未必能增强运动机能，但这并不是说这种技术在医学上就没有任何效果。如果运动损伤发生在神经系统之外，比如只有四肢受伤，那么心灵还是能够帮身体克服局限的。

## 怎样为幻肢挠痒？

接受截肢手术的病人常会患上著名的"幻肢综合征"，他们虽然被截肢，却依然能感觉到它的存在。比如某人被截去了一只手，却依然可能感觉到那只手的手腕、手掌和一根根手指。他能感觉到这只无形之手的位置，甚至它的动作。这些都还不算什么，真正的问题是许多病人会在曾经的手足所在的位置产生不适感。他们常常感到灼热、压迫或刺麻。更糟的是，大多数病人会感到幻肢疼痛，还可能痛得相当严重。有人甚至会感到幻肢瘙痒。

幻肢综合征出现的原因还不完全清楚。目前最好的解释认为，虽然肢体已经切除，但能够解读相应感觉内容的神经基础还在。虽然截肢者的意识里很清楚自己失去了一只手，但他的无意识系统还没有接受这个现实。截肢者的脑已经习惯了从这条肢体收到感觉信号，于是在它切断之后，仍会错误地将某些感觉归结于它，但实际上这感觉可能来自神经通路的其他环节。

1978年，《美国医学会杂志》（JAMA）报告了一则病例：一位老先生因为血液循环问题而不幸切除了双脚，而手术之后，他却在一双"幻足"上感到了难以忍受的瘙痒。他猛烈地抓挠两条残腿，但是无济于事。他该怎么办？对于一段已经不存在的肢体，要怎么做才能搔到它并不存在的痒处呢？

我们知道，这种痒感是人脑将别处的信号错误地归结到了已经不复存在的身体部位上。这位病人的意识虽然已经知道自己没有了双脚，但脑中的无意识部分依然没有充分发现这个变故。他该如何填平其间的落差？他可以利用这样一条原则：用来想象一个行为的脑区和实际执行该行为的脑区是相同的。如果你无法真的挠到瘙痒的皮肤，那就尽量真实地想象你已经挠到了。这位病人采用的正是这个方法。他弯起手指，在想象中双脚的位置上挠了起来。

这办法奏效了。通过调动想象，他刺激了在为实际的双脚挠痒时脑中会用到的区域，由此克服了幻肢的痒感。多年之后，神经病学家维莱亚努尔·拉马钱德兰（Vilayanur Ramachandran）根据同样的原理发明了治疗幻肢疼痛的"镜像盒"（mirror box）疗法。

这只盒子的中央有两面镜子，各朝一个方向，两边又各有一个孔洞，能插进手臂或腿。假设有一个人切除了左手，正为幻肢疼痛所苦。为缓解疼痛，他将右手伸进盒子的一边，将左侧的残肢伸进另一边。然后，他从右手伸入的那侧（健康侧）观察镜子，并开始移动右手。当他看着右手的镜像在镜中移动，那感觉就好像他的左手依然完好，并且在同时移动似的。这个方法有效地缓解了幻肢的疼痛感。

我们的主观感觉反映的是相应的神经元回路的功能。通过在意识中模拟给切除的肢体挠痒的动作，截肢者能够哄骗自己的回路，缓解幻肢的不适。我们在心理上的模拟不仅仅是对真实生活事件的精确描述，它们也在积极地参与塑造脑的功能，改变着我们的神经构造对世界的解读。这种心理模拟是有意识系统驾驭无意识系统的一种手段。不过我们也要问一句：这个相互作用反过来也成立吗？无意识系统也能发起心理模拟，并借此影响有意识系统吗？

2009 年，拉马钱德兰开展了一个小型实验，实验对象是四名截肢者，他们都从肘部以下失去了一条小臂，也都有生动的幻肢感。他让他们轮流在一张桌子前坐下，坐在他的一位助手身边。他又让助手将手放在第一位被试面前的桌上，她的手十分接近这位被试的"幻手"所在的位置，但又没有真的碰到他的手臂。然后，拉马钱德兰伸出手指，抚摸助手的手。

边上的病人完全没被碰到，他只是看着拉马钱德兰的手指在助手的手上轻轻抚过而已，但奇怪的是，他却感觉拉马钱德兰抚摸的是他的幻肢。"简直是见鬼了。"病人说，"哎哟，我每天都会对我的幻肢多一些了解。"实验中，四位被试都有同样的体验。看着拉马钱德兰抚摸助手的手，他们都觉得自己的幻手仿佛也受了触碰。实验进行了 64 次，其中有 61 次都出现了这种现象，后来的几项规模较大的研究也重现了这个效应。

在意识层面，几位截肢者都非常确定没有人触碰他们。然而他们的无意识系统却上了当，并在一只不存在的手上制造出了有意识的触觉。对他们来说，单是观看别人的感觉体验，就在自己身上引发了间接的感觉体验。这到底是如何发生的呢？

## 神经元之镜

20 世纪 90 年代，意大利神经科学家贾科莫·里佐拉蒂（Giacomo Rizzolatti）在研究猕猴脑中的运动系统时注意到了一个有趣的现象。猕猴从盒子里拿起一片苹果时发放的神经元，在它们观看一名实验员拿起一片苹果时也发放了。当这些猕猴在观看同类的抓握和撕扯动作时，它们脑中的特定神经元群就会兴奋。而每一次，这些神经元群都正好是它们自己在做同样动作时也会发放的那些。也就是说，无论是自己行动还是观察同类做出相同动作，都会使同样的神经元产生反应，就仿佛是这些猕猴正在心理上模拟它们看见的行为。这种脑细胞对执行某项行为和观察相应行为都会产生反应，它们在今天已经广为人知，名为"镜像神经元"。

在那之后，神经科学家又发现人脑中也存在镜像神经元。就像想象一个动作和实际做出这个动作使用的是同样的脑区，对这个动作进行观看也是如此。比如，观看某人移动手指，就会激活你自己在移动手指时运用的脑区。而且，正如想象和行动会争夺脑资源（你很难在想象一个动作的同时做另一个），观看别人的动作也会干扰你自己的运动控制。比如有研究表明，被试在挥舞手臂做水平或垂直运动时，如果同时还在观看别人沿与自己不同的方向移动手臂，他们的表现就会变差。试想你正跳着一段熟练的舞蹈，而教室前面的舞蹈教练却临时决定新加几个动作，那也会使你手忙脚乱吧？你的身体跳的是一支舞，眼睛里看到的却是另外的动作，而两者都会调用同样的神经元群，使你很难再照着原来的套路跳下去。

镜像神经元位于脑内的这样一片神经网络之中，该网络包含着脑的运动区域、额叶和顶叶。每当我们观察人类行为，这片网络就会动员起来，在心里模拟我们自己做出这个行为时的感觉，并自动触发心理意象。我们已经对心理意象和运动的关系有了一些了解，那么问题就来了：在一旁观看运动员的熟练动作，也能提高你的运动水平吗？

这个问题虽然仍在研究之中，但也有了一些初步的结果。2011年，研究者让20位至少有十年经验的专业射箭手观看了一段特写录像，其中另有一位射手在以正确的姿势射箭。当被试观看录像时，fMRI 在他们的前运动皮层监测到了一阵突然的活动（前运动皮层挨着运动皮层）。相比之下，当不懂射箭的对照组观看同样的录像时，他们的脑中就没有出现这个活动模式。为什么会有这样的差别？因为第一组精通箭术，他们的脑已经为射箭时牵涉的一系列复杂动作奠定了基础，因此在观看录像时，他们看到的动作能轻易地与这个神经基础对应，并启动精确的模拟。而对照组对射箭毫无经验，因而并没有什么内建的射箭回路可以被录像所激活。

在射箭组，观看录像对脑的作用的确与心理意象相似，它也可能和心理意象一样能够提高射箭水平。也许，观看一位优秀运动员的完善技术，真的能如心理演练一般训练脑子，只要你对这项运动已经有了一定的经验。但这一切还是未知数。研究还没有证明（也没有否定）观看一项运动任务能够改善观看者的表现，但这无疑是镜像神经元的一种可能的用途，值得我们深入探究。

不过镜像神经元已经无须再多鼓吹，在现代神经科学中，以它为主题的论文已经汗牛充栋。镜像神经元如果真有一些科学家认为的那些功效，那它们就不仅和我们的身体运动或感官知觉有关，而是对人类的许多最基本而私密的反应、对我们的一些最平凡的举动，都具有非凡的意义。

### 哈欠为什么会传染？

说哈欠会传染，这不是迷思，而是一个能够用科学证明的真实现象。我们看见别人哈欠，自己也会哈欠，听见哈欠的声音，也忍不住哈欠。哈欠甚至能在不同的物种之间传染。研究显示，黑猩猩在观看其他灵长类动物打哈欠的录像时，也会开始打哈欠。狗也会受哈欠的传染，甚至看到人类的哈欠也有反应。读到这里，你或许也打起了哈欠，这多半不是因为你昏昏欲睡或者读得无聊（千万别是）。那又是为什么呢？哈欠为什么会传染？

2013 年，瑞士苏黎世的科学家让 11 名健康被试观看一组录像，同时用 fMRI 观察他们的脑。录像中的几张人脸或打哈欠，或是大笑，或面无表情。不出所料，被试在看见录像中的哈欠时，有超过一半的时间也打了哈欠——这是一个典型的比例。他们对于大笑和没有表情的脸没有反应，这同样在意料之中。然而 fMRI 却揭示了深刻的结果：当被试被传染到哈欠时，他们的额下回出现了 BOLD 信号，而额下回正是镜像神经元网络的一部分。相比之下，当被试看到大笑或无表情的面孔时，他们的镜像系统却是沉默的。

科学家提出，当我们看见别人打哈欠时，我们的镜像神经元也在心里模拟这个动作，并由此改变了我们的行为。你可以现在就用心理意象在心里模拟一个哈欠，要全神贯注，采用运动员使用的那套 PETTLEP 原则。你多半真能打出哈欠来。同样，镜像神经元也会模拟别人的哈欠，从而使我们也打起哈欠，模仿起我们所见的行为。

　　哈欠竟然成了严肃的科学探究课题，听起来好像有点好笑。至少科学家对这个问题是不失幽默的，《神经病学与神经科学前沿》（*Frontiers of Neurology and Neuroscience*）杂志刊登过一篇论文，标题可见一斑：《哈～哈～哈～哈～哈～哈～欠！论传染式哈欠的社会、演化及神经科学面向》（"Yawn, Yawn, Yawn, Yawn; Yawn, Yawn, Yawn! The Social, Evolutionary, and Neuroscientific Facets of Contagious Yawning"）。不过玩笑归玩笑，这类研究并非没有洞见。它们还真的在这个看似没有意义的行为和人类的基本天性之间，找到了一些可能的联系。

　　并不是每次看见哈欠都会引发打哈欠的连锁反应。它在某些情况下更容易出现。下面的研究即是一例：意大利的几位神经科学家用 4 个月的时间观察了动物园一座大型猴山上的 21 只狒狒。在这 4 个月中，他们每天从早上 6 点到晚上 10 点观察这些狒狒，并记下他们观察到的每一次哈欠的情况，包括是哪只狒狒在打哈欠，它又是在什么时候打的哈欠。他们还记录了这些动物的许多其他行为，包括睡眠、行走、进食和理毛。他们想知道，狒狒之间的交往是如何影响它们打哈欠的规律的。

　　结果发现，传染式哈欠的发生频率与狒狒之间互相理毛所花费的时间高度相关。在研究者排除了狒狒之间的距离因素之后，这个倾向依然存在。也就是说，促使狒狒彼此传染哈欠的，不仅仅是距离相近，互相理毛也是重要的原因。这是一个十分重要的结果，因为灵长类动物互相理毛不仅是为了满足实际需要，它还体现了亲密的社会关系。狒狒在替对方理毛的时候感觉亲近，理得越久，亲近感越强。而越是感觉亲近，它们就越容易彼此传染哈欠。如果这项研究的结论成立，那么哈欠的传染性就与情感上的亲近程度相关。这又说明什么呢？

研究者认为，镜像神经元参与了哈欠的传染。如果真是这样，并且社交上的亲密使得哈欠更易传染，那就说明社交亲密度与镜像神经元的活动是有关的。当今的许多神经科学家认为，用镜像神经元模拟他人行为的能力，能帮助你体会他人的感受。而我们理解了别人的感受，就更能设身处地替别人着想。总之，灵长类动物的社会交往和哈欠之间的关系启发了大量研究，它们认为镜像神经元为"共情"创造了基础。

## 共情、色情和孤独症谱系障碍

所谓"共情"，就是感受他人情绪的能力。我们常说"我对你感同身受""我懂你的痛苦"，就是共情的表现。根据镜像神经元理论，这些说法也是颇为恰当的。它们表明，我们的共情感受就是看见别人的遭遇，自己的内心也有相同的体会，而这正是研究者们认为镜像神经元所具有的功能。虽然这个理论还未得到证实，但是有越来越多的证据表明，当我们对同类感同身受时，镜像神经元就会活跃起来。

比如有研究指出，我们在看见别人遭受痛苦时激活的脑区，和我们自己遭受痛苦时激活的脑区有许多重叠。所幸其中并不包含产生真实痛感的区域，所以我们并不会真的感受到彼此的疼痛。不过我们的身体也会出现某些细微的反应，仿佛我们也感到了疼痛似的。当我们看到某人忽然吃了痛，我们的肌肉也会一下子收紧，好像我们自己也吃了痛似的。在一个令人胆寒的实验中，被试在观看了一段尖针刺穿人手的录像。作为对照，他们还观看了其他两段录像，一段是一只人手被棉签触碰，另一段是一只番茄被针刺穿。当被试观看这三段录像时，神经科学家对他们运动皮层中控制手部肌肉的部分施加了所谓的"经颅磁刺激"（TMS）。

这个实验的原理如下：当你的手处于休息状态，施加在脑部的 TMS 能够激活你手上的肌肉，形成一个人工制造的脑信号。但是肌肉一次只能对一组信号做出反应。如果你已经在用这只手做某件事，这个人工信号就不会起作用，因为此时神经和肌肉都在忙碌，它们已经有事可做。和你自己产生的信号相比，这个人工的 TMS 信号强度太弱，不足以激活你的手部肌肉。

实验中，被试在看到针刺番茄和棉签拂手的录像时，他们的手部肌肉都处于正常的休息状态，并对 TMS 的刺激产生了正常的反应。然而在看到针刺手部的镜头时，他们手部肌肉的活动却突然变了，研究者施加的刺激所引起的信号也随之减弱，就好像是被试的肌肉忽略了人工信号，转而对另一个脑内产生的信号做出了反应。当某人反射性地将手抽离某个造成疼痛的东西（比如一口热炉或一只尖钉）时，肌肉也会出现同样的活动模式。被试只是看见了别人的手被刺，就在无意识中激活了自己的逃避反应。脑中的无意识系统对疼痛做出了心理模拟，使得身体出现了如同真的受到针刺一般的反应。从这个实验和其他类似的例子出发，神经科学家推测，这些无意识模拟影响了我们的有意识心灵，它们奠定了共情的基础，并由此塑造了我们的思维方式。

当你看见别人遭受痛苦，你的脑也会极细微地激活那些你自己疼痛时会激活的肌肉。同样的，当你看见朋友的脸表现出情绪，你的脑也会在你自己的脸上激活相同的肌肉。即使你并未有意识地觉察到朋友的表情，你的肌肉也会自动激活。有心理学家向被试快速展示了快乐、愤怒或者平淡的面孔，同时用一种称为"肌电图"（EMG）的技术测量他们面部的肌肉活动。这些面孔的图像稍纵即逝，被试无法分辨其表情，但是肌电图的探测却显示，被试的肌肉活动与他们没有看到的图中表情是相匹配的。

不仅如此，如果我们不能够进行这样的模拟，那么我们识别情绪的能力也会打折。假如一名被试在牙齿间咬一支铅笔，因而无法模仿别人的表情，那么她就不太能够识别别人脸上表露的是什么情绪。有一种罕见的先天神经障碍，叫"莫比乌斯综合征"，患者天生面瘫，无法做出任何表情。对这些患者的研究表明，他们无法识别他人的情绪。

不过，单单识别情绪还不等于共情，它只是共情的必要非充分条件。为了直接研究共情，科学家用心理量表评价被试的共情分数。结果发现，共情分数较高的被试更容易模仿周围人的动作和表情。对脑的 fMRI 研究显示，同样是评估别人的表情，共情分数高的被试，运动神经元系统的激活水平也较高。就量表对共情所呈现的量化状况来看，一个人的共情越强，其镜像神经元系统也会越活跃。

看来，运动神经元会在我们目睹别人正在经受痛苦时变得活跃，那么别人的快乐呢？以色情片为例，这是一个规模上百亿美元的产业，消费者投入金钱，只为观看别人性交。我们该怎么解释这个行业的兴旺？观众并非亲身经历，仅仅是观看别人体验快感，然而根据有些估计，色情产业的整体利润已经超过了好莱坞。它们究竟有何魅力？

法国的神经科学家开展了一项研究，他们招募了一群异性恋男子，让他们在观看色情片的同时接受 fMRI 监测（这大概是招募被试最快的一项研究）。这些影片中包含性交和口交的场面。在 fMRI 之外，研究者还使用一种名为"阴茎体积描记法"的技术监测了被试在观看录像片段时阴茎的勃起程度。作为对照，被试还另外观看了一组没有任何性暗示的幽默录像。

那么人脑在沉迷于色情时是什么样呢？fMRI 显示，当被试观看色情录像时，他们额叶和顶叶的特定区域中出现了 BOLD 信号，而这些区域都是镜像神经元系统的一部分。不仅如此，镜像神经元的活跃程度和被试的勃起程度也相匹配：镜像神经元越是活跃，勃起程度也越高。

色情片为什么有如此效应？因为在观看色情片时，观看者会在脑内模拟性爱，其身体也会做出反应，就好像他本人在性交一般。这虽然看起来和共情没有关系，但其实是有的。共情的镜像神经元理论认为，人之所以能共情，是因为能在内心模拟他人的体验，无论那体验是痛苦还是快乐，乃至极端的快乐。尽管看似出人意料，但是在观看别人性交时镜像神经元系统会激活，这和神经科学对共情的看法是一致的。

关于镜像神经元在共情和社会行为中的作用，还有一些比较间接的证据，它们来自社交功能受损的人群。比如许多人知道，孤独症患者在社会交往、沟通技能和情绪表达方面有所欠缺。神经科学家于是想到，镜像神经元功能障碍或许是孤独症的成因之一，并由此提出了孤独症的"破镜理论"。该理论发现，孤独症患者面临的困难，不仅局限在自身情绪的表达。他们很难辨别他人的情绪，甚至难以认识到他人的存在。

1943 年，精神病学家利奥·堪纳（Leo Kanner）第一次描述了孤独症这种病症，并举自己诊治过的儿童为例。其中有一名四岁半的男孩名叫查尔斯。婴儿时期，查尔斯就常躺在摇篮里定定地望着天花板，从不像一个快乐宝宝那样和大人交流。按他母亲的说法，情况也没有随着他长大而好转："我走进房间时，他根本不去注意我，就像不认识我一样。"

在诊所里，堪纳观察了查尔斯与环境的互动方式。在一次会面时，查尔斯的母亲将一期《读者文摘》从儿子手中拿走，然后放到地上用脚踩住，好让儿子不再摆弄它。堪纳观察到，查尔斯"开始去挪开母亲的脚，就好像那只是一个妨碍他的单独的物件，他对脚上连着的那个人依然丝毫没有关切"。

破镜理论认为，孤独症谱系障碍（ASD）的患者可能都有共情方面的问题。在衡量共情的心理测试中，他们的分数都显著低于对照组的正常被试。那么生理测试又如何呢？还记得前面提到的实验吗？被试观看人手或是番茄遭到针刺，同时，神经科学家对他们的运动皮层施加经颅磁刺激。普通被试在看到人手被刺时，TMS 会失效，这是因为他们的手部肌肉已经启用，并在无意识地躲避录像中的针刺。我们在目睹别人的疼痛时，往往也会像自己遭受痛苦那样退缩。

然而在 ASD 患者身上开展相同的实验，以针刺手的视频却对被试手部肌肉的活动没有任何影响。被试无论观看棉签拂手、番茄被针刺穿还是手遭针刺，TMS 引发的信号都始终强烈。他们不会抽回手，也不会恐惧退缩。他们的脑没有在心理上模拟疼痛的体验，这造成了他们的身体反应方式与常人不同。

这个结论对快乐似乎也同样适用。在另一项研究中，心理学家让阿斯伯格综合征（ASD 的一种）患者观看色情图片，同时测量他们的心率和皮肤电反应（这是测量情绪唤起的经典实验方法）。看见这类图片，常人的典型反应是心跳加快，皮肤导电性上升。可是心理学家发现，阿斯伯格综合征患者没有这些反应。和对照组相比，色情图片对他们神经系统的影响微乎其微。

能够因色情内容而兴奋、辨别他人的情绪、向他人表达共情、被别人传染哈欠，这些都可以归结为镜像神经元的活动。而我们已经知道，这前三种能力在孤独症患者身上都受到了削弱。那么传染式哈欠又如何呢？它似乎和共情以及情绪辨认有着同样的作用机制，那么它也受到了同样的损害吗？真有一组心理学家对这个问题开展了研究。他们的实验召集了 56 名儿童，其中半数患有 ASD，孩子们坐在一张桌子周围，面对着一位研究者。"首先我要给大家念一个故事。"研究者说，"然后我会问你们几个关于这个故事的问题。"念了一会儿故事之后，研究者停下来打了一个很响的哈欠。她在朗读期间总共打了 4 个哈欠。整个实验都录了像，研究者可以回放现场，看看两组中各有多少孩子在说故事的人打哈欠后的 90 秒内也打了哈欠。

结果很明确：对照组中有 43% 的孩子传染上了哈欠，而孤独症患儿中仅有 11%。看来最后一块拼图也合上了：孤独症患者确实不容易传染上哈欠。

不过也有研究者怀疑，孤独症患儿少打哈欠，是因为他们很少与人目光接触，也不太看人的面孔，因此没有注意到研究者打了哈欠。也许这个实验只是体现了孤独症的一些典型症状。

这场辩论在孤独症和镜像神经元的文献中贯穿始终。破镜理论有着很大的争议。解答这些疑问还需要神经病学的研究，要观察孤独症患者脑中的镜像神经元是否与普通人有不同的运转。这类研究正在进行，双方都找到了一些证据。2010 年，《脑研究》(*Brain Research*) 杂志发表了一篇论文，研究者用 fMRI 研究孤独症患者，并在他们的镜像神经元系统中发现了异于正常对照组的激活。可就在同一年，《神经元》(*Neuron*) 杂志也发表了一项研究，得出的结论正相反：孤独症患者的镜像神经元系统完全正常，它们的活动模式与常人完全吻合。目前的神经病学证据还不足以证明镜像神经元功能障碍与孤独症是否有关。

　　这虽然只是一个理论，但从中也可以看出无意识的心理模拟可能对我们的思维、行动和感受产生多么强大的影响。无论镜像神经元是否与孤独症有关，它们都确实促成了我们的共情，而共情正是我们珍视的人类天性的一部分。通过本能地模拟他人的体验，我们得到了关于他人、也关于我们自己的重要信息，这信息塑造了我们自身的意识发展。就像高尔夫球手在巡回赛前动用的心理意象那样，这些内心的模拟也能改变我们。不过其间有一个重要差别：镜像神经元是在无意识中发挥作用的。

　　心理模拟是沟通有意识系统和无意识系统的一座桥梁。其中任何一个系统都可以用它来影响对方。当有意识系统把它当作训练手段来使用（比如在体育运动中），它能够磨炼无意识系统的功能，调整由习惯驱动的运动控制机制。无意识系统也可以借助镜像神经元启动它，从而塑造我们的有意识举动，调节我们的社交行为，并协助我们将他人的体验化作内心的一部分。

不用我们知晓，也无须我们批准，无意识系统默默地模拟着我们观察到的内容。我们只会感受到这类模拟的影响，那也许是匆匆而过的一个念头或一股情绪。我们也许永远不知道这些稍纵即逝的感受对我们造成了多么深刻的影响，也不知道它们究竟来自何处。我们只知道它们生自我们自己的内心深处。


直觉

试想我有一位朋友嗜酒成性，而我正在犹豫要不要出面干涉，我会如何做决策呢？我在思索时会考虑可以使用的各种方法，并估计每种方法可能造成的后果：如果我在私下里跟他对质，他大概会负隅顽抗。他可能拒绝我的提议，甚至怪罪我干涉他选择的生活方式。如果我召集他的一大群朋友一起劝说他呢？或许这个办法能够更加有力地显示我们对于他生活方向的关切？还是他会觉得自己受了围攻，于是开始自我封闭、回避友人？如果我不与他对质，他的酗酒问题可能进一步恶化。他或许会因为酒后驾车被捕，或者在酒吧斗殴中受伤。他的上司已经发现了他酗酒的迹象，他如果再不改善，可能丢掉工作。

这些场景飞快地在我心头闪过，快到难以准确辨认细节，但每一个都给我留下了某种印象。当我在心理上模拟这些场景时，有一个选项总感觉不太对头；直觉告诉我，另一个选项似乎好一些。在我开始认真分析每个选项的利弊之前，我就已经对它们的优劣有了一些印象。那么，这些场景、直觉和印象都是怎么来的呢？

神经病学家安东尼奥·达马西奥（Antonio Damasio）认为，它们都来自我们在过去体验过的种种情绪，这些情绪在神经系统内部留下了余波，并最终影响到我们的决策。达马西奥指出，每次我们有了一个体验，它都会附带一些感受或是身体状态。这些感受在神经系统中留下印记，并从此和这个事件的记忆联系在一起。情绪会留下生理遗存，为神经系统带来实实在在的变化。达马西奥将这些情绪遗存称为"躯体标记"。比如一个高中生参观一所大学时正好下雨泥泞，那么她就可能在无意间对这所大学产生负面印象。又比如某人讨厌球芽甘蓝，这种厌恶多半可以追溯到过往吃这种食物时的不愉快经历，通常是在童年，比如在学校食堂里吃到一盘坏掉的球芽甘蓝。

如同镜像神经元模拟他人体验那样，躯体标记模拟的是我们自身的过往体验。和某些食物、场所或体验有关的情绪反应，会在我们遇到相似的环境或面临相关的决策时一下子重新触发。在我们开始思索之前，躯体标记已经在施加影响，并模拟每一种场景的可能走向了。它们影响我们的选择，甚至影响我们会优先考虑哪几种选项。早在我们有机会思考每一个选项的优劣之前，躯体标记就已经从大量的可能性中筛掉了许多选项，而我们可能对这种影响一无所知。这些模拟都是无意识启动的。

躯体标记系统位于额叶的一个区域，该区域就在我们的双目之间，叫"眶额叶皮层"。这个区域受损的人，情绪和决策能力都会受到影响。这方面最有名的例子就是菲尼亚斯·盖吉（Phineas Gage），他原是一名铺设铁路的工头，在工地上的一场剧烈爆炸中，一根飞出的金属棒插入了他双眼之间，贯穿了他的前脑，又从头的另一侧飞出，落到了他身后二三十米开外的地上。盖吉的眶额叶皮层被整个摧毁。万幸的是，他在事故中活了下来，但却变了一个人。他不再能借助躯体标记产生可靠的直觉，也因此丧失了预先计划和合理判断如何行动的能力。他无法再做出明智的决策，不久就被铁路公司解雇了。他的朋友们很快就发现，盖吉已经"不再是盖吉"了。

达马西奥也说过一个类似的故事，主人公是他的一个病人（被他唤作艾略特），需要手术切除脑瘤。手术中，医生把艾略特的眶额叶皮层切掉了一大块。康复后，艾略特的人格发生了巨变。他曾经是个好丈夫、好父亲，拥有一份成功的事业；然而手术之后，他却一下子变得极不可靠，让人觉得再也做不成任何事情了。他赶不上时间表，也不能妥善完成任务，很快丢掉了工作。他做出一个个糟糕的决策，最后陷入破产，并且数次离婚。他仿佛再也无法明白自己的决策会产生什么后果了。

达马西奥猜想，艾略特的情况可能和躯体标记有点关系，他设计了一项测试来验证这个猜想。测试名叫"赌博任务"，模仿的是人们在实际生活中所面临的奖惩不确定性。他给了艾略特 2000 美元的游戏金，让他在一张桌子前坐下，桌上放着四叠卡片，分别标着 A、B、C、D。他让艾略特每次选一叠卡片，从中抽出一张。每张卡片上都写着一笔金钱的数目，并注明这是玩家赢得或者输掉的钱，比如某张卡片上可能写着玩家赢 50 美元，而另一张上则写着他输了 100 美元。达马西奥要求艾略特在实验结束之前尽可能多地赢钱。

　　他没有告诉艾略特的是，这四叠卡片的内容都经过了特殊安排。在 A 叠和 B 叠中，写着赢钱的卡片每张能让他赢 100 美元，而 C 叠和 D 叠每张只给他 50 美元。然而每一叠中也有让他输钱的卡片。在 C 叠和 D 叠中，这类卡片每张只扣掉他 100 美元或者更少，而在 A 叠和 B 叠中，这类卡片最高可以夺走他 1250 美元。也就是说，A 叠和 B 叠带来的潜在损失远远超过其潜在收益。因此谨慎的策略是只从 C 叠和 D 叠中抽取卡片。

　　健康的对照组玩家一开始会更多地从 A 叠和 B 叠中抽取，因为这样做收益较高，但是在遭受巨额损失之后，他们很快就会意识到 A 叠和 B 叠太危险了。他们于是改变策略，只从安全的 C 叠和 D 叠中抽取。

　　艾略特自诩是一个保守的人，平日里谨慎抉择，很少冒险。甚至在脑部动过手术之后，他依然这样看待自己。然而他在赌博任务中的选择却毫不谨慎。他不断从高风险的卡片中抽取，即便在反复输掉巨额金钱之后也仍不醒悟。

他并非不知道怎么玩这个游戏。他明白游戏的目的，也懂得收益和损失的概念，甚至能够正确地说出哪两叠卡片风险较高、哪两叠风险较低。然而每一次游戏，他还是会做出最坏的选择，就好像之前的损失对他没有影响似的。每一次的损失都没有使他吸取教训。

假如艾略特的躯体标记系统依然完好，那么在遭受巨大经济损失后的沮丧和愤怒，就会在他的神经系统中留下印记。下一次再看到四叠卡片时，他就能回想起这些感受，并由此明白选择的后果。他将能够模拟选择不同卡片的结果，就像你我能够模拟与一位走上歧路的朋友对质的结果那样。不幸的是，艾略特的脑损伤使他的无意识系统无法再使用过往的经验来指导未来的选择，他不断给自己挖坑，挖得越来越深，无论是在赌博任务还是现实生活之中。

躯体标记是一种情绪记忆，是我们的脑在重新陈列过去获得的信息。然而我们只体验到那是一种"直觉"。这些记忆在无意间储存、激活，当我们在生活中遇到相关的场景，它们就会冒出来指导我们的抉择。在这一章里，我们见识了训练脑中的无意识系统的几种方法。实际训练、心理演练、观察别人，这些学习方法都是通过重复运用，来增强神经元之间的联系。一旦打下了相应的基础，脑中的无意识系统就会回馈我们。在运动中，它增强肌肉，磨砺技能，让我们不必为之思索就可以改善表现。通过镜像神经元，它模拟我们目睹的场景，使我们能够相互学习、表达共情、理解痛苦和快乐。最后，它又通过躯体标记借鉴我们过往的经历，指导我们未来的抉择。

通过回忆、演练过往的经验，无意识系统模拟旧日的信息，帮助我们学习和成长。它从我们庞大的记忆库中抽出所需的内容，促成决策。然而记忆并不总是一个可靠的信息来源。既然无意识依靠记忆来构建模拟，那么一旦记忆中的信息出现了缺失或歪曲，又会如何？

我们已经见识过人脑填补空缺的几种情形：当我们沉沉睡去、知觉陷入黑暗，脑就会编造梦境；当我们失去视力，或者神经受到损伤，脑还会借助其他手段重构一个世界，为此甚至不惜编造幻觉；当它要提取记忆指导决策的时候，脑同样会机警地创造出一个完整的故事。无意识系统的逻辑规定了信息的空缺要用环境或记忆中的线索来填补。那么，如果空缺不在于知觉，而是在于记忆本身呢？当无意识系统赖以形成模拟的信息库中出现了空洞，系统又将如何填补它呢？我们将看到，人脑会自行编造出一个圆满的故事。

## 第四章

# 我们能记得没有发生过的事吗？

论记忆、情绪和以自我为中心的脑

他还很年轻，不知道人心会丢弃坏的记忆、放大好的，

而且多亏了这个妙处，我们才得以担起过去的重负。

——加夫列尔·加西亚·马尔克斯

我头一次见到比利的时候，他正一动不动地坐在一张轮椅上，啮咬着从嘴角垂下的床单。他不回答别人的问话，当我向他提问时，他会注视着我，露出大大的笑，那样子就好像他知道什么别人都不知道的秘密似的。他肌肉僵硬，偶尔会左顾右盼，嚼几下床单，或是用指甲掐自己的手臂，但除此之外再无别的动作。比利得的是"紧张症"，身体制动，精神木僵。然而使我们这些施治者苦恼的是，我们不知道一个完全健康的人是如何在短短几周之内变成这样子的。CT 和 MRI 扫描都没有得出确切的结论。药物筛查显示他从未使用过毒品，验血的结果也呈阴性。比利的病因是一个谜。

　　两周前，比利去过另一家医院的急诊部。鞋子湿透且左右穿反的他对医护人员说："我需要谈一谈……脑损伤的问题。"照他家人的说法，比利从出生至今始终完全正常。他有一头柔顺的黑发，一脸亲切的笑容，说起笑话来会带着一丝神气和毒舌劲儿。他走进任何一个房间都显得魅力四射，很容易交到朋友。30岁出头时，拥有化学硕士学位的他进入一家商业实验室工作了几年，事业蒸蒸日上，还交了一个稳定的女友。

　　可是忽然之间，不知哪里就出了差错。他开始和朋友家人疏远，丢掉了工作，女友也分了手。他无力支付账单，无力打理汽车和公寓，甚至无法养活自己。母亲到他的公寓去看他，只见屋里的空比萨饼盒堆积如山，四下散落着一个个饭盒，里面都是她为他准备的饭菜，他一口没吃，全都变了质，引来许多苍蝇。他把轿车就抛在远处一座公园中的一禁入区里。没人说得清他是怎么摸到医院的，只有他自己才知道答案，而他自己已然不能开口。

　　转入我们医院后，比利开始接受电痉挛疗法。这种疗法在病人全身麻醉的情况下向他的脑部发放电脉冲，以引起时长30秒的癫痫发作。这是治疗紧张症的最著名手段。几次治疗后，比利的症状开始减轻，个性也开始重现。他开始讲话，滔滔不绝；但是仔细一听，许多内容都无法理解。他开始和女性医护调情，偶尔向她们抛两个媚眼，还约她们出门。他的幽默感回来了，短短几周治疗之后，他就能摆脱轮椅自己行走了。但是有一样东西始终没有恢复正常：他的记忆。

　　比利不记得关于自己的基本信息，也不记得自己的过去。他想不起现任总统是谁、他的医生是谁，甚至想不起自己正在住院。但他总是假装自己还记得。他编造出错误的答案，信心十足地说给人听，并一天天地重复这些说法。我每天早上都要和他交谈，想到了什么问题就问他，好从他的反应中发掘线索，看能不能找到造成这个突然病变的原因。我记下他的回答，借此研究它们在时间中的演变。下面就是两周里我们的一些对话片段：

第一天

我：比利，能告诉我今天的日期吗？

比利：没问题。今天是 2012 年 2 月 20 日，但更确切地说，今天应该是 1998 年 9 月 3 日。

我：你知道自己叫什么吗？

比：当然了伙计，当然知道。

我：说给我听听？

比：我看这不太合适吧，在这个节骨眼上，我们现在关系还不错，一切都挺顺利，我看不太好向你透露这个信息。但是伙计，我当然感激你那边做出的姿态。如果你走对了路子，你就有可能找到问题的答案。

第四天

我：知道你为什么进医院吗？

比：知道啊，因为我的膝盖嘛。

我：你的膝盖怎么了？

比：都疼了好几个礼拜了，所以我昨天才动了手术的。

我：你昨天动手术了？

比：对啊，是韧带撕裂了，不过手术很顺利。你们把我照顾得真好。我现在走路舒服多了，不再需要轮椅之类的东西，膝盖也不疼了。

我：比利，我看了你的病历，外科医生没有在里面写这个。你昨天真的动了手术吗？

比：哦对了，他们想要保密的，因为没有人会想到我这样的人需要接受膝盖手术。


比利不知道当天的日期，不知道自己身在何处，起初甚至不知道自己叫什么。他不愿承认自己不知道这些事。有时他会编造出无数借口，仿佛是在掩盖自己的无知；但是更多时候，他都会坚持自己编造出的答案，无论医护人员如何质疑都不松口。然而真正的神秘之处还不是这些，而是：比利没有说谎。他没有故意误导别人、掩饰自己。他对自己说出的答案是真心相信的。比如他完全确信自己真的在从一次膝盖手术中恢复。他记着根本没有发生过的事。

比利的记忆到底出了什么问题？

## 快照之网

要弄清比利的脑子出了哪些问题，我们最好先了解一下记忆的工作原理。有一种常见的误解认为，记忆如同录像一般拍到了我们的过去，是我们人生经历的忠实记录。然而，录像对某一个场景的每一个方面都是同等重视的，不会挑选出最重要的方面来详细聚焦。录像是精确的记录。而记忆，则会随着时间的流逝出错、变化。

在脑深部的海马和相邻的脑区之中，记忆的机器在一张神经元交织而成的网络里运转不息。这张网络里有着轴突和树突，它们看起来像是脑细胞的"蜘蛛腿"，借着名为"神经递质"的东西接收并发送电化学信号。这些信号从上一个神经元出发，跨过轴突和树突之间名为"突触间隙"的无人地带，再到达下一个神经元的受体。这些连接的模式在人的一生中会不断演化。随着我们积累新知、回顾过往，突触的联系会增强或减弱。

最初发现这个现象是在 20 世纪 60 年代，当时的神经科学家注意到，当他们两次向某个神经元发送同样的脉冲时，这个神经元的反应就会增强，就好像神经元记得自己接收过这个信号似的。而当他们同时激活两个或更多的神经元，这些神经元之间就会建立关联，成为密切的工作伙伴。此时再有信号以同样的模式激活这组神经元，它们就会产生更强的反应。其中的道理可能是，当多个神经元反复被当作一个群组激活时，它们就会召集额外的受体，形成更强的新突触。这种突触连接的加强叫"长时程增强作用"，它是记忆形成的基础。

有了长时程增强作用，不仅记忆能够编码为可识别的神经元发放模式，而且不同的记忆之间也能形成连接。神经科学的一条基本原理是"神经元若一起发放，就一起连接"。如果有几组神经元同时激活，尤其是如果这经常发生，那么它们的突触连接模式就会渐渐变化，最终将这几组神经元连接到一起。而一旦连接形成，当其中的一组再次激活时，它就会催促其他几组也一道激活。记忆的形成是一个动态的演化过程，贯穿人的一生。我们的经历储存成多条连接的某种交织模式。每当你重新回想某段经历，或者遇到了类似事件，该模式就会再度激活。你对它想得越多，它就会越发牢固，和其他想法或记忆形成连接也越容易。

你可以把记忆看作时间中五花八门的时刻的集合，人脑必须把它们加以整理，串成一个连贯的故事。在和几个朋友吃晚饭时，有人提到她的中学毕业典礼，你立刻就会想到你自己的。关于毕业典礼的念头又使你想到了中学时的心动对象，你已经几年没见过她了。你的思绪继续漫游，想到了过去几段恋爱的情景，想到你自己的婚礼，想到婚礼上喝醉的伴郎撞翻了结婚蛋糕。你想到当初如何劝他去参加匿名戒酒会，以及他终于清醒过来后又是如何抱着你大哭。

　　然而这些快照都是可以修改重组的。心理学家伊丽莎白·洛夫托斯（Elizabeth Loftus）设计过一个实验，展示了我们的记忆可以被后来的经历操控。她告诉一组志愿者，说他们的一位年长的亲属会述说他们过去的四件往事。这些被试不知道的是，这几位年长亲属和洛夫托斯是一伙的，是在帮助她开展实验。在洛夫托斯的指导下，这些年长亲属向被试讲述了后者年幼时的四个故事，三个真一个假，假的那个说的都是被试小时候在一家商场里走丢的事。但被试被告知的是，四个故事都是真的。洛夫托斯想知道，一位受信任的家庭成员编造的虚假故事，会不会成为被试内心的一段虚假记忆。她之所以选择在商场走失的情节，是因为这是一个合理的可怕事件，它确实有可能在很久之前发生过。被试之一克里斯从他的哥哥吉姆那里听到了下面这个故事：

　　　　那是1980年或1982年，我记得克里斯当时5岁。我们一家在斯波坎的大学城卖场里购物。我们忽然发现克里斯不见了，一阵慌乱之后，我们看见有一个年纪较老的高个子男人正领着他走在卖场里（我记得那男人好像穿着一件法兰绒衬衫）。克里斯牵着男人的手，正在哭。那男人解释说，他刚才看见克里斯一个人在卖场里乱走，哭得很惨，于是想帮他找到父母。

在之后的日子里，克里斯渐渐记起了那次走失的细节。他记得自己很害怕，还记得母亲叫他绝对不要再走丢了，甚至还记起了那男人的法兰绒衬衫。两周之后，克里斯的虚假记忆变得更加生动了：

> 我一开始是和你们走在一起的，后来我自己跑去了一家玩具店里，是 KB Toys*。呃，再后来我们就走散了，我看着四周心想："哎呀，这下麻烦了。"然后我……我就觉得再也见不到家里人了。当时真的害怕极了。这时候那个老人出现了，我记得他好像穿的是蓝色的法兰绒衬衫，他朝我走了过来……他年纪挺大，谢顶，银色的头发长成一圈……还戴着眼镜。

当克里斯最后得知哥哥讲的故事中有一个是假的时，他猜了一下是哪一个。他猜错了。到这时候，他对在卖场中走失的观想已经变得十分清晰，相比其他某段真实的记忆，他更加确信这才是真实发生过的事件。在参加实验的 24 名被试中，有 7 人（29%）产生了在商场中走失的虚假记忆。洛夫特斯得出结论：我们的想法真的能够改变记忆的存储方式。

---

*　美国大型玩具商，前身为考夫曼兄弟糖果店（1926 年营业，KB 即为店名缩写），自 1946 年起开展玩具业务，后几易其主。如今品牌不为任何公司持有。

记忆的相互连接的本质使它能随着时间发生变化。正如人脑能够将具有相同特征的记忆连接起来，并强调那些我们认为最为重要的时刻，它也能在日后根据新的想法和经历，重组这些连接。没有什么记忆是在真空中形成的，也没有什么记忆是固定不变的。就像任何文笔高超的故事一样，记忆也有方向，有观点，也可以不断修饰润色。

以色列的一组研究人员曾找了一位不曾有过记忆问题的年轻女子，对她连续拍摄了两天。除了有摄像机跟拍之外，这两天都是她生活中的平常日子。在之后的几年里，她每隔一段时间就填写一份问卷，以检验她对于那两天的记忆。在她填写问卷时，研究者用fMRI监测她的脑活动。他们发现，时间过去越久，她对细节的记忆就变得越不准确。然而真正有趣的是，当她填写问卷时，她的脑活动也随时间发生了变化。岁月流逝，她的记忆不断积累失误，对海马活动的依赖也变得越来越少。fMRI显示，她的回忆越遥远，海马的活动水平就越低，而脑的其他区域，包括内侧前额叶皮层及其相关区域，却变得越来越活跃。内侧前额叶位于两半球额叶内侧前缘，它和自我中心式的思考有关。这位年轻女子的记忆读取的不仅仅是神经档案中的一份记录，还是一份跨多个系统中存储的表征。随着时间的推移，她的记忆不再是对于细节的精确记录，而是渐渐变得更加关注她自身。

我们的记忆在很大程度上定义了我们。我们的个人经历锻造了我们的自我形象（self-image），将我们的知识存储汇集了起来。当脑中的无意识系统将我们的记忆编码，它也在塑造我们的身份。它并不像一台摄像机那样不偏不倚地记录我们的经历，而是专门记录我们自身在这些经历中的角色，着重的是我们关心的那些方面。在任一时刻都存在着一种语境，其中有我们的感受、情绪、期待或是恐惧，以及那个时刻对我们的意义。以此为基础，脑谱写出了记忆的初稿。

## 双方球迷的脑

说来叫人意外，要研究自我中心式的思维和情绪对于记忆形成的影响，一个理想的环境是大学篮球赛。当某一队得分，比如有选手凶猛扣篮或是投出了扭转局面的三分球，双方观众就会同时体验到强烈甚或狂热的情绪，且一喜一悲，恰好相反。球迷仿佛和本队的球员心意相通，从开局争球到终场哨响，每一次攻防都看得目不转睛，他们为自己喜欢的球员呐喊，并向对方球员发出嘘声。

论情绪的热烈程度，很少有什么比得上杜克大学蓝魔队和北卡罗来纳大学柏油脚跟队的球迷。2010 年，杜克大学的一组神经科学家招募了一群铁杆球迷开展情绪记忆研究，其中 12 名来自杜克，11 名来自北卡（我们权且认为他们公正无私）。在一周的时间里，这些球迷一起在大屏幕电视上观看了一场杜克对北卡的篮球赛，比赛一波三折，他们一共看了三次。在看过第三次后，有一天，研究者给每位被试发了一副液晶显示眼镜，让他们戴着观看了 64 段比赛录像，这种眼镜效果逼真，被试如临其境，仿佛观众就在周围呐喊。这些录像当中，有半数是对杜克有利的攻防，另外半数则对北卡有利。所有片段表现的都是即将进入情绪高潮时的动态，双方球迷要根据紧张程度给它们逐个打分。但这些片段都不完整，只有 12 秒，每当球员把球投出，录像便会中断。球迷被试的任务是回忆这些球是否投进。

收集了行为数据之后，研究者发现球迷在回忆有利于本方球队的攻防时记性更好。看起来，正面的情绪记忆大概比负面的情绪记忆更精确。

在球迷观看球赛的同时，研究者也用 fMRI 监测了他们的脑活动。神经影像在我们预料的脑区发现了活动，像是海马（情节记忆）和杏仁核（情绪）。但 fMRI 也揭示了一些意料之外的东西：脑的其他一些区域似乎也参与了对球赛的回忆，其中一个区域就是内侧前额叶，我们前面已经说过，它和自我中心式的思考有关。自我中心式的思考不是说自私的想法，比如想要一辆更贵的轿车之类。而是，每当我们看见某样事物，并觉得它与我们的身份认同密切相关，内侧前额叶就会开始工作。多伦多大学开展过一项研究，给被试看一些形容词，比如"顽固"，然后问他们两个问题：

1. "顽固"一词可以用来形容你吗？

2. "顽固"一词可以用来形容（加拿大前总理）布赖恩·马尔罗尼吗？

fMRI 显示，被试的内侧前额叶在回答问题 1 时激活，在回答问题 2 时却没有。当一个问题涉及自身，我们就会调用内侧前额叶，涉及别人则不会，尽管话题始终限定于"顽固"这个概念。

这样一个专司自我中心式思考的脑区，为什么会在被试回忆篮球赛中的紧张时刻之际活跃起来呢？这是因为球迷对于本队的表现倾注了关切，并将自己代入了球员，以至于虽然是旁观比赛，fMRI 也捕捉到了他们的自我中心式思考。他们想到球员时，想到的其实是自己。

不仅如此，神经影像还显示被试在回忆球赛时，其海马旁区（顾名思义，该脑区环绕着海马）也激活了。这个脑区和社会认知有关，比如当我们在一场对话中察觉到讽刺时，该区域便会激活。在另一项研究中，被试在录像中观看了两个人之间的几场对话。其中一人会说意义中性的句子，如"我很乐意接手，我有许多时间"。在有的录像中，说话者态度真诚，而在另一些录像中，他却态度刻薄，充满讽刺，如"我很乐——意接手，我有许——多时间"。当被试正确地听出了话里的讽刺意味时，他们的海马旁区发放了。而海马旁区受损的被试尝试这项任务时，他们领会讽刺的能力要比健康被试差很多。

海马旁区皮层向来以负责加工空间关系为研究者所知，但这项讽刺研究显示，它在社会认知方面也扮演着角色。再说回篮球赛，这就非常好理解了。毕竟，球迷总是和朋友一起去球场看球，或者像上面的实验中那样，和一群人一起在电视前看比赛。这些场景都布满了社会线索：其他球迷的反应，双方的竞争，微妙的嘲弄或是直白的侮辱。随着赛事展开，人脑会将这些线索放到观看者此刻的生活中来加工。在这一刻，球迷的情绪强弱，不仅是来自比赛本身，也来自比赛对于他们的意义。球迷将自己代入了那些球员之中，于是内侧前额叶启动了自我中心式的加工。球迷也和身边的友人（及对家）一起经历了情绪的起伏，因此也调动了海马旁区的社会认知功能。

人脑是在大量环境和情绪的影响下编码一段记忆的，其中包括某场比赛的社会构成，以及球迷们的兴奋和失望。球迷在观看比赛时调动的脑区，会永远和他们对这场比赛的记忆、对每轮攻防的记忆联系在一起。当他们回想这场比赛，也会连带回忆起比赛对他们自己和对他人的意味，而这里头就有内侧前额叶和海马旁区的功劳。当球迷回想比赛，这些林林总总的回忆是一齐涌上心头的，它们在概念上和神经上，都已经连成了一体。

虽然在篮球场上，球员是当仁不让的明星，但在球迷的记忆中，自己才是主角。无论他们是否觉察，球迷记得的都是某场比赛对于他们自己的意义，他们甚至还会回味自己对比赛的贡献。当我们跟别人说起过去，我们不仅是在描述一个个静态的时刻；我们说出的是一个完整的故事，有开头，有发展，有结束。而在这个故事里，我们每个人都把自己看作主角。

### 我们为什么记得"9·11"事件发生时自己在哪里？

你还记得 2001 年 11 月 18 日那个周日的早晨，自己在哪里吗？我也不记得了。就连两周前的那个星期日我在干什么，我都想不起来。但是我们都记得 2001 年 9 月 11 日，记得清清楚楚，我们不仅记得那一天发生的悲惨事件，还记得看到新闻的时候自己身在何处，在做什么。当人们回忆"9·11"时，他们第一个说出的不是事件本身，而是诸如"我记得很清楚，当时我正在星巴克买一杯卡布奇诺，在收音机里听到了新闻"或"我当时正在教室里，教授走进来宣布了这个消息"之类的说法。很奇怪吧？"9·11"是一场国难，它影响了我们所有人，也改变了历史的走向，然而我们关于它的第一个回忆（那些直接受冲击的人除外），却是当天自己在从事的某个微不足道的活动。

我们对于"9·11"的记忆称为"闪光灯记忆"，它能呈现细节丰富的图景，针对的是具有强烈情绪冲击的事件。研究者在 2001 年 9 月开展了一项对闪光灯记忆的研究，他们访谈了168 名被试，让他们回忆自己听说世贸中心和五角大楼遇袭时的情形。两年之后，研究者再次访谈被试，以确定他们的记忆是否前后一致。作为对照，另有185名被试得知自己被选中参加一个抽奖活动，他们随后都收到一条短信，通知他们没有中奖。研究者让这组被试回忆，当他们收到没有中奖的不幸消息时，他们身在何处，在做什么。他们对这组人也访谈了两次，一次是在他们收到短信后的几天，另一次是一年之后。

结果显示，虽然被试再次受访时，"9·11"事件已经过去了两年，而收到短信才过去一年，但第一组对自己在"9·11"当天情况的描述，比第二组对收到短信时情况的描述，更接近他们在事发后的说法。虽然第一组的两次陈述也并不完全一致，但是和对照组相比，"9·11"组记得更多细节，并且那些细节与他们两年前的陈述更加符合。

这个结论似乎本就在意料之中。那么，如果我们比较不同的人对两个同等重要的事件的回忆，甚至他们对同一个事件的回忆，结果又会如何呢？他们当时的情绪强弱，会如何影响各自对事件的记忆？比如那些目睹双子大厦倒塌的人，和我们这些在新闻中看到这个场面的人，双方的记忆会有什么不同？

## 中城与下城的脑

"9·11"之后三年，研究者召集了纽约市的两组居民开展实验，以了解他们在袭击发生时的情绪是否影响了他们的记忆。

第一组来自曼哈顿下城，距世贸中心不远，他们都曾亲眼看到了袭击。第二组来自曼哈顿中城，距现场十几英里。当被试描述自己的记忆时，研究者也用 fMRI 观察了他们的脑活动。之后，被试给自己记忆的生动程度、事发时的情绪强度以及对这些记忆的准确性的自信程度打分。结果不出所料，比起中城组，下城组认为自己的记忆更加生动完整、情绪更为强烈，也更确信自身记忆的准确性。不过，神经影像却诉说了一个不同的故事。

研究者一向知道，海马对于情节记忆而言必不可少，而对"9·11"的回忆就是情节记忆的一种。然而根据所涉记忆的类型差异，脑中的其他区域也可能受到不同程度的调用。例如，当某个记忆富含情绪时，杏仁核就可能激活，而人脑如果尝试回想事件中的方位细节，则会激活后海马旁皮层（与海马相邻并位于其后方的脑区）。曼哈顿中城的居民在回忆"9·11"事件的细节时，他们的后海马旁皮层活动明显，但杏仁核的活动微乎其微。而下城居民正好相反，他们的杏仁核活动明显，但后海马旁皮层则比较安静。神经影像显示，下城组的回忆偏重事发时的情绪冲击，还因此弱化了对次要细节的回忆。另有研究显示，被试在回忆"9·11"时，情绪越是强烈，就越是能够前后一致地描述自己在那一天的遭遇（比如身处何方），但在描述不带情绪的细节（比如当天穿了什么鞋子）时也越不可靠。

我们总是会记得那些激发我们情绪的时刻。有人在听闻"9·11"袭击时正在买一杯卡布奇诺，这对世上几乎任何一个人来说都是件微不足道的小事，除了对他自己。当他回顾人生，想到这则改变世界的新闻时，他就会记起自己当时正在哪里做什么事。这次星巴克之旅是他当天人生经历的核心要素，而世贸双塔被撞的确切时间则不是。

我们在"9·11"那天的经历是我们个人叙事中的重要部分。这是一个改变世界的历史时刻，我们都在有生之年目睹了其间的恐怖和悲惨，有人亲眼见证，有人远远旁观。我们对自己得知这条新闻的方式如此关心，以至于在回忆"9·11"的时候，我们首先提到的就是自己当时在干什么。

在整理自身经历的快照时，脑中的无意识系统采取了一条自我中心式的标准。对于自身的种种经历，我们清楚记得的都是其中对我们的个人叙事具有重大意义的方面。在2013年的一项研究中，一组心理学家要40名大学本科生想象自己被困在一片草原上，没有食物和水，而且知道有致命的捕食性动物就在附近逡巡。心理学家向学生出示了30个词语，要他们判断每个词和他们在这个想象的危急局面中存活下来有多大关系。然后，学生们再想象有一个陌生人而非自己被困在了草原上，面临同样的险境。接着他们读到另外30个词语，并执行相同的判断任务。最后他们再用第三组词语做任务，但这一次不想象任何场景，只要判断每个词语指称的东西属于城市还是自然即可。

等本科生完成了这三轮任务，心理学家宣布对他们突击测验。他们向学生展示了180个词语，其中一半在之前的任务中出现过，另一半是新词。学生们要说出哪些词语已经出现过，哪些是新加的。

心理学家发现，学生们辨认得最精确的，都是他们想象自己置身草原时读到的词。不带故事场景的那组词语，辨认时错误最多，而想象别人困在草原时读到的那些位于中间。可见，对于和自己的生存故事有关的细节，被试记得是最准确的，即便那只是想象中的故事。在构建记忆时，人脑会关注对我们最为重要的那些方面，而忽略在当时显得比较平凡的细节。

再举一个例子。1967 年，波士顿红袜队和加州天使队之间举行了一场棒球赛，比赛进行到第四局，发生了一件罕见而骇人的事故。红袜队的明星击球手托尼·科尼利亚罗（Tony Conigliaro）准备击球。天使队的投球手杰克·汉密尔顿（Jack Hamilton）掷出一球，正中科尼利亚罗头部。巨大的冲力打得他颧骨碎裂，下巴脱臼，还使他在很长的时间里视线模糊。几年后，有采访者问起当年险些杀死科尼利亚罗的那一球，汉密尔顿说：

> 我真的知道自己不是故意往他脸上投的……事故发生在大概第六局。比分好像是 2 比 1，他是他们队的第八个击球手……我根本没理由故意朝他投球……当天下午还是傍晚的时候，我去医院看过他，但当时只有家属才让进。

这虽然是汉密尔顿人生中的一个重大事件，但记录显示，他这番陈述并不完全正确。他说错了事发的球局（应为第四局）和击球的次序（科尼利亚罗是第六个击球的）。而且科尼利亚罗是出色的击球手，因此汉密尔顿其实有理由朝他投球，造成他只能上一垒。*最明显的是，这场比赛是在晚上而非下午举行的，汉密尔顿也直到第二天才去医院看望科尼利亚罗。

　　汉密尔顿对这次事故有着清晰的记忆，至少他自己是这么认为的。他多半会记得科尼利亚罗被球击中时脸上的表情，记得事发时他自己的感想，还可能对看望科尼利亚罗一事侃侃而谈。然而事故发生时的那些细节，比如当时是第几局，击球次序如何，甚至比赛的具体时间，却都被他略去了。汉密尔顿也正好忘记了科尼利亚罗是一名出色的击球手，于是自己很有理由用球将他击中、造成他只能上一垒，而不是冒险让他将球击出场外。也许汉密尔顿的确想过用球打中科尼利亚罗，只是自己不愿意承认罢了。不过还有另一种可能：也许是他的脑在无意间从记忆中删除了这个细节，因为他不愿再想起来。也许他自认为是个遵守道德的选手，不会为了赢球不择手段。他若是认为自己当时是出手莽撞，或是有意伤害了科尼利亚罗，那么余生可能都无法释怀。这样的想法可能摧毁他的自我认知。也许是无意识中，他的脑在保护他。

---

\* 根据棒垒球规则，投手不可向击球手身体投球；若无意中造成了接触击球手身体的"触身球"，则保送击球者上一垒。但对于强的击球者，这比让他打出二三垒安打或本垒打，对投球者的队伍更为有利。

## 无知是福

1969 年 9 月 2 日，一个名叫苏珊·内森（Susan Nason）的 8 岁女孩去加州福斯特城的一个朋友家中做客后失踪。在警方的协助下，她的父母发起了一次搜寻行动，几个月过去了，人还是没有找到。到了 1969 年 12 月，旧金山水务局的一名雇员在例行巡逻，途经水晶泉水库附近的一道窄谷时，发现了一具儿童的遗骸。调查人员检查了现场，发现遗骸的一只手上有一只压断的银戒指，身上的裙子也被掀到了腰部以上。牙齿记录表明，这具遗骸正是苏珊·内森。病理报告显示，内森系头部遭钝器击打而亡，腕骨伤表明她在死前有过挣扎。可凶手是谁呢？这个问题在之后的 20 年里始终没有答案。

1989 年 1 月，28 岁的艾琳·富兰克林-李普斯克（Eileen Franklin-Lipsker）正看着自己的女儿在地板上玩耍，其间，女儿抬头朝她望去。看着孩子的双眼，艾琳突然被一个恐怖的景象攫住了。她的思绪回到了 8 岁那年，自己正和好朋友苏珊坐在一辆面包车的后座上。面包车开到一片水库附近，停下了。她的父亲乔治·富兰克林（George Franklin）去到后排，骑上苏珊的大腿，然后开始用自己的下身在她身上摩擦。苏珊奋力挣扎，想把他推开。艾琳感到害怕极了。接着跳到了另一个场景。苏珊到了面包车外，正躺在地上哭泣，艾琳见父亲逼近好友，用一块石头砸碎了她的脑袋。苏珊一只手上满是鲜血，手上的戒指也砸断了，一绺绺头发粘在地上。

艾琳先是对自己的心理医生透露了这段记忆，随后又告诉了丈夫，她丈夫立即打电话报警，说他的妻子能指认苏珊·内森案的凶手。警方采信了她的故事，他们来到乔治·富兰克林的住处，应门的正是富兰克林本人。

"我们正在调查从前的一桩谋杀案。"一位警员说道，"被害人名叫苏珊，苏珊·内森。"

富兰克林盯着警员看了一会儿，接着才说："你们和我女儿谈过了吗？"

富兰克林的案子开审，几位专家证人在法庭上介绍了"记忆压抑"的概念。加州大学旧金山分校精神科医生兼教授莉诺·特尔（Lenore Terr）是控方证人，她提到艾琳本人也在童年时受过身体虐待和性虐待，并主张："一个人如果在童年经受过特别可怕的暴行，从小就反复受到身体虐待和性虐待，并牵涉多人，其中还包括一名家长……那么这段记忆就很有可能、十之八九会受到压抑。"而辩方请来了华盛顿大学的心理学教授伊丽莎白·洛夫特斯博士。她提出，一再复述某个虚假的故事，可能使人对它信以为真，就像上面提到的实验中，被试都相信自己童年曾在商场走失一样。不仅如此，事件被认为发生得越久，事后就会有越多的时间让信息渗入潜意识，改变人对事件的回忆，这个现象她称为"记忆污染"。

辩方主张，艾琳证词中的种种细节，都是她在事件发生之后从新闻报道中获得的。辩方表示，艾琳的所谓记忆当中，"百分百"都是公开的信息。也许她记得的不过是从报纸上读来的调查新闻。辩护律师还指出，艾琳对事件的回忆前后并不一致，每一次复述的故事都略有不同。比如她在法庭上说，当父亲和她开车去接苏珊时，她妹妹珍妮丝正在附近的一块田地里。然而开庭之前，她曾说过珍妮丝案发前在同一辆面包车里，就在自己旁边，后来父亲让她下车，然后开车去接苏珊。而按珍妮丝的证词，她记得苏珊是哪一天失踪的，但不记得在那天见过父亲或姐姐。

尽管有这种种的不一致，但面对艾琳如此详细的证词，以及她对于自身记忆的信心，陪审团还是信服了。乔治·富兰克林被判一级谋杀罪。

艾琳真的在 20 年前目睹了父亲杀死好友吗？还是她将新闻中读到的内容和她看见的画面串成了一个如同记忆的故事？

受压抑的记忆是真实还是歪曲？这场辩论不是我们能够解决的。我们只能说两种说法都有一点道理。当乔治·富兰克林为警察开门时，他立刻提到了自己的女儿，可见艾琳那个故事的核心很可能是真的。她记错了一些次要的细节，这也和我们了解的那些对记忆的研究相符。艾琳的确目睹了父亲的罪行，但她的记忆被压抑了 20 年。

记忆压抑往往会在创伤的语境下发生。比如受到身体虐待和性虐待的儿童，有时就会对这段经历失忆多年，直到某个事件触动她们，这段记忆才会忽然涌现回来。性虐待之类的情感创伤能够摧毁一个人的心理功能，损害他的自我价值感（self-worth）和人格（personhood）。关于记忆压抑，主流理论认为，它是人脑的安全阀，能够保护人脆弱的自我感，使其不被那些难以承受的回忆伤害。就像外科医生会用麻醉剂来防止术后疼痛，无意识的脑也会用记忆压抑来麻痹我们，避免人重温创伤体验的痛苦。

　　研究表明，对负面感受的记忆会比对正面感受的记忆更快消失。心理学中有一个"记忆忽视模型"，它主张人更容易记起和自我认知一致的事情，而忽视那些和自我认知相冲突的记忆及感受。在一项实验中，研究者向被试展示了一张行为清单，并要后者评估自己是否可能做出这些行为。清单中包含了一些自我否定的负面行为，如"我会问朋友借钱不还"，也有一些自我肯定的正面行为，如"朋友生病的话，我会照顾几天"。过了一段时间，研究者再让被试尽量回忆清单上的行为，结果发现，他们记得的正面行为要比负面行为多得多。作为对照，研究者还另外开展了一项平行实验。他们给第二组被试介绍了一个名叫"克里斯"的人的情况，然后出示行为清单，要他们评估克里斯可能做出其中的哪些正面或负面行为。一段时间后再让被试回忆清单上的内容，他们对正面和负面行为的记忆同样清晰。可见，当负面行为指向别人而非自己时，被试就不太会忽视它们。

　　人脑常会以一种自我保护的方式为个人的历史组织快照。

如果将无意识的脑比作一个新闻频道，那它就是一个有偏向的频道。就像许多民主党人只收看自由派倾向的电视节目，许多共和党人则偏爱保守派的谈话广播一样，无意识系统在整合人生经历时也有所偏颇，它会优先选择那些符合人的自我认知和世界观的经历。人脑会出力维持这个倾向。它创造的故事是关于我们、关于我们所关心的事物的。有时候，它会改动一下时间线，或顺便删除一些与我们乐意相信的故事不太符合的细节。这不是坏事，而是非常健康的适应机制，能够保护我们的有意识思维和决策能力。记忆压抑是一个极端的例子，它显示了人脑为保护我们会将"忽略"这一类差错做到什么程度。然而在艾琳的例子中，她的记忆除了压抑之外还有好几处异常。我们永远无法知道她的证词中有多少是真实的记忆，又有多少来自其他源头，但是我们可以肯定地说：媒体对案情的广泛报道，至少对她的记忆产生了轻微的影响。

我们已经知道，记忆是可以修改甚至植入的，比如我们可以使一个人产生儿时曾在商场走失的错误记忆。人脑在将过去的快照组织成连贯记忆时，这些快照可能来自不同的源头，有个人经历，也有其他类型的记忆。脑中的无意识系统对这些快照不问出处，照单全收，并将它们串成一个与人的自我认知相符合的故事。前面我们说过，记忆不是录像，而是一个动态的演化过程；现在我们又明白了，记忆还是一个有偏向的过程。那么人脑为了说出一个好的故事，到底会做到什么程度？

## "只要你相信就不是谎言"

在纽约市的纪念斯隆-凯特林癌症中心，心理学家迈克尔·加扎尼加（Michael Gazzaniga）正准备同一个病人会面。病人是一位看起来颇具才智的女性，加扎尼加走进房间时，她正在阅读《纽约时报》。加扎尼加做了自我介绍，然后问对方知不知道自己身在何处。

"我在缅因州的自由港。"女病人回答，"我知道你不相信我。今天早上波斯纳大夫说我正在纪念斯隆-凯特林医院，还要我在住院医师查房的时候也对他们这么说。他这么认为是他的事，但是我知道自己是在缅因州自由港的主街边，在自家的房子里！"

这位病人显然处于意识错乱状态。不过加扎尼加还是想看看她的妄想到底有多严重，于是说："那好，如果你真的在自由港自己家中，那又怎么解释门外那几部电梯呢？"

病人不为所动："大夫，你知道我为装它们花了多少钱吗？"

一旦遭遇到和自己的信念相左的证据，这位病人就编造出了一段记忆，将她看到的电梯和自己正在自由港家中卧床的信念调和起来。她编造了在新英格兰风格的寓所中安装了几部电梯的虚假记忆，甚至表达了对该工程造价的一丝恼火。她并没有说谎，她是真的相信这个记忆的真实性。

比利在和我的多次对话中也表现出了相同的症状。

### 第七天

我：听说你妈妈今天来帮你付过账单了。

比：没错，我今天付了几笔大账单，毕竟生意大嘛。

我：有多大？

比：一万美元。

我：真是好大啊，比利，那是谁寄来的账单？

比：康卡斯特*。

我：真的吗？康卡斯特应该不会寄这么大的账单吧。你不可能订购这么多电影……

比：怎么不可能？我看了几千部呢。我爱死电影了。

### 第十一天

比：喂兄弟，要出门和我去买点啤酒吗？

我：买来做什么呢？

比：搞聚会开心一下啊！

我：是个好主意，比利。可是带啤酒进医院是不允许的。

比：我们当然能在这儿喝酒，这是一所天主教大学，每天的事就是聚会！

我：比利，其实我们是在一家医院里，可不在天主教大学。

比：哦好吧，那是有人把我的材料完全给搞混了。

---

\* Comcast，美国有线电视公司。

　　每次对话，比利都用虚构的说辞填补他记忆中的漏洞。如果记不清自己付过什么钱，他就编造出一张一万美元的有线电视账单，并且用自己看了许多电影来为这个离谱的数字辩护。如果记不清自己身在何处，他就说是有人把他申请天主教大学的材料错寄到了医院。这些说辞当然都是错的，但比利也并非在说谎。《宋飞正传》里的乔治·康斯坦萨在主人公宋飞即将接受测谎时说过一句话："只要你相信就不是谎言。"比利持续表现出的症状就是"记忆虚构"，即在无意识中编造虚假记忆。具有这种问题的人非有意骗人，甚至不知道自己说的不是真相。他们只是记起了从未发生过的事。

　　记忆虚构的病因有许多，包括脑损伤、阿尔茨海默病、药物和科萨科夫综合征（又名"健忘综合征"，由长期酗酒引起）等。记忆虚构者的脑会创造出虚假的记忆，以填补自身回忆的空缺，尤其是那些自传性质的信息。记忆虚构可以是自发的，即病人没有被人询问就自行产生了虚假记忆；它也可以是别人用一个直接的问题激发出来的，病人因此直面了记忆中的空缺，于是被迫用虚假记忆填补。在伦敦的一项研究中，一群患有科萨科夫综合征或阿尔茨海默病的病人读到了下面的故事：

　　　安娜·汤普森家住布里斯托市南部，是一座办公楼里的清洁工。她向市政厅警局报案，说她昨晚在商业街被人挟持，抢走了15英镑。她家中有四名幼儿，很快要交房租，全家已经两天没有吃饭。警员对她的遭遇十分同情，于是为她发起了捐款。

病人读完这个故事之后，研究者每隔一段时间就让他们回忆其中的要点。下面是他们刚刚读完故事时的一些回答：

"她刚回到家，就有两个警察上门来调查案件发生的地点。"

"她的现金和值钱的东西都被抢走了。她的女同事们为她募捐。"

"杰克·布朗带着妻子去了布灵顿。"

"安娜·汤普森住在藤丘医院\*里，她后来死了。"

就在读完故事后的以秒计算的短时间内，病人们就记起了故事中并未出现的一些错误细节，像是安娜的丈夫、她的同事以及她的死亡之类。作为对照，研究者让健康的被试也读了这个故事，他们事后的回忆十分准确，很少添油加醋。然而，过了一周再要他们回忆，连健康被试也开始出现了虚假记忆：

---

\*　Cane Hill Hospital（1883—1992），最初数年名为"苏里郡第三贫困疯人院"，伦敦著名的精神病照护院。前文中的布里斯托距伦敦约 170 公里。

　　"她家里有一个儿子，两岁大。"

　　"案子是在一个火车站附近发生的。"

　　在被别人提问时，任何人都可能出现记忆虚构，而自发的记忆虚构却几乎只出现在脑部受损的病人身上。无论是何种情况，人脑为什么要虚构记忆呢？为什么就不能放任记忆中的漏洞继续存在下去？

　　记忆虚构的原因可能是几个脑区中的任何一个发生了损坏，比如内侧前额叶（关乎自我中心式思考）和眶额叶皮层（关乎情绪性的直觉）。额叶是高级思维和决策的所在，额叶损伤是记忆虚构的一个常见原因；许多神经科学家由此认为，出现记忆虚构是因为患者已经无法决定应该将记忆中的哪些快照串联在一起，于是他们的记忆就成了对过去事件的歪曲大杂烩。

　　也有研究者认为，记忆虚构是一种妄想，就像精神分裂症中的妄想那样。关于这个问题还没有一致的意见，但一个主要的神经心理学理论认为，当记忆中的一些片段丢失或扭曲，以至于自我的存续和稳定受到了威胁，记忆虚构就会发生。为维护个人叙事的连续性，脑中的无意识系统会尝试将不同的记忆片段拼凑成一个完整的故事，即使这需要用编造的回忆来堵一些漏洞。为了创造一个统一的故事，人脑会不择手段。

　　在电视节目《吉米·凯莫直播秀》(*Jimmy Kimmel Live*) 中，一名女子假扮记者来到加州的印第奥，参加一年一度的科切拉谷

音乐艺术节。这个假记者带着一名摄影师随机采访了音乐节上
的观众，问他们对一些鲜为人知的独立乐队有什么看法。但是
她玩了一个花招：她编造了几个乐队的名字，以测试这些观众
会不会假装了解他们的音乐。她鼓励受访者谈谈"施洛莫医生
与消化内科""矮个儿吉赛尔和水管工""流行性肥胖"*等乐队
的风格。受访者不仅假装自己听说过这些乐队，还大谈他们是
如何的"粗犷有力"，并表示终于能欣赏这些乐队的现场表演，
自己是如何兴奋云云。

这些观众显然是在说谎，而不是在虚构记忆。他们从未听
说过这些乐队，却又为什么要假装自己听过呢？因为他们都自
诩是知识渊博的资深乐迷，不仅对流行乐队耳熟能详，对较为
偏门的新兴组合也了如指掌。要是被人发现了对某支乐队一无
所知，那岂不尴尬？所以他们有意识地说了谎。

或许，这也是虚构记忆的脑在无意识层面所做的事。就像
记忆压抑会在情绪创伤之后保护自我一样，也许记忆虚构也会
在记忆丧失或意识错乱之后保护自我。这个猜想在神经层面也
说得通。记忆虚构往往是内侧前额叶（负责自我中心式思考的
区域）的损伤造成的。当大学篮球赛的铁杆迷观看他们喜爱的
球员并将自己代入时，他们发放的也是这个脑区。内侧前额叶
的损伤会威胁人的自我感。也许记忆虚构就是脑保护自我感的

---

\*　几个乐队的原文名依次为 Dr. Shlome and G. I. Chinic、Shorty Jizzle and Plumbercrunks、Obesity Epidemic。

一种机制。

如果这个假说正确,它就能解释人类虚构记忆的心理动机了:这原来是一种防御机制,它使得我们的记忆连续性及个人叙事都能保持完好。然而这个理论还有一点不能解释,那就是人脑是如何编造出这类故事的。在编造虚假记忆的时候,脑是从哪里获得素材的?

## 人脑虚构的童话

第十四天

我:比利,你记得9月11号那天发生了什么大坏事吗?

比:是的,我记得。

我:你能告诉我是什么事吗?

比:没问题,事情是这样的:有一架飞机……它正在飞行,可是突然什么都乱套了,后来飞行员非——常小心地迫降,大家都松了一口气。

我:你肯定自己说得对吗?

比:你在看我的脸吗?

我:在看。

比:这张脸一看就不是在瞎说吧。

当我要比利回想9月11日那天发生的事件,他正确地记起了那和飞机有关，但也就仅此而已了。当时我认为他的回答大致方向不错，于是没有多想。可是后来再一想，我却疑心他是把一个记忆偷换成了另一个。2009 年 1 月，全美航空公司的一架航班撞上了一群加拿大雁，导致引擎失灵。凭着高超的应急手段，机组成功将飞机迫降在了哈得孙河上，没有损失一条生命。多亏了机组的英勇表现，大家确实"都松了一口气"。这个事件后来称为"哈得孙河上的奇迹"，比利可能就是将它和"9·11"事件混淆了起来。也许，是他的脑用一个记忆的片段填补了另一个记忆的空缺。

　　几乎在所有记忆虚构的例子中，研究都发现了患者记忆中的虚构成分可以追溯到他们过去的真实经历或是之前就知道的事。患者的脑是对这些快照进行了重组。比如在瑞士的一项实验中，研究者召集了三组志愿者被试，一组有失忆症，但不会虚构记忆；另一组也有失忆症，且会虚构记忆；第三组是健康的对照被试。研究者给被试观看一组图像，一次一张，然后要他们判断这些图像是否在前面看过，并用"是"或"否"回答。下页"第一轮"就是一组正确答案的例子。

　　对照组被试在看到目标（T1）时毫无困难地回答了"是"。失忆症患者回答起来有些困难，但是其中的记忆虚构组和非记忆虚构组的表现并无不同。

　　一个小时之后，研究者重复了一遍实验，他们使用和上一轮相同的图片，但是以不同的顺序呈现，而且重复图像也换了

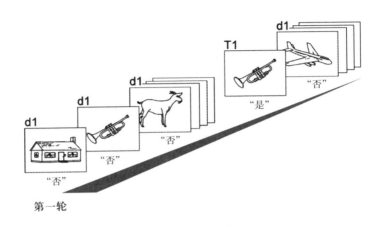

第一轮

一张。他们吩咐被试将第一轮实验彻底忘掉，只在看到某张图像在新序列中再次出现时才回答"是"。正确答案如下：

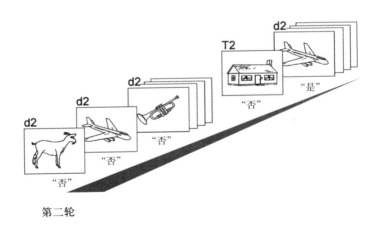

第二轮

这一次，对照组和非记忆虚构的失忆组，表现和第一轮相同。但虚构记忆组有了非常不同的表现，他们错误回答"是"的频率比上一轮高了许多。他们不仅对飞机回答了"是"，还对并没有重复出现的图像，如房屋和小号都回答了"是"。他们的脑将第二轮实验和第一轮混淆了起来，开启了记忆虚构。他们搞不清心中的哪一幅图片与眼下的这项任务有关。于是他们从过去的经历中提取素材，以此编造了虚假的记忆。

还有一项实验也展现了这个现象。实验中，一组研究人员用经典童话或圣经故事检验了 12 名患者的回忆能力。这些患者的脑中都有一条向额叶供血的动脉发生了动脉瘤破裂，神经心理学的检查显示他们都有记忆丧失问题，但其中只有 4 人出现了记忆虚构的症状。研究者让这些记忆虚构者和非虚构者从一系列广受喜爱的故事中，如《小红帽》、《白雪公主》、《杰克和豆茎》、《韩赛尔与格蕾特》、摩西出埃及、挪亚方舟等挑出四个。被试的任务是从头到尾背诵这些童话或圣经故事，要尽量包括其中的细节。研究者鼓励他们搜罗记忆、生动地描绘故事中的场景，并记下他们背诵的每一个字。

接着，研究者会给被试的讲述打分，打分标准有故事的完整性、出错的次数及差错的类型——差错类型可能是歪曲故事细节，或者将一个故事的情节元素混同于其他故事。比如有一个被试说："巫婆造了一座姜饼屋，把它带给了韩赛尔和格蕾特。"这就属于对原版故事的歪曲，其实应该是韩赛尔和格蕾特在森林里找到了一座姜饼屋才对。在另一项相关的研究中,还有一个病人宣称小红帽给人强奸了。虚构组和非虚构组所犯的歪曲错误数目相当,但虚构组更喜欢借用其他童话和圣经故事中的细节,并将它们插入某个故事之中。比如一个虚构组被试在讲述韩赛尔与格蕾特的故事时说:"韩赛尔和格蕾特……去山上打了一桶水。"显然,他们是把韩赛尔与格蕾特和"杰克与吉尔"的故事搞混了。另一个被试说白雪公主"有两个同父异母的姐姐,对她都很刻薄",而实际上白雪公主是和一群小矮人生活在一起,和两个同父异母的姐姐有矛盾的是灰姑娘。

　　具有记忆虚构问题的人,往往会在无意间借用无关的想法或记忆,并将它们与自己正在思考的念头杂糅到一起。他们一般不会凭空发明新的东西。有一组研究者招募了一群记忆虚构患者,测试了他们肯定没有的记忆:他们向这些患者询问完全生造出来的概念,如"普利摩拉在哪里""洛丽塔公主是谁""水孩是什么"等。和非虚构者一样,这些记忆虚构患者并没有为这些问题编造答案,而是干脆承认了自己什么都不知道。他们对这些话题全无经验,因此没有任何素材可以用来造出一个答案。在另一项类似的研究中,当研究者让记忆虚构者说出一些欧洲和非洲国家的首都时,虚构者能轻易编造出欧洲城市的名字,对非洲城市就显得力不从心了。这是因为他们对于非洲地理缺乏经验,比起虚构记忆,还是更有可能直接承认不知道。

　　比利在谈起自己的过去时,并不是在有意误导别人。他只是在援引生活中的一幅幅快照，对它们加以替换和混合而已。他不断虚构记忆时，其中还有一定的规律，比如他从不承认自己有不知道的事。他仿佛是在保护自己的自我，在潜意识中否认他的记忆有所空缺。不仅如此，在回答问题时，他还会偷偷地采集人生中毫无关系的几个片段，将它们拼凑起来填补空缺。因为脑回路的某种故障，比利丢掉了他的个人叙事，从某一方面说，他也丢掉了自己。看起来，他的情况就是一个典型的记忆虚构病例，可他的病因又是什么呢？

在医院里照料了比利几周之后，我们依然觉得困惑。是哪些事件导致他入院，相关叙述依然模糊不清。一天下午，比利和其他几位病人一起参加了一个活动，每个人都要画出自己最喜欢的事物。"我要画我最喜欢的化学反应！"比利大声宣布。他之前在一家化学实验室工作多年，负责合成化合物，现在想画这个，也是很自然的事。接着，他毫不犹豫地在一页笔记本上草草画出了右图。

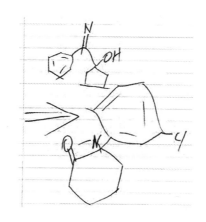

这似乎是某个化学反应的一部分。一名医学生看到这图形来了兴致，问比利："比利，你画的是什么呀？"

"这是制造氯胺酮的

反应，反应就快完成了，只要再做些调整就行。我以前在实验室里制备过这个。"

"你为什么要画它呢？"

"它很好玩的，在聚会上用特别棒，我以前老吃。"

我不太了解这个氯胺酮，于是立即调查了一番。氯胺酮，俗称"K 粉"，医学上用来在简单的手术中做短效麻醉。它在娱乐场所称为"迷奸药"，因为将它加入别人的饮料几乎不会留下痕迹，对方饮下后意识错乱，丧失自控，还会短暂失忆。摄取后，只要等的时间够长，常规的药物筛查查不出来。长期滥用氯胺酮会危害脑部，造成严重的记忆障碍和记忆虚构。我们又给比利做了一次磁共振成像（MRI），结果显示他的脑深部布满损伤。他的诊断结果是"急性中毒性脑病"，大致可以翻译成"毒品烧坏了脑子"。所幸，他的情况在一天天好转。我最近一次见他时，他的记忆已经大为改善，看来用不了多久就能痊愈了。他把一只手搭在我肩上，诚恳地望着我的眼睛说："伙计，我给你一句忠告，别碰氯胺酮。"这是一句不错的忠告，但我从他身上明白的是比这更重要的东西：每一个看似无法理解的行为、举止、言谈、信念等，都有着心理、社会及神经生物层面的背景。比利所说所信的许多事情都是虚假、反常、不现实的无稽之谈，但将他的这些假话放到脑部病变的背景下解读，就会发现其中毕竟有规律可循。

无论是解读经历、编码记忆还是书写人生故事，人脑自有一套底层逻辑。脑中的无意识系统会在我们人生的一幅幅快照之间创造联系。它监督着我们每时每刻的情绪，并决定其中哪些需要强调。它还将这些快照组织起来，从而可以讲述出一个统一而简明的故事，最重要的是，它还是个人化的私家故事。这个故事构成了我们有意识的人生。

然而，当这个故事丢失了部分情节，无论原因是脑损伤还是某段令人困惑的经历，人脑都会按照它一贯的逻辑规程来填补其中的漏洞。就像我们填满一幅有所空缺的拼图那样，无意识的脑也会从我们巨大的知识库中寻找记忆和观念的碎片，并选用其中最合适、最可信的那些来填补空缺的情节。人脑始终是一个以自我为中心的作者，它参照我们的信念和个人视角、我们的希望和恐惧来书写情节。不过，也像我们设想的那样，记忆系统中的空缺越大，或者我们的经历越使人困惑，脑就会潜入越深的地方去编造故事。而对外人来说，人脑在这种情况下说出的故事，可就有点奇怪了。

## 第五章

# 为什么有人相信外星人绑架事件？

论超自然的体验和故事，以及奇怪信念的产生

> 大多数对于外星生命的想象都渗透着人类的自大，其
> 实《星际迷航》和其他上百部太空歌剧中虚构的外星人，
> 都不如我的许多邻居更像外星人。　　——内森·梅尔沃德

"我们今天要学的词是 OVNI。"迪蒙夫人在九年级的法语课上对学生们说道，"这个法语表达的意思是'不明飞行物'，英语是 UFO。"她边说边把单词在黑板上写了出来，"我想我们在今天学习这个词很合适，因为到了一年的这个时候，我终于又可以说一说我的故事了——我被外星人绑架的故事。"

学生们纷纷翻起了白眼，互相使了使眼色。迪蒙夫人被外星人绑架的故事已经传遍全校，她每年都要把这故事讲一遍，每一次都同样急切，她信誓旦旦地保证自己说的都是真话，还告诫学生要小心这些入侵者下次回来时会把他们抓走。

"时间是八年前。"她开始讲，"我在半夜里忽然醒了，因为

我能感觉到它们进了我的房间——那些外星人。它们进来时非常安静，但我还是能听见它们的脚步声。它们皮肤灰白，身体很瘦，眼睛硕大，还穿着黑色斗篷。它们把我按倒，然后在我的胳膊和腿上注射了什么东西，我就没了力气、动弹不得。接着它们把我绑了起来，开始用各种微小的仪器刺探我的身子。我感到身体被电流击穿，我想要叫喊，却发不出声！它们中的一个还侵犯了我……是性侵。其余几个在我身上做了某种实验。我不知道它们具体在研究什么，只知道它们从我身上提取了细胞样品。最后它们终于走了，我永远忘不了当时的感觉。这段经历永远改变了我，我知道这不会只发生一次，它们肯定还会回来。所以我才要把这一切告诉你们，好让你们做好防备。"

　　"我被外星人绑架了！"

　　我就是迪蒙夫人当年那堂九年级法语课上的一员，也就此事和其他同学讨论过很久。我可以告诉各位，她每次都把这个故事讲得一模一样：语气郑重，身体语言就像是在重温那段可怕的经历，每次结尾都告诫学生外星人一定会再来。她是真的相信自己被外星人绑架过。

　　这样一位长聘中学教师，家庭普通，生活平常，为什么会有这样离奇的信念？随口说一句她疯了并不能解答这个问题，尤其是考虑到这种怪事还许多人相信。研究者曾经随机调查几千人，问他们是否相信外星人存在，结果超过九成表示相信宇宙中确有外星人。有 1/4 认为外星人曾经到过地球，有 9% 表示自己就接触过外星人，或者认识的人当中有人自称接触过外星人。他们不可能全都疯了。研究还发现，在相信外星人绑架的人中，患精神疾病的比例并不比其他人群高。的确有心理测评显示，自称被外星人绑架的人在创造性测试上得分更高，也更富于幻想，但拥有这些特质当然不代表他们是疯子。

许多自称被"绑架"的人都是普通人，而且他们的故事都有着显著的共性。他们都说入侵者到来时自己正躺着，无法动弹。外星人都是模糊的灰灰白白的形象，它们站在被害人周围，然后对他们刺探、做实验，或是侵犯他们的身体。被"绑架"者可能有各种感觉，包括听见脚步声或私语声、感到振动或是"电流通过"，以及身体的某个部位感到疼痛（常常是腹股沟）。被"绑架"者在事发时感到恐惧，即使结束后也可能觉得害怕、消沉或精神受创。"绑架"的细节因人而异，但大致情节都是如此。

为什么一个没有任何精神错乱迹象的普通人，会宣称自己遭遇过外星人？他们从何处得来的这个信念，又为什么会如此坚定地相信它？


## 睡眠麻痹

百余年来，神经病学家一直知道有一种叫"睡眠麻痹"的神秘现象。在快速眼动睡眠期间，我们的肌肉麻痹，意识则沉浸在最生动的梦境之中。正常情况下，我们早晨醒来时会经历两个重大变化：第一个是恢复了知觉，就像摁了电灯开关似的，我们一下子意识到自己醒了；第二是脱离麻痹状态，恢复了对肌肉的控制。虽然知觉和肌肉控制对应着不同的脑区，但是早晨我们醒来时，这两项功能却是同时激活的——至少大多数时候如此。有些情况下，知觉恢复和肌肉控制的恢复之间可能有延迟，这就会使人在醒转后的一段时间内完全动弹不得，这段时间短则几秒，长则几分钟，不过也有醒来后一个小时无法行动的案例。

1876 年，美国神经病学家威尔·米切尔（Weir Mitchell）首先对这种症状做了描述："研究对象醒来后对周围环境有了意识，却无法运动任何肌肉。他躺在原地，与熟睡别无二致。但其实他正在奋力挣扎着想要动弹，精神上充满痛苦。"睡眠麻痹一般会影响全身肌肉，只有眼睛和喉咙除外。在许多病例中，连呼吸肌也会收紧，当事人会体验到窒息的感觉。伴随麻痹的往往还有幻视和幻听。病人会听见怪声，事后又很难形容。他们还可能看见可怕的身影，就像有异类进了房间。这些幻觉往往生动得惊人，还带有复杂的故事线，仿佛一场醒着的噩梦。

研究者估计，睡眠麻痹会影响大约 8% 的人。单是在美国，就有大约 2000 万人一生中至少有一次体验过这种现象。它发作时的轻重程度因人而异，许多人只会麻痹几秒，也没有漫长的幻觉体验。研究显示，焦虑的人更容易在睡眠麻痹中感到身边有异类。他们带着压力进入睡眠，这竟加剧了观想的可怖。有一种名为"社会意象功能障碍"的轻度社交恐惧症，相关患者更容易在睡眠麻痹时体验到幻觉。这些患者在清醒时总感到自己在受别人的注视和评判，而当他们陷入睡眠麻痹，这种感觉就会放大，使他们觉得自己在受身边外星人的研究、刺探。

睡眠麻痹的症状和外星人绑架故事之间有着诡异的相似：被"绑架"者和睡眠麻痹者都感到身体被按住、动弹不得，也都觉得身边有一个形象模糊的入侵者。神经科学曾经对这个"感觉有人"的神秘现象开展研究，在脑成像技术的帮助下，他们找到了这个现象的源头：颞叶。

你的影子可怕吗？

艾莉森是一名 22 岁的普通女性，她不相信鬼怪精灵或任何超自然的东西，也没有精神分裂症或其他精神疾病。不过她的神经系统有一点问题。从 7 岁开始，她脑两侧的颞叶就饱受癫痫之苦。她的病情十分顽固难治，于是她的神经内科医生将她转诊给了一位神经外科医生，想看看能否用手术方法解决问题。艾莉森向对方详细介绍了自己的癫痫病史，她还提到了最近的一次发作似乎和以往不同：她感觉自己的意识离开了身体，然后又回来了。

　　在艾莉森的许可下，一支神经科学研究团队对她开展了一次实验，作为对她评估的一部分。为了监测癫痫活动，他们在她的头皮上安放了一百多个电极。然后他们在她的颞叶中诱导出了和癫痫类似的活动。所谓癫痫发作，就是神经元过度活跃，像是脑内的一场"电暴"。有鉴于此，研究者对准艾琳森的左侧颞叶发放了一串电脉冲。当脉冲击中颞叶和顶叶的交接处（颞顶联合区）时，艾莉森忽然有了一种奇怪的体验：她感觉房间里多了一个人。她管它叫"影子"。她无法确定对方是否有性别。

　　"这个影子人在什么地方？"一名研究者问道。

　　"他就在我后面，几乎要碰到我了，但我的身体却感觉不到他。"艾莉森回答。

　　到这时，艾莉森都一直是躺着的。于是研究者让她坐起来，接着又朝她的颞顶联合区发射了一个脉冲。艾莉森打了个哆嗦：这回，影子人坐到了她身边，抓住了她的胳膊。

　　然后研究者又给艾莉森布置了一项任务：将一组卡片上的单词读出来。在她朗读之际，他们又第三次朝她的颞顶联合区发射了脉冲。那个影子又出现了，依然坐在她身边。"他想把卡片拿走。"艾莉森坚定地说，"他不想让我再读了。"

　　对颞叶的精确刺激能够创造出有异类在你周围的知觉。面对这奇怪的感觉，脑需要一个解释。艾莉森清楚地知道医生们在她的神经系统上连了电极并在朝她的脑放电，因此不会给那个影子附加任何神秘或超自然的意义。可要是这个刺激是自然产生的呢？试想某人的颞叶发生了癫痫，病灶就在神经科学家朝艾莉森发射脉冲的地方，那他同样会感知到身边多了个影子。他的脑也会为此寻求解释，但这解释不会像艾琳森的那样显而易见。他的头部没有连着电极，这感觉也并非出现在一项对照实验中。于是他会困惑：这个潜伏在周围的模糊身影，究竟是谁？

## 与上帝对话

罗伯特在 47 岁那年遭遇了一次车祸。当时他坐在一辆皮卡后面，忽然一辆轿车从侧面疾驰而来，他当场被撞得飞了出去，头部着地落在人行道上。罗伯特被紧急送往医院，急诊大夫发现他的头骨在右侧颞叶处发生了骨折，颅内有大量淤血。还好医疗团队稳住了他的情况，并修复了他颅骨的损伤。罗伯特幸存了下来，但他很快就发现，这次受伤给他造成了持久的影响。

30 年后，已经是一名退休内科医生的罗伯特拜访了他的神经科医生，去讨论他自那场车祸之后不时发作的癫痫。神经科医生要罗伯特的家人描述他发病时的样子。他们说，发病之初，他的双眼似乎盯着远处，表情也变得茫然。接着忽然之间，他的身体开始扭曲，头部也猛地向左边扭转，最后跌倒在地，开始浑身抽搐：他背部弓起，四肢乱挥，像这样直到发作平息、回复正常。

而当神经科医生要罗伯特本人描述发病体验时，他却有一套完全不同的说法。

他说，起初有一道"美丽"的光线从空中照下，在他的身体左侧不断扩大。他内心感到镇静，十分"平和"，知道"不会有坏事发生"。光线很快汇聚成形，化作一条通向天空的隧道。他的灵魂进入隧道向上飞升，越来越高，直到遇见一个天使般的身影。天使大声说："罗伯特，你的时候还没到！"紧接着一把火焰长矛刺进了他的胸膛。奇怪的是，他一点不觉得疼，只感到一股"无条件的爱"。他说："那是上帝在爱我。"

好精彩的一个故事。不过奇怪的是，这个故事在罗伯特之前就有人说过了。研究者后来发现，他在发病时看到的幻象，和天主教圣女兼神学家亚维拉的德兰 (Teresa of Ávila) 在 1565 年描述的内容有着神秘的联系。在自传中，德兰描述了一个伴随着宗教狂喜的时刻：

> 我看见近旁有一位天使，就在我左侧，以人的形象出现。这不是我平时能见到的景象，除非是极少数情况……他身形不大，反而娇小，相貌十分美丽——他的面孔燃着火焰，就像一位最高级的天使。我见他手握一支黄金长矛，矛尖上似有一小团火。他向我显现，不时用长矛刺进我的心、穿透我的脏腑，他抽出长矛时，仿佛将我的内脏也一同抽了出来。此刻的我，浑身燃烧着神之大爱的火焰。

　　罗伯特自述的神圣接触，与德兰的几乎完全相同。两人都说到了左侧的一道光，说到了和天使的相遇。在两人所见的幻象中，天使都用一支燃烧的长矛刺穿了他们的胸膛，两人也都不觉得痛苦，而是感到了上帝深沉的爱。

　　罗伯特从小在天主教家庭长大，小学和中学接受的都是宗教教育，但他对亚维拉的德兰并不熟悉，只知道她是一位圣人。他没有精神病史，最近的一次心理评估也没有异状。然而MRI显示他的右侧颞叶有软化的迹象，因为这里以前曾有过炎症。脑电图也在这个区域发现了异常的脑波。他的癫痫发生在右脑，这解释了他看见的幻象为什么在左边。虽然罗伯特自称见到了天堂，他的神经科医生却认为那不过是他颞叶的异常活动。

　　神经病学家用"宗教性过度"（hyperreligiosity）来描述颞叶癫痫病人可能体验到的一种症状。每一百个颞叶癫痫病人中，有一到四个会体验到某种宗教情节或宗教觉悟，那往往是一幅天堂的景象，类似罗伯特描述的那种。对于某些病人，癫痫可能扩散至额叶，并对病人的行为产生持久的影响：他们会变成虔诚的信徒，经常参加宗教活动。

　　心理学家迈克尔·加扎尼加主张，颞叶癫痫或许就是某些人自称获得灵性启示的原因。他举画家梵高为例，说他具有颞叶癫痫的一切症状，他也的确看见了许多宗教景象，比如耶稣复活。加扎尼加甚至提出，根据行为来判断，像摩西、佛陀这样的灵性象征都可能有此类问题。难道他们的预言就是由此而来？至少加扎尼加是这么猜想的。

现在已经有了一个叫作"神经神学"的研究领域，对宗教活动参与者的神经影像研究显示，他们的额叶和颞叶相当活跃。神经科学家已经通过向这些脑区发放电脉冲成功引起了灵性体验，就像他们刺激艾莉森脑中的相似区域，使她产生了身边有个影子人的感觉那样。在一项类似的研究中，研究者用一只发射磁场的头盔刺激被试颞叶的特定区域，结果被试报告了各种灵性体验。有人说自己感到了死去的亲人在身边，有人形容自己的心灵离开了身体，即所谓的"灵魂出窍"体验。还有人感觉身边出现了"另一个实体"，但无法断定那是上帝还是其他的灵性访客。对他们脑部的刺激竟引出了这样神秘的相遇。

我们都有过身边好像有人的感觉。或许你也曾回头看身后，却发现根本没人。你会耸一耸肩，忘了这事。我们现在知道，对颞叶的精确刺激就能制造这种感觉。但如果你的颞叶出了故障，时时都能体会到这种无可逃避的感觉呢？那时的你又会作何解释？如果你曾在童年上过天主教学校，你的脑就可能到那里去寻找答案。和罗伯特一样，你的无意识也可能抓住很久之前听过的圣德兰的故事：你感觉到的是谁？那是一位天使，来向你灌注全能上帝的大爱。而如果你没有宗教信仰，或许会认为那不过是自己的影子。

溪水在流过山脚时一般会向下流淌，绕开障碍，走阻力最小的一条路。人脑也是这样。当你观看一位魔术师表演，你的无意识会首先反应：天哪，他把助手切成两段了！这是对魔术最简单最直接的解释。直到开始更细致的有意识分析，你才会猜测或许有别的解释：也许他有两名助手，各自藏在箱子两头？

　　脑中的无意识系统是一个直接而有逻辑的系统。当它觉察到一个看似自相矛盾的刺激，比如在周围没人的时候感觉有人，它就会用手头的信息造出一个尽量合理的故事。它会挑出我们的所见所感中最显著的特征，同时深入我们的记忆、信念、希望和忧虑，从中仔细搜寻一致的模式。它会尽量拗出一个使自己满意的解释，并在其中寻找意义。脑将我们的知觉置于一个统一连贯的故事框架之中，以此建构出我们的人生经历。根据同样的原理，只要有合适的人物与合适的刺激，它甚至能建构出死亡的经历。


## 行走的活死人

　　一个周日清晨，我在精神科病房为一位老先生做检查。他是前一天晚上入院的，我当时不在值班，所以到早晨才见到他。他是一位患有双相障碍的老人，入院前的几个月变得孤僻退缩，不与亲友交流。

　　"今天感觉如何，墨菲先生？"我问他。

　　"太糟糕了。"

　　"我感到很遗憾。"我说，"是什么让你感觉不好呢？"

"你在寻我的开心吗？难道你看不出来？我已经死了。"

这回答实在出乎我意料。"你说死了是什么意思？"我问他。

"我说得够清楚了。我已经死了，死了三个月了。小子，既然你在跟我说话，那看来你也死了。"

"你怎么知道自己死了呢？"

"我自己有数。我已经不在世上，至少不在活人的世界上了。我没有任何感觉，也不认识任何人。我已经不在了。"

我们谈了大约 15 分钟，他完全确信自己已经死了，无论我还是其他人都无法说服他改变想法。我只得举手投降："好吧，墨菲先生，我过会儿再来看你。能给你带点什么吗？"

"你对死人还真是慷慨啊。"他嘲讽了我一句。

墨菲先生得的是"科塔尔妄想"，又叫"行尸综合征"，患者会认为自己死了，他们感到与世隔绝，周围的人都已远去，连最亲密的人也不例外。就像墨菲先生所形容的："我看着人们在周围忙忙碌碌，但我已经身在那世。"科塔尔妄想的患者感觉世上的所有人都像在演一部电影，只有他们自己除外。他们是观影者，从远处空洞地遥望着世界。

科塔尔妄想可能出现在精神分裂症或双相障碍之类的精神疾病诊断中，但也可能是由颞顶联合区损伤造成的。数年前就有过这样一个病例，一名男性在一次摩托车事故之后产生了这样的妄想。我们从艾莉森的例子已经知道，对颞顶联合区的过度刺激，会使人感觉身边出现了另一个实体，一个鬼魂。而反过来，如果像科塔尔妄想患者那样，颞顶联合区因损伤而受刺激不足，人就会产生相反的幻觉，会觉得自己不存在了——自己变成了那个鬼魂。

没有人确切知道科塔尔妄想是如何产生的，但理论认为它是由知觉和情绪之间的断联造成的。从神经病学的角度来看，患者脑中有两块区域——感觉系统和边缘系统——发生了断联。边缘系统负责加工情绪和记忆，位于颞叶下表面的杏仁核与下丘脑都是它的一部分。理论认为，如果颞叶及顶叶的故障切断了感觉系统和边缘系统的通信，或者边缘系统本身受损，那么尽管病人对世界的视觉、听觉和嗅觉仍能正常运行，但是他已经无法产生相应的情绪反应了。当墨菲先生看见墨菲太太，他承认这人看起来确实像他妻子，但是人在遇见熟人，尤其是爱人时的那种温馨感觉，他却一点都体会不到。对方看起来像他的妻子，但是感觉起来不像。情绪和感官之间的这种断裂延伸到了他生活的各种体验之中。

试想有一个人，他的情绪忽然与其他人疏离开来，他感到与现实脱开了关系，仿佛自己正从远处遥望世界。这听起来很像死亡，至少很像是小说、电影和许多宗教派别所展现的死亡。于是，许多像墨菲先生那样体验到这种症状的人，他们的脑就在无意识中找到了一个最方便的解释：为什么我对世界变得如此麻木？为什么我感觉不到任何情绪？一定是因为我已经死了。

## 和妻子外遇

还有一种相关的疾病叫"卡普格拉综合征"（又名"冒充者综合征"），得了这种病的患者，他们的脑会提出另一种同样奇怪的解释：他们认为自己认识的每一个人都已经替换成了外貌完全相同的冒充者。比如有一名患者对医生说："每次你离开病房，我都以为回来的是另一个穿着你衣服的人……倒是不吓人，就是有另外一个人穿着你的衣服，做着你的工作。"

还有一个病例更能说明问题。患者是一名 70 岁的老者，我们就叫他"帕特尔先生"，他觉得自己的妻子换成了一个陌生人，这人的长相和行为都很像她，名字也一样。据帕特尔太太说，夫妇俩从此开始频繁做爱，远超以往。然而每次欢好之后，帕特尔先生都央求她不要告诉自己妻子。他向她轻声耳语，说自己如何享受与她的性爱，感觉比和他妻子好得多。他甚至还想出了新的做爱花样。帕特尔先生结婚已经 45 年，常说和妻子的性生活太过"平淡"；但和这个"新情人"在一起却是激情四射。

帕特尔太太因为丈夫的行为伤心坏了，说他对自己的态度犹如对待情妇。虽然帕特尔先生的行为不算真正出轨，但他自己却是这么认为的，还自以为瞒过了妻子。

对帕特尔先生的脑 CT 扫描显示，他的杏仁核、海马和颞叶都发生了萎缩，而科塔尔妄想患者的功能障碍也正出现在这些地方。和科塔尔妄想一样，冒充者综合征也会让患者认不出别人。

帕特尔先生承认，躺在他床上的那个女人无论长相、穿着还是谈吐都像他妻子，但感觉上就是不像，因此她一定是个冒充者。而得了科塔尔妄想的墨菲先生看到妻子时能认出她，但他心中没有见到妻子时应有的情感，因此他自己一定是死了。

帕特尔先生和墨菲先生都无法将知觉（尤其是对人脸的知觉）与情绪联系起来，但对于其中的原因，他们却提出了不同的解释。这两种疾病是同一枚硬币的两面，也是解释人脑中怪到不行的反常现象的两种方法。一种是帕特尔先生这样，将责任推给他人，说他妻子换成了别人：他的脑对自己的症状做了偏执的解释。一种是墨菲先生这样，将责任指向自己，并断定自己已死：他的脑走的是一条抑郁而虚无的路子。

为解释同样一组症状，脑的无意识系统可以创造出众多故事。其中我们最可能相信的那个，最终会成为我们的人生经历。帕特尔先生大概更容易偏执，而墨菲先生更容易抑郁。为编造故事、调和矛盾，人脑需要向深处挖掘，并动用我们埋藏于内心的信念、脾性和好奇。而这样做可能会产生看似超自然的结果。

## 生死边缘的景象

数年前在意大利，有一名患者（姑且叫他"卡洛"）和一组神经科学家及心理学家会面，希望他们能解释他经历过的一次神秘体验。

我当时正和 4 岁的儿子在山里度暑假。我刚刚和妻子分居，心里十分难过。一天晚上，我正待在住的房间里，忽然看见一道强烈的白光……接着又有几个光球出现……我在那一刻产生了一种深沉的情感，仿佛我包含了世间所有的生物，世间所有的生物也包含了我。光源是椭圆形的，它是大爱，是大喜悦，我感觉体内涌过某种"流"……我感到欣喜若狂，呼吸都停住了。不过我头脑非常清醒，意识到自己的呼吸停了，于是重新开始吸气，但呼吸干扰了眼前的景象，我刚刚吸了几口，它就消失了。

这故事听起来很像有些人对濒死体验的描述，那些人也常说到"明亮的光"、内心的满足，或者从存在的一个状态转变到另一个之类。对濒死体验的研究已揭示出，曾处于生死边缘的人，报告中会有一套相同的元素。荷兰的一组研究者曾经到十家医院访问了 344 名发作过心脏病的病人，其中有 62 人自称有过某种濒死体验。右侧表格显示了他们当时的所见所感。

| 体验类型 | 病人比例 |
| --- | --- |
| 觉知死亡状态 | 50% |
| 欣快情绪 | 56% |
| 灵魂出窍体验 | 24% |
| 穿过一条隧道 | 31% |
| 看见明亮的光 | 23% |
| 看见色彩 | 23% |
| 看见天国景象 | 29% |
| 与死者相遇 | 32% |
| 看见自己的一生 | 13% |

　　卡洛的描述与心脏病发作幸存者看见的多种景象是符合的，如看见亮光、天国景象以及产生欣快感。故事线应该说也对应了他身体的表现：当他停止呼吸，景象出现；恢复呼吸，景象终止。然而卡洛和心脏病发作者之间有一个重要不同，那就是他根本没有处在死亡边缘。他没有严重的健康问题，也肯定没得重病。他生活中唯一的压力源就是和妻子的离婚进程。他也不是一个注重灵性的人，虽然小时候上过天主教学校，但毕业后就拒绝了一切宗教。卡洛不是那种你觉得会聊神秘体验的人，但他的确有了神秘体验。这件事启发了他去写诗。他宣布自己已经克服了死亡恐惧，明白了死并不可怕，而应该视其为自然规律的一部分大方接受。

　　既然濒死体验在不同的个人之间如此一致，而且像卡洛这样既未濒死也没有宗教信仰的人也能体验到，那就说明它背后一定有神经病学的解释。一个人处在生死关头之际，脑子里一定是发生了什么才会出现这些景象。更加神秘的是，无论那脑中的过程是什么，它都也有可能发生在身体健康也没有遭遇危险的人身上。


战斗机飞行员和心脏病发作患者

　　丹·傅尔翰（Dan Fulgham）上校是一位有 30 年驾龄的空军飞行员，他回忆了刚步入职业生涯时在亚利桑那州的一次训练中发生的一件事。那是一次标准训练，傅尔翰的任务是和一组战斗机编队飞行。训练进行到第五轮时，他有了一种怪异的体验。他像以前无数次那样驾驶飞机转弯，而"下一个瞬间，我却仿佛坐到了飞机尾巴上，正从那里俯视着驾驶舱"。他感觉自己一下子到了飞机外面。"我望着自己，却不知道那就是我。到底怎么回事啊？接着我忽然明白过来……这不是做梦，那里面是我，是我又在开飞机。"不知怎的，傅尔翰对飞机的操作让他感觉和自己的身体分开了。

当战斗机迅猛加速时，飞行员的身体暴露在巨大的 G 力＊中。大约 10% 的飞行员报告自己曾在这类操作中失去意识。巨大的 G 力将血液挤出脑部、抽向脚底，使脑部暂时缺氧。一些飞行员发生了意识状态的短暂改变，而不是完全昏迷。

詹姆斯·惠纳利（James Whinnery）是海军的一名医生兼飞行研究员，他用数年时间研究了战斗机飞行员在极端 G 力下的反应。他请飞行员坐进一台旋臂长约 15 米的巨大离心机。离心机疾速旋转，以模拟空战中可能出现的 G 力。在研究飞行员对 G 力的承受情况时，惠纳利发现了一个有趣的现象：在走出离心机后，有好几名飞行员都报告说看见了奇异的幻象。据惠纳利描述，那些幻象："相当生动，常常有家人和密友出现。它们大多有美丽的场景，其中包含着对个人具有重要意义的想法和记

---

＊  G 力（G-Force）航空名词，即飞机加速度与重力加速度的比值。

忆……它们会对体验者产生巨大冲击，使他们在多年后都记得清清楚楚。"这些飞行员看见了自己的家人、爱人和自己的一生在眼前快速闪过。许多人都报告了欣快感，就仿佛自己飘在空中，还有几个像傅尔翰上校一样，自称有了灵魂出窍体验。

承受巨大 G 力的飞行员还会产生另一个类似濒死体验的征候：他们感知到自己正在一条光的隧道中穿行。他们的视野边缘会变暗 5—8 秒，视野中央出现一道看起来十分遥远的亮光。

承受巨大 G 力的战斗机飞行员和情况危重的心脏病发作者都会产生濒死体验幻觉，这是为什么？他们之间有什么共通之处？这两种人都会脑部突然缺氧。对于飞行员，战机的迅猛加速将血液从他们的脑中推出。对于心脏停搏者，心脏失去了使血液充分循环的能力，而没有血液就没有氧气。研究表明，当视皮层或眼球本身供血不足时，人就会失去边缘视觉，同时视野中心变得明亮，使人感知到一条另一端发光的隧道。脑部缺氧就是战斗机飞行员和心脏病发作者产生濒死体验的原因。

卡洛在意大利看见的异象和濒死体验者的描述十分相似，但他既没有心脏病发作，也不在操作战斗机。那么他身上到底发生了什么？这一点已经无法确定，但我们知道的是，他在看见异象时停止了呼吸。会不会是脑缺氧造成了他的幻觉？也许吧。但除此之外可能还有别的原因。

对濒死体验的研究表明，当供给脑和眼睛的血流受阻，人脑便会尝试填补视觉的空缺。有一个过程叫作"快速眼动入侵"，指的是人脑进入了一个类似快速眼动睡眠的活动状态，而这正是梦境最生动的阶段。在 REM 入侵期间，梦一般的幻象会进入意识，模糊现实与幻想的分野。你可曾在刚刚入睡或刚刚醒转的时候，看见或听见过什么别人看不见、听不见的东西？这个现象其实相当普遍。这些都是 REM 入侵的例子，是如梦的状态潜入了觉醒的心灵。对这个现象的研究显示，在濒死体验者中，有 60% 曾经历过 REM 入侵。

脑中有一个名为"蓝斑核"的区域，它位于脑干，可能参与了这些幻象的生成。它会释放一种叫作"去甲肾上腺素"的神经递质（和肾上腺素很相似），以帮助身体应对压力和惊恐，这就是常说的"或战或逃"。当人陷入恐惧和焦虑的情绪，生理上又遇到了低血压和缺氧这样的应激源时，蓝斑核便会做出反应。而这些应激源正是心脏病发作者和战斗机飞行员所遇到的。蓝斑核一旦动员起来，就会开启化学信号间的连锁反应，这些以去甲肾上腺素为始的信号构成了我们在应激状态之下的感受：惊恐发作。在这当口，有些人的身体会尝试缓解压力。他们的脑会放出作用相反的神经递质，创造出平静的感觉，试图以此让他们放松。但不知到底怎么回事，神经系统的这个抗衡反应却启动了 REM 睡眠中的一些成分，将梦境混入了觉醒时的思绪。

人脑尝试消除恐惧、惊慌，营造出宁静的感觉，而濒死体验中的幻觉就是这个过程的副作用。也许卡洛在离婚过程中的紧张和苦恼激活了他的蓝斑核，而当他的身体试着抵消蓝斑核的作用时，REM 入侵就发生了，于是他进入了一个光明、美丽、喜乐的世界。

我们无法断言这是不是正确的解释。我们只知道濒死体验不是濒死者独有的。当不同的神经递质争夺神经系统的控制权时，我们的意识便会见到这样的景象。易遭受 REM 入侵的人更容易产生濒死体验。在 REM 入侵期间，当脑尝试平衡压力的作用时，人就会进入梦一般的幻觉状态。

还有一类人也特别容易获得濒死体验：睡眠麻痹患者。研究显示，这些患者经历濒死体验和 REM 入侵的可能性都高于常人。一定是有什么因素将睡眠麻痹和心脏病发作联系了起来，从而使患者更容易看见这些幻象，这个因素还促使无意识的脑思考了死亡的可能。那么睡眠麻痹和心脏病发作之间有什么共通之处呢？恐惧。

## 人质的幻觉

来看看下面两个人的创伤经历：

案例 1

一名 23 岁的男性帮派成员被敌对帮派绑架，向他的帮派索要赎金。对方蒙住他的眼睛，把他绑在椅子上，殴打他。后来他的帮派付了赎金，他才给放走。事后接受采访时，他描述了自己被绑期间的怪异幻觉："他们打我的时候，我开始神游，离开了自己的身体。那就像做梦，只是我看见的都是魔鬼、警察和怪物……全是噩梦吧，我想。"

案例2

一名25岁的士兵被北越军队俘虏了三个月。他被囚禁在一间黑暗的小单间里，双臂都被捆住。数年之后，他回忆当时看见了"一条条发光的隧道，还有一幢幢亮着彩色灯光的现代摩天楼……我看见了家里的房子和我的朋友，他们好像就在眼前，几乎伸手就能摸到……房间也不断变化，常常变换出滑稽的角度"。他还觉得自己"感情都流干了，像是我和正在发生的事之间竖起了一道墙……我变得笃信宗教……这一切都太不真实"。

这两个叙述者，加上另外28人，都是一项研究中的对象。他们都曾受恐怖袭击、绑架、强奸之害，或做过战俘，或自称曾被外星人劫持，其中1/4的人自称出现过幻觉。他们的幻觉包括形状和色彩、明亮的光线、在隧道中穿行、飘浮、灵魂出窍体验、模糊的身影、熟悉的人、宗教符号和怪兽等。虽然这些人的遭遇各不相同，但他们的创伤却在许多方面相通。

促使这些人质产生了幻觉的因素中，有三点相同：第一，他们都被黑暗包围。如我们在第一章所见，幻觉往往出现在黑暗之中，比如莱尔密特发现的脑脚性幻觉就是如此。在黑暗中，由于视觉刺激极少或阙如，无意识就可能用幻觉填补感觉的空缺。其次，受害人都感到孤立无援。他们被绳索或镣铐限制了身体，独自一人，切断了人际交流，这使他们更容易胡思乱想。第三也是最重要的一点，就是他们都很害怕。

这种可怕的约束环境使人质容易产生幻觉。而睡眠麻痹恰恰也会创造出这样的环境，致使当事人产生被外星人绑架的幻觉——此时同样是这三个因素在起作用：当事人感到孤立无援，身体还忽然不能动弹；身处黑暗卧室；特别害怕。

睡眠麻痹患者远比普通人更容易经历 REM 入侵。神经科学家认为，REM 入侵是人在焦虑中，脑尝试抚平神经系统而产生的副作用。就像心脏病发作的痛苦会激发 REM 入侵、使病人观想到濒死情景一样，也许睡眠麻痹的压力性质也会引起 REM 入侵，使得梦一般的模糊身影偷偷潜入意识之中。

撇开 REM 入侵在幻觉生成中的作用不谈，睡眠麻痹似乎是解释为什么有人会认为自己被外星人绑架的绝佳答案。睡眠麻痹不但会引起许多奇怪的感觉，而且像针对人质的研究显示的那样，它还制造了适于幻觉产生的绝佳环境。要解释像遭遇外星人这样令人困惑的现象，睡眠麻痹无疑是一个优秀的理论。

既然如此，为什么还有人声称自己被外星人绑架了呢？有些人也许从未听说过睡眠麻痹，但是有许多被"绑架"者是知道这种病的，但他们拒不承认这会是自己的超自然体验的原因。

心理学家苏珊·克兰西 (Susan Clancy) 记录了许多人对于睡眠麻痹理论的反应。有一次，她在实验室外偷听到了一名被"绑架"者和朋友打手机时的话：

> 我真是气坏了。那个姑娘还真是敢说……[她告诉我：]"那个啊，其实是睡眠麻痹。"原——来如此啊……她自己给外星人绑架过吗？我对天发誓，如果再有人跟我说什么睡眠麻痹，我一定会吐出来。那天晚上真的有东西进了我的房间！我感到天旋地转，昏了过去。当时真的有事发生，可怕的事。那不是正常的现象，你明白吗？我没有睡着，我被劫持了。我受了侵犯，被撕裂了——字面意义的，形象生动的，修辞比喻的，你喜欢怎么说都可以。她知道那是什么滋味吗？

这段经历显得相当真实，以至于被"绑架"者即使听到了其他合理解释，也依然深信自己真的被外星人绑架了。他们的故事实在荒诞，可他们自己为什么还如此坚信？如前所述，人在回忆带有强烈情绪的事件时，和回忆普通事件是不同的。他们复述这些事件的时候更有自信，也抗拒别人指出他们的故事里存在漏洞。这解释了为什么这些被"绑架"者在听人说睡眠麻痹才是他们的真实病因时会乍毛。好，就算他们不接受睡眠麻痹的说法，可为什么坚持自己是被外星人绑架了呢？在那么多可能的解释中，为什么偏偏要选外星人？

### "老妖婆"进犯

20 世纪 70 年代，纽芬兰东北港的一个钓鱼营地出现了一个幽灵传说，说有幽灵会在夜里出现，恐吓这里的居民。居民们叫她"老妖婆"。根据当地传说，老妖婆会悄悄潜入居民的房间，坐上他胸口，使之满怀无法言表的恐惧。当事人意识完全清醒，就是躺着不能动弹，只能任凭老妖婆的巨大重量在自己身上施压。一位居民说："你就好像被捆住了一样。你知道是有人对你做了手脚，像是下了咒。"还有一位当地渔民这样形容他的经历：

> 我在棚子（渔具储藏室）里耽搁了一会儿，回来晚了。路上铺着海卵石，我就沿路走回家，然后就躺下了（说着瘫靠在一把椅子上）。没过多久，我听见石头路上传来了脚步声。外面的门开了，然后是里面的门，我心想这么晚，谁来了啊。接着我就看见了一个女人，一身白色，穿过厨房区，绕过炉子，走到了我跟前。然后她伸出胳膊，按住了我的肩膀。后来的事我就不知道了。她搞了我。

被老妖婆袭击过的人都说自己被"搞"了，他们说等老妖婆的幽灵终于散去，他们会大汗淋漓，筋疲力尽，郁郁寡欢。

还有人报告了遭遇之后的疼痛："有时候你眼睁睁看着她走进房间搞你。我曾经被 [ 老妖婆 ] 捏住私处，醒来后浑身又酸又软。乖乖，那可真是遭罪！"

每个人看到的老妖婆形象各不相同，有时她是当事人最近见过的人物或形象，比如一位居民回忆说：

> 我能感到它过来了。恐惧在你身上弥漫开来，那感觉真不舒服……我前几个礼拜刚被搞过……你也见过它们，就是电视儿童片里的那些花栗鼠或者木偶之类。我睡前刚在电视上看过它们，接着就被它们搞了。

无论老妖婆是以何种形象出现，当事人对相关经历的描述都大同小异。起初都是忽然醒转，全身麻痹，接着出现一个模糊缥缈的恐怖身影。这时他们开始惊恐。幽灵渐渐靠近，然后压上来。周围怪声四起。当事人的胸、腹或腹股沟会感到疼痛。当可怕的异象终于消失，当事人会感到疲惫、迷糊或抑郁。

麻痹、影子、压痛感、恐惧——熟悉的故事。看来老妖婆现象和典型的外星人绑架故事，都是对同一种体验的不同描述。

大多数人没有听说过睡眠麻痹，因此一旦亲身经历了这种症状，第一反应就是寻求解释。在纽芬兰，他们把这说成是被老妖婆来袭，而从全球范围看，还有许多不同的描述。比如在加勒比，人们把这种现象称为 kokma，他们认为这是没经过洗礼就死去的婴儿跳到当事人胸口上掐他的脖子。在墨西哥，人们叫它 subirse el muerto，意思是"死尸爬到了我身上"。在从前的英国，这种异象叫"定住"（stand-still），据说这是因为灵魂在人睡觉时离开了身体，却没有在苏醒时回来。在西非，人们将它和巫术联系在一起。甚至有人觉得那是自己在遭受强暴。一名女性这样说："那个戴着白帽子的高个儿男人想要非礼我，有时会压在我身上。我只要一睡着，他就要强奸我。我只能睁眼躺着，全身不能动弹，心里怕得要死。"

当一个人经历睡眠麻痹，他脑中的无意识系统就会编出一个故事来解释这个现象。但它会选择怎样的故事呢？这取决于你的文化——你相信什么，疑惑什么，害怕什么，爱好什么，对什么好奇，又对过去的事情记得什么。在美国，有许多人相信外星人绑架的事，其中一些人全心全意，另一些人虽然将信将疑，却也肯定听说过这些。

当我们遇到新的或是非同寻常的状况，比如在身体麻痹的同时出现幻觉，无意识的脑就开始寻求解释。它会找阻力最小的一条路。什么样的故事能够最好地解释这些症状？对于世界上的不同文化，这个问题有不同的答案，而对许多美国人而言，最合适的答案就是自己遭遇了外星人。这不仅是最合适的答案，也是最显而易见的。当事人会一下子明白自己遭遇了什么，甚至还能验证早先的猜疑。你还会因此找到许多同道：这个国家还有许多执此信念之人也有着和你完全相同的经历。对有些愿意相信这个说法的人而言，被外星人绑架是一个富有逻辑而令人满意的解释，它让一个困惑而恐惧的夜晚变得明晰起来。

在我们生活中的每一天，脑的无意识系统都在积攒着无数互不相干的信息线索，并把它们编织成一个井井有条的个人叙事，而我们也在有意识地体验此种叙事。然而当脑中的信号传递出了故障，这个故事就会出现不同的情节线。以睡眠麻痹为例，因为有意识的知觉和肌肉控制之间失去了协同，无意识系统就读到了一团混乱而相互冲突的信息，于是它就去寻找一个解释来调和这一切。当科塔尔妄想患者的知觉和情绪出现断联，当战斗机飞行员或心脏停搏的人血压忽然降低，这类使人困惑的情况也会出现。当神经系统的各部块无法彼此正常通信，或者各种知觉出现了奇怪的新组合，人脑编造的故事就会朝着神秘、反常、超自然的方向发展。

除非有其他过硬的理由，我们一般都会采信自己的脑子给出的故事。只要脑子还健康，我们就能利用教育来修正、扩充自己的知识储备。通过调整自身的信念、翻新脑的逻辑系统赖以建立的基础，我们就能为无意识系统提供可靠的信息，引导它提出较为理性和实用的解释。可如果脑子不健康了呢？如果脑子出现了某种故障，陷入长期的通信不良，那又会如何？那会使脑不断地重复同一个虚构的故事，并使超自然的体验持续一生。

第六章

# 为什么精神分裂症患者会听见神秘说话声？

论语言、幻觉以及自我／非我的分别

> 你对上帝说话，那是虔诚祷告；上帝对你说话，那是
> 精神分裂。
>
> ——托马斯·萨斯[*]

　　我第一次遇见精神分裂症患者是在读医学院的时候。当时我在一家医院的神经科轮转到了第三周，主治的神经科医生和我接到任务，去同一位刚刚发作癫痫的精神疾病患者会面。"你学过精神病学了吗？"主治医生问我。我还没有。他于是极力主张我单独去见这位病人，听听他的口述和病史，再回来向他汇报；他说这是一次很有价值的学习机会。于是我独自来到精神病区，穿过两道遥控金属门，走进了 621 号病房。在这里我见到了布兰登，他是一名偏执型精神分裂症患者，常出现幻听。

　　布兰登那年 28 岁，毕业于康奈尔大学，获历史学学位，但

---

[*] Thomas Szasz（1920—2012），生于匈牙利，美国最重要的精神病学家之一。

毕业后失业了好几年。他相貌秀气，宛如童子，有着一头蓬松的褐色头发。他的病历令人担忧，和他的长相形成鲜明对比。他在三周前入院的时候，就反复追逐医院的工作人员，并拉扯对方的耳垂，说是要"把他们的间谍录音机给扯出来"。他入院的时间不长，却已经两次试图袭击护士，一次用一支钢笔，还有一次用一把镊子，他声称对方是联邦调查局（FBI）探员，被派来做见不得人的工作。那天早上癫痫发作之前，他曾叫嚣护士在"逼他发疯"，说她们"往他脑袋里灌输愤怒的念头"，以破坏他的形象。在了解了他癫痫发作的情况之后，我向布兰登询问了他的幻觉。

我：你有没有在脑袋里听见过说话声？

布兰登：总是听见，我一般在独处的时候会听见他，但偶尔他也会在别的时候对我说话。如果我大声叫他闭嘴，他就收敛一些。有时我在边上打岔，他就说不了话。

我：你说的"他"是指谁？

布：就是杰拉德，那个浑球，他为 FBI 工作，时时都在监视我。他知道我的一切。我还是小孩子的时候就被他监视了——他在我脑子里放了一块间谍芯片。可那些医生说，他们扫描了我的脑子，却没看见它。

我：他对你说了些什么？

布：他说我软弱愚蠢，还骂我是个懦夫。他说我应该从这鬼地方出去。他要我找到我的枪——找到枪，开几枪。

（对自己说：）我告诉过你，他们没收了，要不回来了，

别再烦我了！

我：你现在就能听见他吗？

布：对。

我：他在说什么？

布：他在说你。

我：说我什么？

布：（探身过来盯着我的眼睛）魔鬼！他在你的眼睛里看

　　见了魔鬼！

看来最好还是不要再谈下去了，可是我内心还是充满了疑问。为什么布兰登会在脑袋里听见说话声？这声音是从哪儿来的？它又为什么要说那些话？

除了幻听之外，精神分裂症患者还会经历其他一些神秘症状。有人会产生妄想，会用最坚定的口吻宣扬自己的奇怪信念。这些妄想可能是偏执型的，比如觉得自己在受 FBI 的监视；也可能是超自然的，比如认为自己在被外星人电击。有些患者认为自己的行为在被自身之外的神秘力量所支配。我在精神病区里认识的另一个病人珍娜，就说自从看了《幸运之轮》（*Wheel of Fortune*）节目后，她就被电视里发出的一个电力场控制了行动。还有病人报告了"思维植入"现象，他们感觉自己的思维不是

自己的，而是被其他力量（一个人、一个魂灵甚至 FBI）植入他们内心的。有个病人叫拉里，他的姐姐因为吸毒过量身亡；拉里告诉我，他姐姐的魂儿一直在缠着他。照他的说法，姐姐喜欢"把自己的想法借给他"，而他总忍不住将那些想法付诸行动。这个说法至少解释了他那几条金色发辫和瓢虫发卡是怎么回事。

有些精神分裂症患者表现出"思维瓦解（disorganized）"，他们会在不同的观念之间建立奇怪的联系。在电影《美丽心灵》中，罗素·克劳扮演的数学家、诺贝尔奖得主约翰·纳什就患有偏执型精神分裂症。在一场戏中，他妻子（詹妮弗·康纳利扮演）发现了他的秘密办公室，里面到处是从报刊上剪下的文章，用绳子串在一起，胡乱标着重点，墙上也潦草地写满了费解的文字。这是影片对于思维瓦解的戏剧化表现，虽然在克洛扮演的角色和其他精神分裂症患者看来，这都完全是头脑清醒、符合逻辑的。

布兰登不仅宣称在脑袋里听见说话声，他还和这个声音有所交流。他常常和那位无形的"杰拉德"发生争执，我也短暂地见证过一次。布兰登觉得这声音很真实，所以给它起了名字。这位杰拉德有自己的个性，虽然不太讨喜（布兰登说他是个"浑球"），但总归是种个性。他有一份职业，是一名 FBI 探员；他还有一番计划，其中包括监视布兰登，鼓励他自杀或杀人。最烦人的是，布兰登被这个幽灵折磨着，它侵入他的脑子，嘲讽他、诱骗他、欺侮他，要他听命于自己。这个幻觉无处不在，如果不加治疗，根本没有摆脱的希望。它为什么会如此强大呢？

这个体验或许对布兰登而言十分可信，但他听到的声音不可能真的是因为他的耳膜探测到了声波，毕竟这声音别人都听不到。唯一合理的解释是他想象出了这个说话声。在探究精神分裂症患者听见的说话声时，我们遇到的第一个问题是，这些声音只存在于他们自己的脑袋里。那么作为旁观者的我们要如何理解他们在内心体验到的这些声音呢？我们所说的一切都像是猜测，除非有法子让我们也听到这声音。

## 从麦克风传来的低语

你有过这样的经历吗？你站在一幢陌生建筑的大堂，一条条没有编号的走廊、一部部没有编号的电梯将你团团围住。你挠了挠头，想尽力理解手上的地址条，好找到主会议室："走左边第二条走廊，穿过双扇门，然后乘 C 号电梯上五楼，到 511号套房。"你思索着左边第二条走廊是哪条，甚至开始怀疑自己的认路能力，这时你感到肩上有人轻轻拍了一把。

"C 号电梯走那边。"一位友善的路人给你指了正确方向。原来是你想得太专注，以至于将地址嘀咕了出来。你原打算把这场内心的对话就留在心里，结果却将它播送给了一个素不相识的人。这样的事我们都经历过，但是仔细想想，这其实是相当奇怪的现象。你为什么会在无意间出声，将自己的想法传播出去？这和人脑处理语言的一个独特习性有关。

当你准备开口说话，你的额叶就会向颞叶（此处产生语言）和运动皮层（此处控制肌肉）发出一道指令。然后电信号继续沿通路前行，在神经元间快速传递，最后到达喉部肌肉，使你发出声音，你嘴唇和舌头的肌肉也同时激活，说出你想要它们说出的词句。前面已经说过，当我们想象自己在做某事，比如想象自己挥高尔夫球杆时，真正做这件事时要运用的脑区也会激活。说话也是如此。当你读到一段文字，并在心中暗想："嗨，这一段根本不对！"这时你的颞叶就会激活，因为思想过程需要运用语言。但信号不会就此停止。颞叶的神经元一旦激活，就必然开始发放，它们会将信号推送到通路的下一站，向上传至运动皮层，然后再向下激活喉部肌肉甚至嘴唇和舌头的肌肉，使你偶尔会无意间说出自己的想法。幸好不是每次都会这样，不然我们的每一个想法就会不断地朝周围的众人广播，就像是一条条自动发出的推特简讯了。颞叶的激活通常非常轻微。一般来说，当你在心中思考某事，脑就会激活语言通路，有时发音肌肉也会微微收缩，但幅度很小，发出的声音轻不可闻。

这种现象称为"默诵话语"（subvocal speech），它时时都在发生。人脑会处理任何语言，甚至是我们心中的私人语言，用独立的语言脑区和大量的神经通路将指令传送给发出话语的肌肉。当我们的思想转变成默诵话语，就是脑中的这个机制在刺激这些肌肉收缩，虽然前面说过，这个刺激往往太弱，还无法形成语音传到别人的耳朵里。过去有研究者认为，人类的一切思想都是某种默诵话语，每次我们在心中想到词语，其实就是在默默地诉说它们。但后来有实验证明声带肌麻痹的患者也能思考，这个理论就基本被推翻了。尽管如此，默诵话语仍然是一个可以在实验室里研究的真实现象。

神经科学家使用肌电图技术直接观察到了默诵话语的产生。为得到被试的肌电图，一位技术人员将电极植入了被试的喉内肌，从而记录这些肌肉细胞的电活动。每当被试说话，他的喉部肌肉便开始收缩，肌电图也随之记下和肌肉纤维的活动相对应的电活动棘波。肌电图的目的是记录发音肌肉活动的时间和力度。为验证默诵话语是否存在，研究者给被试连上肌电图机，并告诉他们不要说话，只能在心中深思。当被试开始内心的对话时，他们的肌电图波形也发生了变化：一个个小棘波出现了。这说明他们的发音肌肉正在收缩，虽然他们并未出声，也没有说话的意图。

在 20 世纪 40 年代，精神病学家路易斯·古尔德（Louis Gould）就想弄明白精神分裂症患者的幻听是否和默诵话语现象有关。患者"脑袋里的声音"，是否只是发音肌肉在无意间发出的低语？果真如此，那为什么刚好是精神分裂症患者听见自己的默诵话语，而周围的健康人却听不到？古尔德设计了一个肌电图实验，他招募了一群精神分裂症患者和无此问题的患者，然后依次记录他们每个人发音肌肉的活动。他将精神分裂症患者出现幻听时的肌电图与非分裂症患者的肌电图相比较，结果发现前者在听见人声时，肌电图也会显示他们的声带肌有较强的活动。这个结果说明，当精神分裂症患者在心中听见说话声时，他们的声带肌也发生了收缩——它们参与了默诵话语的发生。

默诵话语是声带肌的一种活动，尽管声音是听不见的。为什么我们听不见它？是因为根本没有发出声音，还是声音实在太轻？如果是根本没有出声，那它就不会是精神分裂症患者幻听的原因。那么有没有可能是默诵话语实在很轻，轻到了只有患者本人才能听见呢？这样能解释患者听到的说话声吗？

古尔德决定在他的一位病人身上寻找答案。这位病人我们权且叫她"丽莎"，她是一名 46 岁的女性，患有偏执型精神分裂症，她的一系列症状和布兰登十分相似。她经常出现幻听，致使她自认为受到苏联政府的监视。她相信苏联人有一种射线枪，正在将她的生命渐渐吸走。因为担心苏联人在睡梦中来袭，她睡觉时总在床边放一把剑。她认为自己听见的说话声是经由无形的力量传入她内心的，她号称："我不知道那些电压和射线是怎么作用在我身上的，但是我感觉自己连通了灵性世界。那看来是通过氦原子流办到的。"

如果默诵话语真的是声带肌的轻微活动，由此产生了音量极低的语音，那么我们能不能使它变响一点？理论上说是可能的，只要用一只麦克风将轻不可闻的声音放大就行了。于是古尔德将一只小型麦克风贴在了丽莎喉部的皮肤上，结果使他震惊——先前听不到的说话声，现在变成了一阵轻轻的低语："飞机……对，我知道他们是谁……对，她也知道得很清楚。"此前，丽莎刚刚告诉古尔德她梦见了飞机。这声音继续说道：

> 低语：她知道我在这里。你打算怎么办？她的声音我认得
> 　　　出来。我不知道她要去哪里。我知道她是个聪明的女
> 　　　人。她不知道我想要什么。她很聪明。别人会觉得她
> 　　　是另外一个人。
>
> 丽莎：我又听见那个声音了。
>
> 低：她知道。她是全世界最恶毒的家伙。除了她，我听不
> 　　到别人的说话声。她什么都知道。她对飞行知道得一
> 　　清二楚。
>
> 丽：我听见那人说我懂飞行的知识。

古尔德相当吃惊。每当丽莎自称听见脑袋里的说话声时，他也听见了从麦克风中传来的低语。而当他问丽莎那声音说了什么时，丽莎的描述和他在麦克风里听到的内容一字不差。丽莎脑袋里的声音与她自己发出的默诵话语，两者同时开口，说的也是一样的话。

几年后，一组研究者在一名51岁的男性患者（就叫他"罗伊"）身上做了类似的实验。罗伊说他常常和自己内心的一位"琼斯小姐"对话。和古尔德的实验一样，这些研究者也在罗伊的喉部放了一只麦克风，并录下了这样的对话：

低语：如果你在他心里，你就出来；如果你不在他心里，

你就不会从那儿出来。你想待在那儿。

研究者：谁在说话？

罗伊：呃，她说的……

低：是我说的。

研：你是在对自己说话吗？

罗：不，我没有。（对自己说：）怎么了？

低：管好你自己的事宝贝儿，我不想让他知道我在做什么。

罗：你看，我跟她说话，问她在做什么，她却要我管好自

己的事。

在这次实验中，被试幻听的时间和内容也和他自己的默诵话语相一致，而这默诵话语正是用他自己的心思、肺部和肌肉说出的。无论在罗伊自己看来，那个"脑袋里的声音"是多么地可怕、真实，这个琼斯小姐都并不存在。显然，他一直以来听见的都是自己的声音。

### "我在边上打岔，他就说不了话"

走出精神病区时，我听见布兰登的病房传来了尖叫声。我跟一名护士打听情况，她说布兰登经常这样大叫，说这样能让

他脑袋里的声音安静下来。每个精神分裂症患者都有对付幻觉的一套策略。有研究者测试了五种对策，以观察它们对于幻听的次数和时长各有什么影响。研究者召集了 20 名精神分裂症患者，每一个都连上肌电图，并告诉他们每次脑袋里响起说话声都要及时报告。研究者记下被试幻听的频次和时长，有了这些数据以后，再要求患者完成五项任务，一次一项，以确定这些任务能否减轻他们的症状。这五项任务是：（1）保持张嘴，（2）咬住舌头，（3）出声哼唱，（4）握紧拳头，（5）抬起眉毛。

　　结果显示（见下页图），大多数任务都使症状加重或没有改善，但出声哼唱却使幻听的时间缩短了近 60%。后来的研究显示，患者在症状出现时出声数数，也能摆脱头脑中的声音。读到这些发现时，我不禁想起布兰登在和我谈到他那个杰拉德（幻觉）时说过的：“我在边上打岔，他就说不了话。”如果患者在幻听时听见的只是自己的默诵话语，那么原则上说，他们应该是能够将幻听打断的。要在张开嘴或是咬住舌头的同时说话并不容易，而在出声哼唱、出声数数或大声叫唤的同时说话更是困难得多。

　　布兰登和其他患者能够通过打断自己的默诵话语来打断脑袋里的说话声，这再次证明了：他们脑袋里的声音只是他们自己的声音。布兰登也承认，那声音对他的知识和记忆之熟悉令他惊讶（“他知道我的一切”）。这声音常常会表达他自己的想法，除他之外没人能听见，而他有时能通过自己说话来让那声音闭

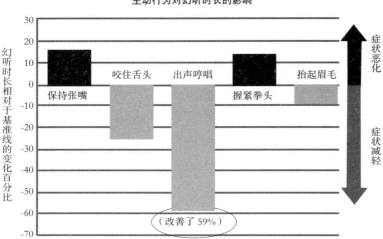

精神分裂症患者的哼唱对幻听的影响。虽然咬住舌头能够稍稍减轻幻听，但效果还是太小；而患者出声哼唱能使幻听减少59%。

嘴。参照我们已经了解的证据，布兰登听见的显然只是他自己的声音。但他自己为什么不知道这一点呢？每个人都经常会默默地自言自语，我们对此一般不太留意，即使留意，也能认出那是自己的声音，而不是有什么暗影侵入了自己的内心。那么，为何布兰登这样的精神分裂症患者会一再犯这样的错？布兰登教养良好，无不良嗜好，以前和FBI也没有过节。他为什么会认为有一个FBI探员在他脑袋里植入了那个声音？

## "有人总在我说话的时候说话"

2006 年，英国的一组研究人员设计了一个实验，以确定精神分裂症患者是否真的无法辨认自己的声音。他们共测试了 45 名患者，其中 15 人正遭受幻听问题，另外 30 人曾经有过幻听。这两组患者都与健康的被试相对照。研究者要求这些被试依次对着麦克风读一些英语词，麦克风连接着一部机器，能够扭曲人声。经过扭曲，每个被试的声音都和原来略有不同，却又基本相似，一名健康被试能轻易认出那是自己的声音。被试在读出一个词后，立即就能通过耳机听到自己的声音扭曲之后的版本。然后他们通过按下相应的按钮来辨认刚刚听到的声音属于"自己""别人"，还是"无法判断"。

对照组在辨认自己的声音时毫不费力。精神分裂症患者中，那些曾经有过幻听的被试稍有些吃力，但还是辨认得很准。而那些正遭受幻听问题的被试却感到异常困难，他们很容易把自己的声音认成是别人的。

看来，精神分裂症患者不仅难以认出自己的声音，还容易将它认作外来的。这些幻听的被试会说"有人总在我说话的时候说话"或者"我觉得在我说话的同时，有一个恶灵也在说话"。人是如何识别噪音的？精神分裂症患者又缺少了什么，以至于识别不出是自己在说话？说来奇怪，这两个问题的答案，都可以在一种独特的鱼类身上找到。

人与电鱼有何相似之处？

　　长颌鱼就是一种电鱼，是淡水鱼类，原产于非洲的河流之中；它们有一种独特的交流方式：用电。长颌鱼的神经系统能够向周围的河水发出一种名叫"电器官放电"（EOD）的电信号。这种信号就像电场，同时向所有方向发送。为了找路，长颌鱼会向周围发出一个 EOD（就像一道闪电），等待它从周围的障碍物上反弹，然后用特化的电感受器探测回弹的信号，以此绘出一幅周围水域的简单地图，就像蝙蝠的回声定位，或是潜艇

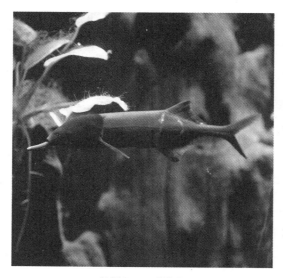

长颌鱼，一种电鱼

用声呐在深海中导航那样。长颌鱼能用电感受器探测其他同类发出的 EOD，再自己发出 EOD 作答。它们以此协调狩猎活动，甚至用它来挑选潜在的伴侣。研究表明，雌性长颌鱼会被特定的 EOD 频率所吸引，但它们很难取悦：每条雌鱼喜欢的频率都不相同。这实在是雄鱼的一个坏消息，因为它们不能对每个姑娘都采用同样的策略。和人类一样，雄鱼必须向雌鱼发出正确的信号，双方才会来电。而它们和我们的共同之处还不止于此。

长颌鱼放出的电不是像激光那样的线性定向信号，而是一个向四面八方扩散的电场，范围内的所有电感受器都能接收到它，包括发出信号的那条鱼本身。这就产生了一个问题：长颌鱼该如何区分其他同类发出的信号和自己发出的信号呢？

对长颌鱼神经系统的研究表明，在每次发出 EOD 与同类交流之前，长颌鱼都会从脑部先发出一个所谓的"指挥信号"，指导电系统发放。20 世纪 70 年代，神经科学家柯蒂斯·贝尔（Curtis Bell）和同事用药物麻醉了长颌鱼的放电器官，以此研究它们的指挥信号。麻醉后，长颌鱼的脑仍能发出指挥信号，命令相应器官发放 EOD，但得不到响应。用人类来比喻，相当于有人麻痹了你的声带肌，却没有麻痹你的脑，你仍能在头脑中指挥自己说话，只是声带已经出不了声。

长颌鱼已经发不出 EOD，贝尔决定用自己制造的电信号代替。他用一个外部发射器向长颌鱼发放电信号，接着又在长颌鱼的电感受器上连接了记录用的电极。每当他向长颌鱼发放一个电刺激，鱼的电感受器就会出现棘波，这说明它探测到了电脉冲。下面就是电极记录到的信号：

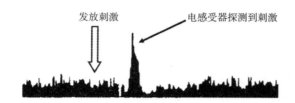

发放刺激

电感受器探测到刺激

贝尔模拟的是长颌鱼在收到同类的交流信号时的情况：电感受器探测到外来的电信号，并随之激活。那么长颌鱼对自己放的电又会如何？贝尔也想出了一个办法来模拟这种情况。前面说过，当长颌鱼准备发放 EOD 时，它的脑部会先向放电器官发出一个指挥信号，命令它发放。而贝尔想出的妙法是：他再次用发射器刺激长颌鱼，但这一次是紧跟在长颌鱼的脑发出指挥信号之后。他希望用这一招诱使长颌鱼把他的假冒信号错认为自己的 EOD。这一次结果如下：

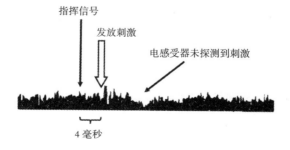

指挥信号

发放刺激

电感受器未探测到刺激

4毫秒

　　这一次，当贝尔用电流刺激长颌鱼时，它的电感受器什么都没探测到。这是为什么？前面说过，指挥信号是脑在告诉电感受器："我准备发出电脉冲了。"电感受器一旦接到这个通知，就不会错以为脉冲是同类发来的。而在这次的实验中，贝尔骗过了长颌鱼的神经元回路。在鱼脑的指挥信号通知电感受器准备接收刺激之后，贝尔的冒充信号随即到达了电感受器，于是长颌鱼便错以为这个信号是它自己发出的。这一招成功了。贝尔发现，长颌鱼只要在准备发出电信号之后的 4 毫秒之内收到一个电信号，它的电感受器就探测不到它——它认定这是自己产生的信号，不必留意。

　　除了信号之间的时序关系外，这个实验还有值得深究的地方。我们已经知道，如果长颌鱼在 4 毫秒之内收到一个电信号（无论是它自己的 EOD 还是实验者发出的人工脉冲），它就会将信号消除，但这是怎样发生的？是什么抑制了信号的效果？毕竟电感受器不可能选择性地接收或拒收电信号，凡是收到的信号，它们都会探测——除非有
另外一股力量在干预。

　　在电压记录中，EOD 呈
现出右侧的图形：

　　右图的棘波表示电压在正
方向（向上）出现了一次快速增加，等到放电结束，这个棘波就会消失。贝尔指出，当长颌鱼发出一个 EOD，它的脑会同时

向电感受器发出另一个信号，
如右图。

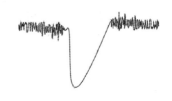

　　该信号看起来很像第一
个，但它是向下的。它的波幅
和波形都和第一个信号大致相
同，但方向正相反。一个反向信号与一个正向信号有相同的形
状和幅度时，两者就会相抵消，电感受器于是什么都探测不到，
表现如右图。

　　这种上下颠
倒的信号叫"推
测放电"，它属于一个关键的神经元系统，该系统使长颌鱼能区
分电脉冲产自自身还是外部。其中的原理如下：每当长颌鱼的
脑发出一个指挥信号命令身体放电，它也会同时将这个信号的
一份副本发送到探测电场的感觉系统。这个副本通知感觉系统，
脑部刚刚发出了一个指挥信号。这个过程类似于 CEO 给下属发
电邮交代未来的一条产品线，她将电邮发给产品研发部，同时
也抄送了营销部，让后者也知道会有这样一个项目。同样，长
颌鱼的指挥信号在发给运动系统的同时也抄送给了感觉系统，
让后者为即将到来的电信号以及随之产生的感觉体验做好准备。
而感觉系统一旦接收到该指令的副本，就会预测 EOD 将带来怎
样的感觉，这时就会有推测放电：它是长颌鱼预测的电信号到
达电感受器时的感觉体验。

　　我们再整理一下：长颌鱼决定发放一个电脉冲时，它会发出两个一模一样的指令，其中一个发往放电器官，告诉它"立即发放"，而另一个发往感觉器官，告诉它"请知悉，我们准备发放一个信号，是自己人，忽略即可"。于是在信号发放前，感觉系统会先匆匆预测这个信号的形状和幅度，而这个预测就叫"推测放电"。通过对信号的情况加以推测，长颌鱼做好了当它到来之际识别出它的准备。

　　一旦感觉系统准备就绪，放电指令就可以执行了，长颌鱼随即发放 EOD。随着电场向外扩散，长颌鱼也将它与推测放电相比较。这一对实际信号和预测信号应该正好匹配，有着相同的形状和强度，就像前面的两张图所示。由于接收到的信号和预测的信号相同，鱼脑认出了它：这是自己的放电器官产生的 EOD，而不是同类发来的消息，所以不必理会。两个信号相互抵消，电感受器什么都探测不到，这就相当于单单发出了一条消息而没有接收。这样一来，长颌鱼在自己产生电信号时，就不会误认为该信号来自同类。

　　如果的确收到了同类发来的 EOD，情况就不同了。那时长颌鱼不会先做准备，收到的信号也不会有推测放电与之匹配。没做准备，也就没有什么现成的信号可供对比，感觉系统不会事先启动，也不会收到什么抄送邮件，更不会去预测。这个信号不会消除，长颌鱼会收到一条响亮而清楚的消息：有一名同类要和自己谈谈。也许是位女士？

　　推测放电系统使长颌鱼能够区分信号产自自身还是其他同类，从而避免了许多混乱。下面的图表归纳了该系统的运行方式。

　　推测放电系统的功用是在感觉体验和感觉预期之间寻找匹配。这个系统并非长颌鱼独有，而是在自然界广泛存在。蟋蟀用它来防止自己的鸣叫声干扰自己听见同类的鸣叫，燕雀之类的鸣禽用它来区分自己和其他鸟的歌声。我们人类当然也使用

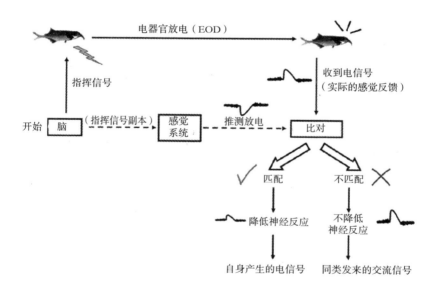

　　图为长颌鱼的推测放电系统。每当鱼脑发出一个运动指令，它都会将该指令的一个副本发给感觉系统，感觉系统随即产生一个推测放电信号（也就是对放电后产生的感觉的预测），随后将之与收到电信号之后的实际感觉反馈相比较。如果实际信号和预测相符，那就必然是自身发出的，推测放电于是就会抑制它对神经系统的影响。

推测放电，而且用途相当之多。比如有一个实验要求被试单手提起一个装满水的容器，与此同时，研究者记下他们在容器上施加的握力。重复若干次之后，被试用一根吸管从容器中喝掉部分水，然后再提起它。他们虽然明白容器已经减轻了重量，但施加的握力仍和容器装满时一样。为什么？因为前些次提起装满的容器时，推测放电系统暗暗积累了经验，记下了提起它的感觉（即感觉反馈）。根据这个经验，它对提起容器所需的力量做了预测。由于这个预测是在第二组实验（提起较轻的容器）开始之前做出的，所以人脑对提起容器时所需的力量和获得的反馈，都有着过时的估计，它依据的是过去身体在一个较重的物体上重复出来的经验。因为这些无意识的计算，被试就在变轻的容器上施加了过多的握力。

这也许就是我们获得"肌肉记忆"的一种途径。你可以尝试从同一个地点投篮一百次，直到能准确投进为止。然后换一枚较小的篮球，再试几次。你的肌肉需要先对这个新球的重量适应一阵，然后才能再次准确地投中。

有人认为，人类的推测放电系统还用来在移动头部时保持眼球的位置（所谓的"前庭眼反射"）。我们用它来估算身体运动的时机，比如在什么时候伸手才能接到球。我们甚至会在想象中运用这个系统。第三章已经写到，我们想象某个运动或感觉体验时，是在内心通过预测实际的感觉反馈来创造这些意象的。比如研究表明，某个动作（如开合跳）在想象中的时间长度，和实际完成这个动作的时长惊人地相似，这说明我们在想象时依靠了一个内部的预测系统。

那么如果这个系统坏了呢？试想我们遇到了一条电鱼，它的推测放电通路出了故障。它依然能正常放电，也能够产生推测放电信号，但在比对实际的感觉反馈和推测放电时却会出错：在比较两个相互匹配的信号之后，它的判断竟然是两者并不匹配。简单地说，它得到的结果是漏报。这会如何影响电鱼对世界的感知呢？它不仅会无法认出自己的信号，还会错误地认为有其他的鱼在和自己交流。

到这里已经越来越清楚了：推测放电还有一个用途，就我们的讨论而言，它是所有用途中最重要的一个：辨认自己的声音。

## 系统故障

我们再回过头来说说布兰登，我们在本章开头遇见的那位精神分裂症患者。他的症状可以这样解释：通常情况，当布兰登说出默诵话语时，他的推测放电系统会预测他的声音应该是什么样子。当他自己的声音传入耳中，推测放电系统会将耳朵听到的这个声音与预测中的他自己的声音相比较。因为脑部的故障，无意识的匹配系统错误地认为两者并不匹配（漏报），使他无法意识到听见的是自己的声音。布兰登的推测放电系统没有抑制他的声音对神经系统的影响，以防止分心和混淆。他的

声音对他的神经元受体产生了十足的影响。他的脑现在面临着
两条需要调和的信息：一是听见了说话声，二是误认为这个说
话声并非自己发出。这时他的脑会怎么做？它会根据自身的理
路来解释这个局面：用有限的信息创造出完整的故事。于是在
无意识中，脑得出了尽量符合逻辑的结论："如果不是我发出的
这个声音，那就一定是其他人发出的吧。"

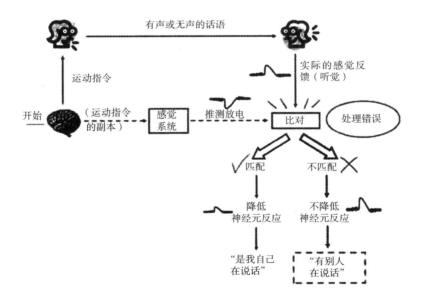

图为精神分裂症患者推测放电通路的可能故障。研究者认为，当一名患者听见
自己的声音，他的比对功能返回的结果是漏报。于是患者意识不到听见的是自
己的声音，而会认为那是由别人发出的。这一回路对精神分裂症患者的幻听做
出了基本解释。

　　匹配系统的这个故障可以解释布兰登为什么认不出自己的声音，又为什么认为这个声音来自某个神秘人物。它还解释了为什么这个声音对他如此了解：毕竟那就是他自己嘛。如果这个理论没错，它就可以解释为什么精神分裂症患者会听见神秘说话声了。那我们能证明这个理论吗？

　　想想我们之前聊过的一个实验，它将健康被试和精神分裂症患者的声音稍稍扭曲，再要他们判断这声音属于"自己""别人"，还是"无法判断"。结果表明，有幻听问题的精神分裂症患者更容易把自己的声音错听成别人的。在那之后的研究又发现了一个名为"N100"的特定脑波，当一名健康人听见别人对自己说话时，这个脑波就一定会在脑电图上跳出，而当她听见自己的声音时，该脑波也会相应地减弱。有趣的是，这正是推测放电系统的效果：降低我们自己的声音对神经系统的影响。有些神经科学家相信，N100信号的降低正是推测放电抑制神经系统的标志。后来又有研究者设计了一个新的实验，要求精神分裂症患者和对照组听辨几个说话声的来源。第一个说话声属于被试本人；第二个也是他们本人的声音，只是经过了轻微扭曲；第三个是用电脑合成的"外星人"声音。被试一边收听这几个声音，研究者一边用脑电图记录他们的脑活动。

　　健康被试听见外星人声音时，能正确地认出那属于"别人"，脑电图上也显示了强烈的N100信号，说明他们意识到了这不是自己的声音，所以没有抵消它对神经系统的作用。健康被试也正确地认出了自己的声音，即使那声音略有扭曲；他们的脑电图上显示了一个受到抑制而减弱的 N100 信号，说明推测放电系统发现了匹配，并决定将信号降低。当自己的声音响起，他们的无意识系统知道不必多加理会；在有意识的层面，他们就听见了自己在说话。

精神分裂症患者同样能认出外星人声，此时他们的 N100 信号与健康被试相同。这是很自然的结果，因为这些患者本来就能认出别人的说话声，他们无法辨认自己的声音。而他们听见自己的声音，并将其误判为"别人"时，他们的 N100 信号同样强烈而完整。这个信号没有受到抑制。推测放电系统的故障阻止了信号之间的匹配，反而探测到了一个不匹配，结果是 N100 信号（它代表的是感觉系统受到的影响）无法降低，患者于是错误地认为自己的声音来自外部。

推测放电系统的故障使得精神分裂症患者无法识别自己的声音，并将这声音归结为某个神秘的外在实体。那么这个解释可以推广到所有精神分裂症患者身上吗？我们之前的许多讨论都预设了精神分裂症患者的幻听只是他们自己在悄声说话。这在许多病例中都千真万确，但我们仍不知道这个预设可以推广到多大的范围。是不是所有幻听都取决于患者识别自己说话声的能力？或者换个问法：那些没有听力的患者还会有幻听吗？

### 聋人能在脑袋里听见说话声吗?

聋人中的精神分裂症患者比例和健康人群相同,发病时的表现也十分相似。他们同样会表现出许多不同的症状,如思维瓦解、言语障碍、社交退缩等等。那么涉及幻听时又如何呢?耳聋的精神分裂症患者中,也的确有人自称有幻听。我们来认识几位这样的患者,看看他们是如何形容自己的幻听的。

#### 患者一:61岁,男性,天生耳聋

他听见一个鬼魂对自己说话。那鬼魂谈到他的工作、生活和上司。鬼魂叫他"小猪鼻",还建议他保险的事要小心。他说他真的听见了鬼魂的声音。

#### 患者二:34岁,男性,两岁前即耳聋

自称见过耶稣。他常常听见一个声音从伦敦对他说话。别人问他身为聋人,怎么可能听见伦敦的说话声,他回答说他看见对方用胳膊和手向他打手语。

#### 患者三:30岁,女性,两岁前即耳聋

她听见一个男人"在她里面"说话,还见到了对方的脸。但那个男人闭着嘴,也没打手语。她偶尔还会听见电视剧演员帕特里克·杜菲(Patrick Duffy)对她侮辱威胁。这些

声音有时会一起出现，并相互辩驳，但它们总是在说她的坏话或者笑话她。她不知道自己为什么能听见它们，她也明白自己"听不见真人说话"。

**患者四：17 岁，女性，天生耳聋**

她听见一个男人整天大喊："你好，你好！"她不确定这男人到底是不是鬼魂。她常常用手语打出"闭嘴"和"走开"，将这声音赶走。有时她会一只耳朵听见音乐，另一只耳朵听见说话声，不过她也承认，自己是"全聋"，根本听不见别人的嗓音。她说自己从前有过微弱的听觉。

这四个病人都声称能"听见"说话声，虽然他们都在能够理解语言之前就聋了。他们都将听到的声音归结为外来的实体，这一点和典型的精神分裂症患者一样。当研究者追问他们是如何听见声音的，只有第二位患者承认自己是看见了有人在打手语，而不是真的听见了口语。神奇的是，其他三位患者都使用了"说话""大喊""嗓音"这样的词来描述自己的体验，并坚持自己的幻觉是有声的。他们非说自己真能听见声音，但我们知道这绝不可能。无论这些聋人体验到的是什么，那都不是真正的声音。也许他们只是没有恰当的措辞来形容自己感知到的东西，最后只能借用形容声音的词汇罢了。

耳聋的精神分裂症患者并不能真的听见说话声，这一点只要叫他们描述说话者的声音特征就清楚了。那些嗓音"听起来"具体是怎样的？耳聋的患者无法给出有意义的描述。他们记不得说话者的音高、音量和重音，而是常常回答："我怎么知道？我耳朵聋了啊！"也许他们在说"嗓音""听见"的时候，只是在表达别的意思。

试想有一位朋友对你说："我要去用斧子砍掉那棵樱桃树。"在听见这句话时，你注意的不是朋友的具体措辞，也不是他的声音。你会在脑海中描绘那棵樱桃树，思索为什么朋友想要砍倒它，也许还会纳闷他怎么有一把斧子。无论这条消息是通过电邮、手语（假设你精通手语）传达给你，还是你在屋子另一头读懂了他的唇形，你都会产生同样的想法。就对心灵的影响而言，交流的模式没有交流的内容那样重要。就像我们在第一章所见，环境音或是弹舌的回响都能激活视皮层。同样，对语言的神经影像研究也显示，健康人听别人说话和聋人看别人打手语时，脑中激活的区域完全一致（都是前额叶和颞上回）。虽然感知这两种语言需要完全不同的感觉模式（一种是听觉，一种是视觉），但人脑用来理解交流内容的区域却是相同的。

这一点甚至对想象中的言语也适用。当你醒来后照着镜子心想"哎呀，我的头发今早真是不一般地好啊"，你就是在使用所谓的"内心话语"（inner speech）。这时，你前额叶的左下部分也是激活的。曾有一项研究让一组聋人在用手语思考的同时接受 PET 扫描——手语正是他们的内心话语模式。扫描同样在他们前额叶的左下方发现了活动，而这也正是听力正常者在用话语思考时活跃的区域。

想象一个视觉场景会激活脑中的视觉空间部块。但尽管手语是一种视觉的交流媒介，可当一个人用手语思考时，他脑中激活的却不是视觉空间区，而是语言区。一种语言无论是手语还是口语，是源自真实感知还是想象，脑中的无意识系统都会辨认其中的信息内容，并以大致相同的方式对待它。这也许就是视觉学习的基本原理：学生在通过图、表和符号学习一个概念时，他的脑处理这个概念的方式，和他在课本上读到或在课堂上听到这个概念时是完全一样的。学生不仅记住了图片，也在心中创造了这些内容的语言表征。

上面的四位患者并没有听见自己的默诵话语，因为他们聋了。然而他们却产生了有人对他们说话的幻觉。他们体验到的可能是内心话语，是头脑中的手语或想象中的唇语（就像第二名患者承认的那样）。有的聋人精神分裂症患者最后会承认他们"听见"的声音其实就是心中的唇语或手语，只是他们看不到对方的脸或手。想想看，那是没有双手的手语或不见嘴唇的唇语，难怪描述起来会那么困难。也许第一、三、四名患者就遇到了这个难题，因为无法描述，干脆一口咬定自己听见了声音。

他们的体验或许类似我们在第一章读到的阿梅莉亚的那条声音走廊，唯一的区别在于阿梅莉亚是用声音代替图像，而他们是用图像代替声音。他们在心中想象出手语或唇语，但那嘴唇或双手的意象却很模糊。那些消息的措辞或许并不清晰，但消息的内容还是传递给了他们。无论那是一声招呼、一个保险方面的建议、一句辱骂（"小猪鼻"）还是一句威胁，患有精神分裂症的聋人都觉得那是某个入侵者植入他们脑中的概念。旁人很难确定这个体验具体是什么样子，但有一点非常清楚：它和听觉并不相同。虽然聋人的确能够体验到某种形式的幻听，但那幻听的源头是他们的内心话语，而非默诵话语。

如果丧失听觉的人也能幻听，那就说明不是所有精神分裂症患者听见的都是自己的默诵话语，有些人体验到的是自己想象出来的内心话语。这又说明，精神分裂症造成的神经问题，也就是推测放电系统的故障问题，要比我们之前猜想的更严重：精神分裂症患者失去的不仅是辨认自己声音的能力，他们连自己的思维都辨认不了了。

## 自我监控障碍

英国摇滚乐队平克·弗洛伊德以其实验性的迷幻风格广为人知，在 1996 年列入摇滚名人堂。当乐队在 20 世纪 60 年代晚期开始成名时，创立者西德·巴雷特（Syd Barrett）的举止却变得古怪起来。他常常突然失神，还一个劲地说着疯狂的念头。有时他会心血来潮，涂上口红、穿上高跟鞋招摇过市。当乐队成员发现巴雷特将女友囚禁在一间屋子里三天，只偶尔在门下给她塞两块饼干时，他们才真正意识到出了问题。虽然当时没有确切的诊断，但现在看来，巴雷特可能就是患了精神分裂症，而这也体现在了他的音乐里。在 1968 年的专辑《一碟子秘密》(*A Saucerful of Secrets*) 中，巴雷特为歌曲《瓶罐乐队布鲁斯》("Jugband Blues") 创作了歌词，其中有两句写道："感谢你明白告诉我我不在这里……我不知道是谁写下了这首歌。"

　　因为这两句令人担忧的歌词，乐队经理彼得·詹纳（Peter Jenner）宣布这首歌"可能是对他的精神分裂状态最确切的自我诊断"。如果其中反映了任何现实，那么巴雷特似乎是在暗示他意识不到这歌词是他自己写的，而是认为自己心中运用的技艺，以及整个作曲作词的细致过程，都是由他之外的某个人完成的。他认识不到这首歌是他自身思维的产物。

　　有的精神分裂症患者会体验到一种比较神秘的妄想，名为"思维插入"。患者认为自己的思维并不属于自己，而是从某个外来的源头植入自己心中的。这个感觉可以强烈到震撼，比如下面这位病人的描述：

　　　　我望向窗外，觉得园子漂亮、草坪整洁，但这时埃蒙·安德鲁斯<sup>*</sup>的思维进到了我心里。这时没有别的思维，只有他的。他把我内心当作屏幕，让自己的想法显现在上面，

---

\* 　Eamonn Andrews（1922—1987），爱尔兰裔广播电视人，长年在英国工作。

就像你在屏幕上打开一幅画那样。

和幻听一样，面对思维插入，患者不仅会将其归因于他人，还会归因于各种神秘力量。有一位医生这样描述他的两名患者：

> 一个男病人说，有人在他脑袋里放进了别的思维，和他自己的"感觉不一样"。另一个病人说，他那些"别的"思维有许多来自电视和广播，它们"经过了电力的篡改"，总是感觉……和他自己的明显不同。

这种自我识别问题还有更深的表现。除了无法识别自己的声音和思维之外，精神分裂症患者还可能辨认不出是自己在支配自己的行为，例如患者有时会形容自己无法控制手脚的动作：

> 当我伸手去拿梳子，活动的确实是我的手和胳膊，拿起它的也确实是我的手指，但我却不在控制它们……我坐在那里看着它们动，它们都相当独立，它们的作为和我毫无关系……我只是一具木偶，被宇宙中的提线操纵。每当提线拉起，我的身体就开始运动，我完全无法阻止。

这听起来像是异手综合征，其实不然。患者对自身有完全的控制，只是他的脑不让他认识到这一点罢了。与之类似，还有的患者无法辨认自己的感受，甚至会将自己的心境和情绪都归结到外部的源头：

> 我大哭，泪珠从两颊滚落，外表很不开心，但是内心里，我有着一腔冰冷的愤怒，因为这都是他们在利用我。不开心的不是我，是他们把自己的不快投射进了我的脑子。他们还毫无理由地把笑容投射到我脸上，你不知道那感觉有多坏：表面上哈哈大笑，一副开心的样子，心里却知道那并不是自己，而是他们的情绪。

研究者向来知道，精神分裂症患者会将自己的冲动归咎于外部力量。有一名患者住在一家精神病院，当餐车推到面前时，他把一瓶尿倒了上去。护工愤怒地质问他想干什么，他这样说：

> 我忽然有了一阵冲动，觉得非这么做不可。但那不是我的冲动，是放射科灌输给我的。这就是我昨天被送去那里的原因，给我植入思想。这和我没关系，是他们要这么做，所以我才拿起瓶子把尿倒上去。

这些症状似乎和幻听有着相同的模式：将外界归为自身想法和行为的源头。从推测放电系统的故障出发，我们能用单独一个模型漂亮地解释这种种奇怪体验：当脑中的故障使人无法意识到自己的思想、感受和行为都出于自身，她就只能认为这些思想和感受是外人植入自己内心的，她的行为也是受外人的控制。这些症状说明，精神分裂症不仅仅是幻觉和妄想的问题，而是更为一般性的自我监控障碍。这种病使人无法区分自我和非我，而推测放电故障就是这一切的核心。


你为什么不能挠自己痒痒？

我们从小就知道一个秘密，那就是人不能挠自己痒痒。无论怎样尝试，你都无法在自己身上引起那种痒感。但只要有淘气的朋友用手指在你肋下轻挠，你就会从椅子上跳起来。同样一件事，为什么别人对你做就比你自己做的感觉强烈得多呢？

科学家真的研究了决定一个感觉痒不痒的各种因素。他们使用一台挠痒痒机（对，真有这东西）开展实验。每个被试都用左手移动一根手柄，以此控制一条机械臂，机械臂顶部有一个尖，用作挠痒痒的机械手指。被试摇动手柄，指挥机械指刺激自己的右手手掌。然后在一张从 0 到 10 的痒度量表上评价自己的感觉，其中 10 表示最痒。被试发现，这感觉并不很痒。指挥机械指挠自己痒痒，并不比亲手挠自己更痒。为什么呢？因为他们体验到的感觉和脑的预测完全匹配，于是推测放电系统将这认作是自身产生的动作，从而抑制了它的效果。所以被试不觉得痒。

接着研究者修改了实验条件，在被试对手柄的操作和机械指的刺激之间加了一个延迟，随着实验进行，这个延迟的时间变得越来越长。他们还修改了机械指的动作模式，使其不同于被试挠自己，随着实验进行，两者的差别也越变越大。当这些时间和模式上的变化渐渐积累，被试报告了越来越强烈的痒感。

那么推测放电又如何解释挠痒痒呢？当你挠自己痒痒时，针对这个计划中的动作，会有副本发送到感觉系统，并引发一个推测放电信号。如果这个信号和你的实际感觉体验相匹配，也就是你在手指挠肋下的同时感受到了同样模式的动作，你的脑就会检测到匹配，推测放电信号也会抑制这次挠痒痒的效果。换句话说，当你的脑知道了挠痒怪进攻的时间和方式，它就会做好自我保护的准备。这个感觉抵消了，你也就不觉得痒了。

反之，如果和实验的第二部分一样，你感觉到的刺激在时机和模式上都和你的计划不同，那么推测放电就无法和来自皮肤的感觉反馈相匹配。这时脑就会将这感觉当作外来的而非自身引起的，于是你就感到了痒。身体失了防备，挠痒怪横行无忌。

如果像前面说的那样，精神分裂症是一种自我识别问题，那我们自然就要问：精神分裂症患者能挠自己痒痒吗？既然他们把自己的行为当作外来的，那不就无法区分挠自己痒痒和被别人挠痒痒的感觉了吗？的确如此。一组精神分裂症被试在比较了挠自己痒痒和被研究者挠痒痒的感觉之后，报告说这两个感觉一样痒！因为在区分自我和非我上有着广泛的障碍，这些患者做到了其他人无法做到的事：把自己挠痒。

## 似曾相识

我最近和妻子走访了一次康涅狄格州的神秘港。我们来到了一条僻静街道尽头的一家冰激凌店，店家的橱窗里有一张照片，拍的是一个脆皮甜筒里装着一只草莓冰激凌球。店外还挂着一块木头招牌，随风前后摇摆。看见这个景象，我心中涌起了一阵强烈的熟悉感，于是我自信地对妻子说，我从前来过这地方，那是在童年和父母一起出远门的时候。然而那一周晚些时候，我父亲却告诉我，他们从未带我去过康涅狄格州。我的这种错觉许多人都有过，但它是怎么产生的呢？某个此前从未见过的地方，为什么会引起如此强烈的熟悉感？

在之前讨论幻听的原因时，我说了人脑会在判断匹配状态时得出漏报结果，在预期的感觉和实际感觉相符时，硬说它们并不相符。那么，一个"误报"结果又是怎样的呢？那就是"似曾相识"（déjà vu）感了。你会觉得某个感觉体验与你有关或为你所有，而其实它和你没有关系，也不为你所有。你认出了它，它却不属于你。

说来真是奇妙：神经元一个简单的错误发放，居然会引出如此深刻的意识体验。当我们谈论脑中的一条条回路时，可能觉得并不复杂：如果一家冰激凌店的外观和我的一条记忆相符，我就会感到认出了它；如果你听见一个声音和你的声音相符，那就是你自己的声音。这里头似乎没有什么可多说的。只有当虚假的信息在脑中流传时，我们才会意识到脑在无意识中做了多少工作。

当我的脑在康涅狄格州错误发放，我不仅有了一种熟悉的感觉，还断言了自己曾有一次出行。我的脑是非常讲求逻辑的：既然我认出了眼前这个地方，既然它和记忆中的某个场所匹配，那么最可能的原因就是我从前来过这里。然而我又不记得自己来过，那这就一定是发生在很久以前，在我还是个孩子的时候。而身为儿童的我，又是跟谁一起来的呢？大概就是我父母了。相当合理的一个故事。的确，无意识系统是用虚假的信息得出了这个结论，但推理本身却很可靠。我的脑利用已有的信息填补了空缺，并创造出了一个流畅的故事来解释眼前的情况。

和其他精神分裂症患者一样，布兰登脑中也出了故障，使虚假信息广为流传。这个故障的基本后果是他常常认不出自己的声音和想法。但他的脑觉察到了一个声音，有人在对他说话。那么这人是谁？既然四下无人，那就不可能是附近的谁，而一定是某个当时他无法看见的人。可那到底是谁呢？有谁能在远处向他心里投射一个嗓音？也许是某个拥有高超技术的人，某个拥有监视他的手段和动机的人。FBI 的人？有这个可能。如果是某个 FBI 探员在他脑中植入了芯片，那就能够解释他脑袋里的声音了；如果这名探员已经对他监视了一阵，那就可以解释那个声音为什么对他如此了解了。

在接收到错误信息之后，无意识系统就会编造故事来解释这个十分古怪的局面。以这个思路来看，布兰登对自己症状的解释倒是……很符合逻辑。同样，一个人在经历了困惑而恐怖的睡眠麻痹之后，他的脑也要开始分析刚刚的事件。这样古怪的一段经历，需要同样古怪的一个解释，于是脑子就萌生了外星人绑架论。说来也怪，这正好又是一个合适的理论。它体现了无意识系统创造故事来解释情绪体验的倾向，也满足了人对自身遭遇的好奇。以这个眼光看，我们或许能够更好地理解许多精神分裂症患者自称被奇异科技（射线枪、氙原子流）或宗教实体（魂灵、魔鬼）操纵的说法，还有他们为什么觉得电视中的角色（帕特里克·杜菲）或虚构的人物（琼斯小姐）在对自己说话，又为什么会认为有自身之外的神秘力量在他们心中制造混乱：脑子编造了一个解释，这解释符合他们的个性，也符合他们平日的信念倾向。一个有宗教倾向的患者可能把那声音认作神圣存在，一个惊悚小说的读者则可能担忧那是 FBI 或中央情报局的探员。人脑借助无意识的加工，将我们的感官收集的信息碎片聚拢到一处，并尽量符合逻辑地串联起来，在考虑我们的信念、恐惧和偏见之后，最终造了一个故事来解释这一切现象。而在有意识的层面，我们就读到了此类故事。

在健康状态下，脑的无意识架构会提供一套方案，使我们能将自己内心的产物和来自外界的信息分隔开来。正是对这种分隔的认识，使我们在与世界交流的同时保持独立。我们得以在自我和非我之间做出关键的区分，而这重区分正是我们的自我感和人格建立的基础。有时候，只有正常功能发生了紊乱，我们才能理解脑的逻辑回路是多么强大，它的幕后工作是多么繁重，它又能多么轻易地被操纵。那么，如果操纵它的不是错误发放的回路，而是某个蓄意策划的阴谋呢？

## 第七章

# 催眠术可以用来诱导杀人吗？

论注意、影响和潜意识暗示的威力

> 有意识的心灵就像一道喷泉，它在阳光下升起，又回落进那个它从中发源的巨大地下水潭，这水潭就是潜意识。
>
> ——西格蒙德·弗洛伊德

1951 年 3 月 21 日早晨，哥本哈根冷得出奇，29 岁的机械师帕勒·哈德鲁普 (Palle Hardrup) 早早离开了工作岗位，骑自行车来到附近的一家银行，提着一只公文包走了进去。这只公文包里藏着一把手枪、几枚子弹，他准备用它们来恐吓银行柜员，尽量多抢出一些钱来。

他走进银行大堂，大门在他身后关上。他拔出手枪，朝天开了一枪，接着又把枪口指向最近的柜员，喝令他往公文包里装满现金。那名柜员吓得一动不动，哈德鲁普一枪将他击毙。他走向下一名柜员，对方立即从柜台逃跑，但还是慢了一步。又一声枪响，哈德鲁普杀死了第二名被害人。此时警铃大作。

哈德鲁普空着手落荒而逃。警方追踪不久就赶上了他。哈德鲁普没有抵抗，束手就擒，对自己的作为也供认不讳。但是将他押到警局之后，事情却变得奇怪起来。

哈德鲁普在审讯中交代，他抢银行是因为接到了上帝的命令，目的是为丹麦国家共产党筹款，好为第三次世界大战做准备。根据周围一带在那段时间的劫案规律，警方怀疑哈德鲁普并非单独行动。他们追问是谁向他灌输了抢银行的念头，他回答说："是我的守护天使。"

没过多久，警方就发现这起劫案中使用的自行车属于比约恩·尼尔森（Bjorn Nielsen）。这个尼尔森有长长的犯罪记录，曾经和哈德鲁普在同一间牢房里关押了三年。警方向那座监狱的犯人做了调查，他们都说两人在狱中的关系相当奇怪。具体来说，尼尔森对哈德鲁普这个室友产生了令人不安的强大影响。那么，尼尔森就是教唆哈德鲁普抢劫的那个"守护天使"吗？

九个月后，就在哈德鲁普将被送进精神病院时，他给调查案子的负责人写了一封信，说他终于准备交代这起抢劫杀人案的全部内情了。他写道，上一次因犯罪而坐牢时，他陷入了深深的抑郁，什么事都没法做。而尼尔森对服刑较有经验，于是给了他关照。尼尔森成了他的好友兼导师，传授他关于宗教和上帝的知识，还建议两人经常一起冥想，说是这样就能与全能的主合而为一。哈德鲁普写道，尼尔森后来开始试验催眠。每天夜里，在寂静黑暗的囚室中，尼尔森都会催眠哈德鲁普，并命令他做出各种举动。他想看看自己能对哈德鲁普的心灵施加多少影响，这些影响又会在时间中增长到多大。哈德鲁普说这个催眠试验定期举行，直到尼尔森完全控制了他的心。而尼尔森一旦明白了自己拥有的力量，就决心用它来达成一个新的目标：他要借这名室友之手犯下一桩无懈可击的罪行。他的邪恶计划是抢劫银行，必要时还要杀人，他自己躲在远处遥控，失败了就由哈德鲁普承担罪责。

## 你觉得很困很困

诸如催眠、阈下信息和洗脑这样的外部影响，真的可以削弱我们的思维和决策能力吗？这不禁使人想起电影《满洲候选人》的情节：陆军中士雷蒙·肖被敌方特工洗脑催眠，对方试图将他用作暗杀工具，以达到颠覆美国政府的目的。

催眠本是临床心理治疗的一种手段，后来却成了通俗心理学中的一大热门，还不时为媒体所歪曲。它始终没有受到正确的理解，也很少得到审慎的科学分析。不过，就像任何曾经亲身经历或者亲眼见证过它的人会说的那样，首先要明白的是，催眠绝对是真实的。

大众接触催眠的最常见途径大概就是观看舞台上的催眠表演了。催眠师从观众中挑出一名志愿者，并用催眠术来使他做出或奇怪或尴尬的举动，常常引人发笑。我就看过这样一场演

出，一同前去的是我的朋友伊森。伊森平时为人古板，那天却
主动上台，并成功地受了催眠。催眠中，催眠师向他宣布一只
猎鹰刚刚飞进房间，并展开翅膀摆出了一个庄严的姿态。伊森
的眼光盯上了这只无形的鸟，表情肃然虔敬起来。"大猎鹰又飞
起来了，"催眠师接着说道，"这下它落到了你头上。"伊森害
怕得一动不动，目光在底下的观众和自己的额头之间来回闪烁，
看到这只想象的动物用利爪抓住自己的头发，他浑身紧张。观
众大笑，但伊森毫无察觉。催眠师得寸进尺，说："猎鹰又起飞了，
现在他飞进了你的上衣！"伊森涨红了脸，满头是汗，挣扎着
想要赶走袭击者，差一点把上衣也扯掉了。直到催眠师告诉他
猎鹰已经飞走，他才终于罢休。表演结束之后，伊森向我发誓
他真的看见了那只飞禽，就像看见房间里的每一个人那么清楚，
他也真的相信自己在与它搏斗。反正他在催眠引起的恍惚中看
见了一只动物，和它交了几手，但这动物并不存在。

催眠已经成了临床心理治疗中的标准手段，治疗师用它来
促进放松、沟通和反省。催眠还能帮助病人控制疼痛，效果远
远超出安慰剂效应。有一项研究召集了 30 名烧伤病人，他们有
的接受真正的催眠，有的接受虚假催眠（安慰剂），还有的不受
任何处理（对照组）。研究者要求虚假催眠组闭上眼睛、想象自
己处在一个轻松的场合，但并不真的催眠他们。实验结束之际，
研究者要三组被试填写详尽的问卷，以评估自己的痛感变化。
结果显示，催眠组报告自己的疼痛减轻了 46%，虚假催眠组减

轻了 16%，对照组减轻了 14%。另有一项研究显示，催眠还能为接受化疗的癌症患者减轻疼痛。

2006 年，主持人埃伦 · 德杰尼勒斯（Ellen DeGeneres）在自己的一集日间谈话节目中接受催眠，以帮助自己努力戒烟。催眠师先要她说出一样讨厌的食物，她说黑甘草糖很恶心。在使她陷入恍惚后，催眠师对她说吸烟就好像吃了一大口黑甘草糖。听到这个说法，她的脸上显出了厌恶的表情。埃伦后来表示，她戒烟几十年从未成功，这次催眠终于帮她戒掉了烟瘾。

催眠还有过一次著名的应用，曾在电视剧《威尔和格蕾丝》（*Will & Grace*）中饰演角色的女演员黛博拉 · 梅辛（Debra Messing）在参演电影《幸运牌手》（*Lucky You*）时，需要扮演一位水下模特，当时她也请了催眠师来帮自己克服潜水的恐惧。影片中的梅辛穿一身美人鱼戏服，在一口巨大的水族缸里对着口形唱歌，同时和各种水下生物一齐跳舞（这听起来倒是真的可怕）。她称催眠师帮她克服了水下恐惧，使她不慌不忙地拍完了这一场戏。

催眠也在军队中派上了用场。比如军方认为，对俘虏的敌军士兵施加催眠，就能使他们更有可能吐露机密情报。有一项实验招募了一位意志坚定、记录清白的陆军下士作为被试，他面前坐着一位催眠师和几位上司，上司们密切观察，想看看催眠师能用什么法子使他泄露军机。先是他的上尉向他告知了一条秘密情报："B 连将于今晚 21:00 出发。"上尉同时还向他下达军令，严禁在任何情况下泄露情报。这位自信而坚定的下士点了点头，转身面向催眠师。

轮到催眠师显身手了。他将下士置于深度催眠的恍惚之中，一旦觉得对方的内心已经完全在自己的控制之下，他就开始以上级的口吻对下士说话。"我是桑德斯上尉。"他宣布，"我刚刚告诉了你一条情报，叫你不准泄露。现在我想看看你还记不记得，下士。我刚刚说了什么？"下士目光呆滞，毫不犹豫地说道："B 连将于今晚 21:00 出发。"机密泄露了。在这次演习中，下士没用一分钟的时间就背叛了国家。

催眠师将下士从恍惚中唤醒，然后问他："你泄密了吗？"下士像往常一样自信地一笑。

"没有，你是没法叫我开口的。"

只这么一个问题，就突破了军队的精锐之士，他自己还毫不知情。由此可见，除了影响知觉、减轻疼痛外，催眠还能使人表现出平时不会有的行为，即使那行为是受到禁止的。

许多人都有一个误解，认为受催眠的人是在梦游或处于其他无意识状态。但实际上，被催眠者的意识是完全清醒的，甚至可以说是十分专注、充满想象力。1843 年，詹姆斯·布雷德（James Braid）发明了"催眠术"一词，并给它下了这样的定义：

催眠状态的起源和本质是引起人出神或心理专注的习惯，这个状态仿佛自发的冥想或出神，心灵的力量完全集中于某一个念头或某一串想法。一时间，被催眠者对其他的念头、印象和想法都不再留意，即便留意了也无动于衷。

换句话说，催眠使人的精神完全集中于某一串想法，因此易受外部暗示的入侵。

催眠不是一种无意识状态，而是注意力高度集中于想象的状态。在第三章中，我们已经见识了心理意象增强运动表现的威力，也明白了心理意象是一件强大的工具。而催眠就是由别人口述的心理意象，被催眠者不受外界干扰，完全浸淫其中。当你竭力想象某个事物，对你而言，那东西就会变得真实。

在电影《铁钩船长》（Hook）中，罗宾·威廉姆斯扮演长大后的彼得·潘，由于岁月磨砺，他已经失去了童年时的一些创意和想象。有一场戏，在永无岛上，他坐在一张桌子旁，看着迷失少年们作狼吞虎咽状，却看不见他们在吃什么。少年们从空空的碗碟中抓起一把把空气塞进嘴里，彼得在一旁惊讶地观望。有一个少年举着一条想象的鸡腿大快朵颐，另一个似乎紧握着一块无形的三明治大吃特吃。彼得问道："真的食物都在哪儿啊？"少年们鼓励他运用想象。于是他集中精神，努力想象这些食物都是真的。忽然之间它们就成真了。一盘盘肉、面包和糕点出现在他眼前。

这就是催眠。被催眠者深深沉浸于催眠师精细塑造的场景之中，以至于相信它是真实存在的。不仅如此，他还会执迷于这个场景，到了忘记思忖、检讨自身行为的地步。这使得催眠师能够绕过被催眠者的有意识监督向他发布指令，引导出他做出在未催眠时会觉得尴尬的举动。应该说，这是我们目前对催眠的最好解释，但在神经心理学界，关于催眠为何有效、如何有效，却还有争议。但假设我们的解释正确，这就自然会引出一个问题：为什么只要将注意集中在某件事物上，就能阻止其他刺激进入意识？如此简单的行为怎会产生如此深刻的影响？

## 鸡尾酒会效应

试想你正在一个拥挤的房间里参加鸡尾酒会。你和其他三人站成一圈，聊着近来的股市走向。当谈话开始变得乏味，你的心思也散漫起来。你们周围到处是谈话声，震耳欲聋。你开始偷听身后那一群人的话题。他们聊着这个房间的折中主义装潢，品评着主人挑选窗帘和沙发面料的眼光。没什么意思。你的心思又转到了左边那一群。他们在聊酒会上你认识的几个人，说着他们的闲话。你留意听了起来。你脸上露出讪笑，对他们所说的每个细节都听得仔仔细细。忽然你听见有人在喊你的名字——原来是站在对面的女人一直在和你说话，你却完全不知道她说了什么，因为你的注意已经被其他话题占据了。

这个场景中表现的注意的选择性，就叫"鸡尾酒会效应"。在一片嘈杂声中，你能够将自己的注意集中于某一场对话，同时将室内的其他动静屏蔽。脑子是如何做到这一点的？说到底，房间里充斥的都是声波，脑子是如何明白哪些声波比较重要的？看来你一次只能应付一场对话，而除此之外的话语，哪怕出自近旁人之口，也进不到你的心里去。

还有一个现象称为"非注意盲视"，对它的研究似乎证明了意识只能记录我们的注意所集中的对象。在一个十分著名也十分有趣的实验中，心理学家克里斯托弗·查布里斯（Christopher Chabris）和丹尼尔·西蒙斯（Daniel Simons）要被试观看三人一队的两队人传接篮球的录像。其中一队身穿白色上衣，另一队穿黑色上衣。两位研究者要被试专心观看白上衣组，并记下他们的传球次数，录像结束时再叫他们说出白队共传球多少次。接着研究者又问他们："你们看到一只大猩猩了吗？"原来是录像放到一半，有一只大猩猩（其实是一女子穿着大猩猩服装）走进了这些球员中间，在画面正中停下，面对镜头捶胸数次，然后离开。然而被试一心数着传球次数，大约有一半人完全没有注意到这只大猩猩。你如果觉得这难以置信，不妨去 YouTube 上看看这段录像，并用它来考考你的朋友。

在另一个类似的实验中，实验者在康奈尔大学的校园分别接近了 15 名行人，向他们问路。正当双方盯着地图交谈时，有两名男子（也是研究人员）抬着一块门板粗鲁地从他们中间穿过。趁此机会，问路的实验者和抬门板尾端的男子互换了位置，继而抬着门板离开了现场。此时站在行人对面的已是另一名实验者，他举着一张一模一样的地图继续问路。原先那名实验者和眼前这位顶替者穿着不同的衣服，身高相差约 5 厘米，声音也不同。然而仍有大约一半的行人没有注意到自己的谈话对象忽然换了人。他们继续为对方指路，好像什么也没发生过一样。

针对注意的神经生物学研究已经澄清了在这些实验中发挥作用的脑回路。当我们看见或听见某个事物，感觉信号就从我们的眼睛和耳朵传向人脑中的感觉交换站——丘脑，然后再由丘脑传递到脑中的视觉或听觉皮层。这条通路大致可称为"自下而上的信号传输"。与此同时，脑中的信号也在传向丘脑，甚至一路传至最初接受刺激的感受器，这个过程称为"自上而下的信号传输"，其作用是对收到的信号开展过滤，挑出其中的重要成分，并综合出一幅有意义的视觉图景或是一番前后连贯的对话。你不妨将这种自上而下的加工看作法庭上的一位法官正在裁决一场车祸争议。关于这次事故，车祸双方向她呈交了许多不同的说法，事发时处在有利位置的证人也提供了关于这次撞击的证词。当所有证据都摆到法官眼前，她手头就有了许多分散的信息，但她还是想知道事件的全貌。这就是她要解决的难题：利用起呈送上来的零碎信息，在必要时填补其中的一些空缺，并运用因处理同类案件而积累的经验智慧，还原出一个合理的故事。

面对大量感觉信息，人脑也在时时刻刻做同样的事：它接收信息，评估信息，根据过去的经验找出其中最显著的特征，最后将它们综合成一段统一的经历。

在那个传接篮球的录像中发生了许多事：球员朝各个方向移动，有黑色球衣，有白色球衣，篮球飞来飞去，四面有墙，下有地板，球员的面部有各种特征。哪些信息是重要的？人脑要优先处理哪些信息，才能创造出一段视觉叙事？既然被试的任务是为白队的传球计数，他们的脑就自然会用自上而下的加工来关注和传球有关的信息。然而人脑就像法官，只有有限的心力。如果它已经给白队的行动加上了"最重要"的标签，就会将黑队发配到次要位置，而无意识系统也会抑制有关黑队的刺激，弱化它们对有意识心灵的影响。这样一来，视野中的黑色部分就成了背景，而那套大猩猩服装又正好是黑色的。由于被试的脑已不打算在视野的黑色部分发掘重要信息，就在无意间把黑色大猩猩归入了背景噪声，使得一半被试没有注意到它。假如猩猩服的颜色是明黄色而非黑色，猩猩就不会如此轻易地融入人脑认定的视觉背景噪声中，观看录像的人也就不再会把它看漏，因为他们的脑会挑出这一明亮的刺激，将它和场景的其他部分区别开来。

同样的原理也在上述行人实验中起了作用。半数被试没有注意到他们眼前的问路人忽然换了一个，因为他们脑中的有限资源都分配给指路了。不过，要是后来顶替的实验者戴了一顶粉色的生日帽或是穿了一身圣诞老人服装，那么所有行人都会注意到这个变化。实验者忽然多出了这些外观特征，被试的脑就会对视觉场景的这些方面格外关注。实验者的外观会陡然变得显眼，极有可能为行人所注意。

　　这也是为什么在鸡尾酒会上，当你听见附近有人在说"……然后她就浑身赤裸跑进了电梯"时，你的注意会一下子被吸引过去。因为这句话有意思，而且不常听到。它的内容或许使一些人觉得重要、有趣，于是脑就将它识别了出来。同样，当你听见有人喊你的名字时，你的注意也会忽然转移。由于长年来一直处理自己名字带来的刺激，你的脑已经将这串声音当成了一条重要信号，所以一旦有人提起，你的注意就会迅速转去寻找声音的来源。

　　2007年，有人对鸡尾酒会效应开展了一项神经系统研究。研究者考察了一种名叫"斑胸草雀"的鸟身处一片嘈杂声中时的脑神经元活动。他们的目标是使这只草雀对录音中另一只草雀鸣出的歌声（是它熟悉的鸣叫）产生选择性注意。与此同时，他们还播放各种背景噪声录音，其中包括其他鸟类的合唱。这就相当于是草雀版本的鸡尾酒会：四处是鸟，七嘴八舌，只可惜现场并不供应鸡尾酒。研究者记录了这只草雀的脑活动，而且有了精彩发现：首先，草雀显然探察到了背景噪声——研究者从它的听皮层上探测到了一堆相互干扰的混乱信号。不过，每当研究者播放那段熟悉歌声中的一个音节，草雀脑中便会有一段波形保持显著高位，而其他脑波都缩减。这就好像是它在一片喧嚣中认出了同类的声音，并挑出这个声音来听，同时将其他声音当作背景噪声压抑了下去。人脑也有相似的工作原理，它会辨认某些重要的刺激，并将注意指向它们，同时将其余刺激视为无关，降低它们对神经系统的影响。这个过程自然会使人想起推测放电系统。

　　然而针对注意的神经科学研究所表明的，并不是人脑在面对一个视觉景象或听觉和声的时候，只觉察其中的某些部分而忽略其他部分。但凡我们的眼睛和耳朵（还有其他感受器）探测到的内容，脑差不多都照单全收。只是这些信息实在庞杂，无法一一加工。对注意的研究显示的是，我们的无意识能够从这场感官轰炸中挑出重点，并将它们综合成一个统一连贯的故事，作为我们的有意识经历。在鸡尾酒会上，你虽然被其他对话占据了注意，但是一听到自己的名字就回过神来，这说明你的脑毕竟在你不知道的情况下吸收了某些信息。实际上，脑接收了几乎所有的信息，但我们只意识到了其中的一小部分。这自然使人想到我们没有意识到的那些信息，它们又是如何在潜意识中影响我们的呢？


克服斯特鲁普效应


　　我们来试一个实验：看一眼下面的字，然后在最短的时间里说出文字的颜色：


黑　白　灰　黑　白　灰　黑　白

你用了多长时间？我猜不是很长。再看看下面相同的字。要记住，你只需说出文字的颜色：

**黑 白 灰 黑 白 灰 黑 白**

这一次你用的时间很可能就长了许多，大多数人都是如此。原因嘛，当然就是文字的颜色和意义产生了冲突。虽然你的任务只是说出文字的颜色，但它们的意义还是使你分了心，干扰了你尽快完成任务的能力。结果就是你在回答第二组文字的颜色时，用了比第一组长得多的时间。

这个现象称为"斯特鲁普效应"，它是以上面这项测试的发明者、心理学家约翰·里德利·斯特鲁普（John Ridley Stroop）命名的。这个效应在超过99%的人身上都有体现，多年来已经得到了广泛的研究和确认。这个现象不是我们能够控制的。练习或许能使我们稍微缩短一点反应时间，但是只要颜色和名称不相符，我们的反应依然会比两者相符时慢得多。这是因为相互矛盾的知觉信号在脑中产生了冲突：文字的意义是东，颜色却是西。在我们能够正确说出颜色之前，脑必须先将这两个相互矛盾的表征厘清，而这是需要时间的；反应时间上的这种增加，我们就称之为斯特鲁普效应。一般来说，我们无法调控这个效应，只除去一个法子：催眠。

被催眠者接受斯特鲁普测试时，反应时间是明显变短的。他们回答得非常流畅，无论文字的内容和颜色是否匹配都没有多大差别。被催眠者在辨认文字的颜色时并没有受到意义的干扰和拖累。他们对这个任务全神贯注，完全忽视了刺激中包含的冲突。简单说就是，催眠消除了斯特鲁普效应。催眠状态竟然隔绝了脑中造成反应时间变慢的冲突。但它是怎么做到的？这个冲突是在脑中什么位置被化解的？催眠又做了怎样的调停？

　　研究者利用 fMRI 和 PET 对脑开展了神经影像研究，结果显示，当被试执行斯特鲁普任务时，他们的前扣带回皮层处于活跃状态。前扣带回位于前额叶下方，它担负着许多功能，包括情绪加工、集中注意等。我们在第一章就和它打过照面，当时说到了一个问题："每一种走上方舟的动物，摩西都带了几只？"这个问题的句子结构使你想到挪亚，但其实它问的却是摩西。要发现其中的歪曲，你就需要动用前扣带回。同样，斯特鲁普任务在你的颜色知觉和词语认知之间制造了冲突。在两种情况下，都是前扣带回帮人厘清矛盾。

　　针对前扣带回的大量研究都表明，它是脑中监测冲突的区域。每当我们要艰难地处理类似斯特鲁普任务中的矛盾知觉，或是权衡一道选择题中的多个选项，又或者要纠正自己犯的错误，抑或是要在好几个词涌上心头时说出最恰当的那个，这些时刻，前扣带回都在辛勤地工作着。该脑区的功能就是在这些局面中理出头绪，而这都牵涉对冲突的某种监测。

　　催眠既然能够消除由前扣带回处理的斯特鲁普效应，就多半是对前扣带回产生了一些影响。那么它到底是怎样参与到这幅神经系统图景中的？为了回答这个问题，神经科学家兼心理学家约翰·格鲁泽利尔（John Gruzelier）开展了一项实验。

利用"斯坦福催眠感受性量表"这一筛查工具，他遴选了一群特别易受催眠的被试。他要被试尝试斯特鲁普任务两次，一次处于正常状态，另一次处于催眠状态。两次尝试中，他都用 fMRI 监测了被试的脑活动。

影像数据显示，被试在被催眠之后，前扣带回的活动显著增强了。这一结果有些反直觉：我们本来认为，被试的脑会察觉不到意义和颜色的冲突，而只关注文字颜色，因此前扣带回的活动应该是减少的。但实际上，前扣带回这个脑中的冲突解析枢纽却似乎在加班加点地工作。那么被催眠的被试到底是怎么克服斯特鲁普效应的呢？

这就要说到格鲁泽利尔的第二个发现了。在没有接受催眠的对照组，被试的前扣带回与额叶同时点亮，说明这两个脑区存在交流。可能在对照组的脑中，前扣带回在无意识中监测到了相互冲突的信号，然后必须将其汇报给额叶，让有意识的分析来厘清其中的矛盾。这使得对照组明白地意识到了斯特鲁普任务中的难点，也降低了他们的反应速度。因此，当文字的颜色和意义出现错配时，他们的反应时间会更长。

而被催眠者的脑活动就不同了。他们的脑中只有前扣带回单独点亮，额叶则始终安静——两个脑区没有像正常情况下那样协同运作。格鲁泽利尔发现，催眠使前扣带回的无意识冲突监测功能和额叶的有意识分析功能解除了联系。结果就是，虽然前扣带回觉察到了文字的意义和颜色间的冲突，但额叶始终没有收到这个消息。与此同时，前扣带回也明白了它的消息没有送出，于是开始更加努力地运转，因此 fMRI 才会显示它的活动反而增强了：前扣带回不知道与额叶之间的通信已经切断，只是一个劲地向额叶报告被后者忽视的冲突。

催眠消除斯特鲁普效应，不是靠阻止冲突监测，而是靠截断冲突报告，做到这一点是靠切断两个脑区的联系，使它们无法像原来那样通信。我们来想想这是什么意思：催眠解耦了前扣带回活动和额叶活动，从而修改了脑部厘清知觉、识别冲突和纠正错误的方式。格鲁泽利尔指出，这就是为什么有人在催眠状态下会做出往常不会做出的骇人听闻的举动。

催眠改变了人脑加工信息的方式，催眠师因此能对催眠对象施加强大的影响。当一个人处于催眠的恍惚状态，他的额叶不会对外界的暗示做出同等强度的有意识监督。在格鲁泽利尔看来，这就是被催眠者有时会做出荒谬举动的原因，比如会自认为在和一只猎鹰打斗，还差一点扯掉自己的上衣。虽然催眠师提到的猎鹰和我那位朋友见到的没有猎鹰的环境之间产生了冲突，但因为催眠，他的意识无法觉察这个冲突，他的想象还主动填补了空缺。他的意识松懈了防范，于是催眠的暗示躲过雷达，悄悄潜了进来。比起寻常的暗示，一个催眠暗示有着更

大的影响、更宽的门路。那么，它究竟宽到了什么地步？催眠
师到底能使被催眠者做到什么程度？

　　我们已经看到，人一旦被催眠，催眠暗示就能绕过意识的
监控进入他的头脑。此时，这些暗示就会产生和阈下信息相似
的威力，而阈下信息的原理同样是避开有意识的分析发挥作用。
对阈下影响的研究已经有很长的历史，也产生了许多精彩的成
果。要回答潜意识如何影响人的行为，这些成果会很有启发。


　　吃爆米花，喝可口可乐

　　20 世纪 50 年代，朝鲜战争刚结束不久，《满洲候选人》也
还没上映，此时，广告专家詹姆斯·维卡里（James Vicary）开展
了一项秘密实验。实验的场地是新泽西州利堡的一家影院，他
在放映机旁放了一部装置，在电影放映期间，每隔 5 秒左右就
在屏幕上打出"吃爆米花""喝可口可乐"的字样。它们每次只
闪现千分之三秒，这个时间很短，观众不会有意识地看到它们，
但它又不算太短，仍会在无意间对观众的神经系统产生作用。
六周之后，已经有近 46000 人看了那部电影，维卡里宣称，可
口可乐的销量上涨了 18%，爆米花的销量更是暴涨了近 58%。

　　这个结果在报纸上公布之后，读者们都产生了一种不祥之
感。大家觉得自己受了侵犯。《新闻日报》（Newsday）称它是"原
子弹之后最使人警惕的发明"。居然有人能潜入我们的意识，在

不知不觉间操纵我们的决策，这还得了？更可怕的是，有人指出，对这种阈下信息的应用加以扩展，就能制造出大规模精神控制的设备。有回应文章表示："既然这诡计可以成功推销爆米花，那它岂不还可以推销政客或者其他任何东西？"就连《美丽新世界》的作者阿道司·赫胥黎也加入了这场讨论，说这种技术可能在几年之内"就彻底终结自由意志"。

一个恐慌的时代就此来临，民众对阈下精神控制的可能性忧心忡忡。恐慌情绪在 1990 年夏天出现了大暴发，那一年，摇滚乐队"犹大祭司"（Judas Priest）和 CBS 唱片公司被人告上法庭，罪名是他们在乐队的一首歌曲中植入了一条阈下信息。五年前，有两名青少年雷·贝尔克纳普（Ray Belknap）和詹姆斯·万斯（James Vance）在听了乐队的歌《你出面，比我好》（"Better by You, Better Than Me"）后，即刻来到附近的一片运动场，用一把锯短的霰弹枪轰了自己的头。原告在法庭上指出，这首重金属歌曲中隐藏着一条不断重复的信息："动手吧。"更糟的是，那张唱片的封面上还画着子弹轨迹轰穿人头的图样。*

最后 CBS 唱片打赢了官司。调查发现，雷和詹姆斯有吸毒、入店行窃乃至使用暴力的前科。法官裁定没有充分证据表明阈下信息能够影响人类行为——尤其是生死抉择，对死者家属的诉求不予支持。此外，原告方还有一项失误，他们请了一个名

---

\* 指乐队 1978 年的专辑 *Stained Class*。

叫威尔逊·基（Wilson Key）的人来做专家证人，此人曾出版过好几部著作，宣称一切产品和传播媒介中都渗透着与性有关的阈下信息。他举例说，琴酒广告中的冰块上写着"性"，乐之（Ritz）饼干上也烤着"性"字。还有一家餐馆的广告中展示了一盘食物，基号称那也是阈下信息，表现了一群男人正和一头毛驴性交。当他在犹大祭司案中被盘问时，大家都看出了他对阈下信息的观点已经脱离事实，陷入偏执：

律师：你在 5 美元纸币上看见林肯的颔须里嵌着"性"字？

基：是。

律：你认为这是美国政府、美国造币局故意印上去的？

基：是。

律：加拿大也对加元做了同样的手脚？

基：哦，是的。

律：你还认为在《时代》杂志的封面上，出版商也运用了阈下信息？

基：是的，是的。

律：那么希尔顿酒店的菜单呢？

基：也是。

律：还有小学课本呢？

基：也是，也是。

后来证明，维卡里的那个"吃爆米花，喝可口可乐"实验同样是无中生有。它从未在任何科学期刊上发表，也没有在其他研究者手上重复出来。加拿大广播公司曾试图重复这个实验，他们在一档热门的周日晚间电视节目上插进了350多次"快打电话"的字样，然而没有一个人打来电话。事后，电视台还请观众猜这期节目中隐藏了什么信息。他们收到近五百封来信，但没有一封答对。近五成来信者说，他们在观看节目时感到了肚饿或者口渴。显然，他们对那个爆米花与可口可乐实验已经相当熟悉，还以为这次节目一定也和食物有关。

有人甚至发现，维卡里所指的开展实验的影院其实很小，根本容不下他号称的那么多观众，而且影院经理也从未听说过这项研究。所谓的实验，只是一场骗局。

不过，"阈下信息"这个概念毕竟是成立的，其中也确实包含着与我们的讨论相关的问题：阈下信息到底有多真实？它会如何影响我们，这个影响又有多大？

看不见的脸

虽然它的影响被维卡里等人大大夸张了，但阈下信息是真实存在的，神经科学家曾以多种形式在研究中运用过这一技术。其中一种称为"逆向遮蔽"。实验者向被试先后呈现两幅图像：第一幅叫"启动"（prime），呈现时间不到 50 毫秒；然后是"遮蔽"

(mask)，这是一幅中性的图像，比如一个长方形或其他常见的几何形状，呈现时间为数秒。50毫秒的呈现时间太短，不足以为被试的意识所察觉。因此，启动图只要在50毫秒的窗口期内被遮蔽图取代，被试就根本看不见前者，而只会看见第二幅遮蔽图。然而研究发现，尽管启动图对被试近乎隐形，它所包含的信息还是会在被试脑中的无意识部分留下深刻的印记。

一组心理学家在两个实验中检验了这项技术，一个实验的被试是虔诚的天主教徒，另一个的被试是心理系的研究生。他们先让教徒读一段带有色情意味的文字，说一名女子梦见了一次肌肤之亲。在用一些时间理解文章的内容之后，被试又分组观看了两幅启动图像，均是一闪而过，闪现的图像，对他们中的一半人是教皇失望的注视，对另一半则是一张陌生人的面孔。因为是启动图，两者都只闪现了几毫秒，就为一幅中性的图像所取代。

在看过阈下图像之后，被试又填写了一份问卷，以评估自己的宗教虔诚。接着研究者会拿这份问卷和被试在观看图像之前填写的另一份自评相比较。结果发现，那些面对陌生人面孔的天主教徒被试，他们的自我评价并未改变，在出图前后写下的回答大致相同。而那些面对了教皇面带失望的被试，却在第二次评估时给自己的宗教虔诚打了低分。两组被试中，并没有人有意识地记得那张面孔，都只认为自己看见了一些几何图形。

研究生被试也得到了相似的待遇。研究者先向他们呈现阈下的启动图像，一组是面带否定的系主任，另一组是一张陌生人的脸，然后再要他们评价各自的研究设想。和上次实验一样，面对系主任面带不满的被试给自己的研究打了低分，面对陌生人面孔的被试则没有显示这个效应。在两个实验中，被试对自己的情感或设想的评价都受到了外部刺激的影响，而这些刺激都是他们没有看见，甚至根本不知道其存在的。

试想在你离开一家超市之际，收银员狠狠瞪了你一眼，因为你为薯片和汽水付的钱全是硬币。你没有注意到他的目光，而是继续做自己的事去了。一小时后你和朋友电话，却很快感到心情沮丧。你说不出其中的原因，反正就是觉得心境很差。可能就是那个你绝没有注意到的凶狠目光成了一条阈下消息，引起了你不知所以然的一股情绪。

再想想肢体语言对我们的影响。某一天，有人站得离你近了一寸。你当时并不在意，但事后不由心想：他是在和我调情吗？又有一天，一个新客户握手时力气大了一点，但只是一点点。当他离开你的办公室，你产生了一个不好的印象。你觉得他有些傲慢，但也说不上来他具体是哪里不对。

对逆向遮蔽的研究显示，生活中的一些无形时刻可能影响我们对他人的评价。在一项实验中，研究者向 26 名被试短暂呈现了恐惧、厌恶或中性的面部图像作为启动。和以前一样，这些图像只出现几毫秒，被试无法有意识地察觉它们。随后研究者让被试观看另一组表情中性的面孔，并要他们判断这些面孔是否真诚。结果显示，那些在阈下图像中面对恐惧或厌恶面孔的人，更容易觉得后来看见的中性面孔不真诚，比在启动阶段就面对中性面孔的被试显著得多。在另一项研究中，被试先是在启动阶段面对了愤怒或悲伤的面孔，然后分析对一些悲剧事件的描写。结果是，面对悲伤面孔的被试更容易认为悲剧事件是由不幸的环境引起的，而面对愤怒面孔的被试则更容易指责事件中的人物，说是他们造成了悲剧。

从行为研究的立场出发，我们显然可以说逆向遮蔽之类的阈下启动手段能影响我们对自己、他人以及环境的认识。阈下信息确实有用，但它是如何发挥作用的呢？脑内发生了怎样的变化，才使得这些图像在无意识间就影响了我们？

使用 fMRI 的研究显示，当一个人有意识地观看一幅图像，比如一张恐怖的面孔，他脑中的许多区域都会发放。信号先是从双眼中的光感受器出发，蜿蜒经过视神经束，到达脑后部的枕叶（负责产生视觉），然后从枕叶出发前往额叶和顶叶，再由那里的一阵神经元活动将其强化，使脑能够解读、分析看到的内容。与此同时，杏仁核（负责情绪加工）也活跃起来，因为图像具有引起恐惧的性质。当这一切都料理停当，那名观看者就有意识地感知到了眼前的面孔，他注意到其中的威胁，感受到恐惧的情绪，甚至还可能疑惑图中人为什么摆出了这样一副表情、是不是需要心理治疗等。

相比之下，如果用逆向遮蔽的方式呈现同一幅图像，观看者的脑活动就会表现出非常不同的模式。通路的最初环节是相同的：信号从眼中的光感受器出发，沿着视束经过相关的视觉核团，到达视皮层。然而接下来发生的事就和刚才不同了。视觉信号不会在额叶放大，fMRI 也不会显示大量神经元活动。这时的额叶相对安静，另一个区域却突然开始工作：在脑深部，杏仁核亮了起来，开始处理这幅"未见图像"中的可怕内容。

被试并未有意识地看见图像，额叶也没有开启任何分析或解读。据他所知，眼前根本没有出现过什么可怕的面孔。然而这幅阈下图像毕竟在他的头脑中留下了印记，他的神经系统，尤其是杏仁核，正在无意识中处理这幅他一无所知的图像，忙碌地处理其中的情绪内容。

由此可知，生活中的任一瞬间都可能在不知不觉间影响我们。无论是地铁中来自某人的一瞥，电台里传出的一句歌词，还是你眼角瞥见的一张海报，任何到达我们感受器的事物，都有可能微妙地操纵我们的情绪、影响我们随之做出的决定，而整个过程我们都毫无知觉。

这些阈下效应到底有多强大？关于这一点还莫衷一是。有人说阈下影响其实很弱，比如有一项实验召集了两组本科生，其中一组自称害怕蜘蛛，另一组自称不怕。两组被试都先观看了几幅阈下的启动图片，包括快乐或愠怒的面孔，然后再观看蜘蛛的图片，并评价它们的厌恶程度。实验结果，不怕蜘蛛的那组受了一些影响：快乐面孔的启动图，使他们对蜘蛛不那么厌恶了，而愠怒的面孔使他们更厌恶蜘蛛。然而同样的效果却没有在害怕蜘蛛的被试身上体现，这些阈下图像毫无影响，大概是因为它们的冲击太弱，不足以动摇被试对蜘蛛的深切恐惧。

与此同时，许多百货商店也在尝试用阈下信息减少偷盗行为。他们在商场的背景音乐中插入道德劝诫，比如"我很诚实，我不偷窃"之类，并且一遍遍地播放。有些商店号称这大大降低了他们的失窃率。这究竟是真实效果还是巧合？一个心怀不轨的偷盗者，真的会因为在音乐里听见了隐藏的忠告就不知不觉地罢手吗？大概不会吧。关于这个问题还没有确定的说法，但有一点大家都同意：阈下刺激确实有一些效果，但没有大到能彻底改变行为。

阈下信息得到了大肆宣传，但它的影响实在是很微弱的。相比之下，催眠的效果就明确而深刻得多了。这两种技术的区别，或许就在于它们和意识的互动方式。阈下信息完全避免引起意识的察觉，而这一点直接限制了它们改变我们想法的威力：我们既然无法有意识地看见某些图像，也就不会决心遵守它或将它付诸行动。阈下信息对神经系统的影响仅限于激活杏仁核，也就是对情绪状态的轻微更改。或许这对人的行为的确会产生些许冲击，比如影响人的自我评价，但它也可能没什么作用。由于无法进入意识，阈下信息的威力，上限很低——这就好比用玻璃弹子撞击保龄球，以期改变它的轨迹。

催眠就不同了，它改变的是保龄球的投掷方式。催眠不回避意识，被催眠者十分清楚自己接收的暗示。催眠改变的是人对意识的运用。被催眠者高度专注于催眠师述说的意象，于是更容易盲目地接受对方告知的内容。催眠没有绕过催眠对象的意识觉察，而是哄骗对象放松了监督和分析。它鼓励对象将心灵用于想象，指导他们被动地吸收体验，而非时时监控自身行为。

我的朋友很清楚那位催眠师对他说到了一只猎鹰，这不是什么阈下信息，他对相关暗示自始至终都有意识。不像那些只在一瞬间面对受遮蔽的面孔的人，他能轻易回想起当时的情景。催眠的威力在于，它使我的朋友无力反省那个暗示的奇怪之处，也不再反省那个暗示与他的理智判断间的冲突。

催眠比阈下信息强大，因为它进入了意识，也触及了意识中的决策、思维和联想。不仅如此，当催眠师用图像和声音蒙蔽人的自我监控和冲突解析能力时，身处催眠状态下的人始终能触及意识中的那些高级功能。

现在看来，詹姆斯·维卡里的错误不仅在于他的所谓研究是虚构的，还在于他认为用阈下技术完全避开有意识觉察才会令广告更加成功。其实，成功的广告或许反而和催眠有更多的相通之处。

## 脑海中的品牌名

广告有许多不同的风格。有的广告专门宣扬产品的实用性，比如魔净洗衣液（OxiClean）的电视直销广告就展示了它去除织物上顽固污渍的能力。另一些广告更注重在观众心中建立和产品有关的积极联想。要做到这一点可以用直白的方式，比如有一支广告就表现了一名男子往身上喷洒斧牌（Axe）身体喷雾，接着立即有一群比基尼女郎朝他蜂拥而来。有时广告人也会采用比较隐晦的方式，比如英国航空公司在1984年的一支成功的广告，虽然其中有旁白说着客机座椅的宽大，但广告的效果却来自舒缓的背景音乐。我们要讨论的不是广告的各种类别及这些类别的作用原理，而是某些类型的广告对脑活动的影响，以及其中体现的催眠原理和程度，因为广告和催眠有着诸多相似。

临床心理学家迈克尔·亚普科（Michael Yapko）是研究催眠治疗作用的专家，他主张广告和催眠有许多共通之处，两者都鼓励我们发挥自己的想象。他表示，和催眠师一样，广告常常会呈现一个意象要我们接受。通过这个意象，广告暗示我们某某产品能使我们的生活更加美好。他这样写道：

> 广告业者首先会创造对一件产品的需求……手法之一是促使观众代入广告中的某个人物，从而用这个人物展示的产品来解决自己的问题。然后他们再告诉你，选购了这件产品的你是如何聪明、阳刚或温柔[得多]，以强化你的购买习惯……广告这门生意，就是利用词语和图像来影响你的购买行为。

　　同样，催眠师也会用尽可能多的感觉用语来为被催眠者创造一个意象，他们往往会说"你觉得越来越热，开始流汗""你的眼前绿草如茵，树木青翠，耳边还传来了溪流的潺潺声"之类的话。亚普科写道，"受暗示性"（suggestibility）是一种"对新观念和新信息乐于接受和反馈的开放状态"。你越是代入广告中描绘的场景，就越是会开放地接受其中的暗示。广告的策略之一就是使观众把自己想象成广告中的人物（比如牙齿发黄），并且感受那个虚构人物的感受（比如被心仪的对象忽视的痛苦）。如果能在观众心中植入这个意象，那他们或许就会更加开放地考虑广告中宣传的产品，比如这个例子中的美白牙贴。

　　每当我们在半夜 1 点打开电视，总会看见一大波健身器材的广告，它们宣称只要一个简单的划船动作，就能使你从"使用前"的那副可怜巴巴的模样变成"使用后"的那个肌肉紧实（且肤色黝黑）的新人。此时的我们正疲惫地陷在沙发里，衣服上散落着薯片的碎屑，一天之中我们也只有在这个时刻会产生"我应该去订一套这东西"的念头。虽然广告将这项器材的效果吹嘘得天花乱坠，但我们累了，特别容易受暗示，而且我们还感到自己太懒，身材也走了样。我们将自己代入了广告中那个想要健美起来的角色，于是忽然之间，一则在平时毫不可信的广告变得诱人起来。

　　亚普科大力研究了一个好的催眠暗示中包含的成分，那么要怎样才能设计一个能催眠观众的电视广告？亚普科定义了 35

种能为广告增添催眠效力的特质。下面是几个例子：

胡萝卜原则：广告必须创造预期，使观众知道使用某件产
　品后会有怎样的回报。吃了我们的薄荷口香糖，你就
　会得到一位身材高挑的金发女郎的吻。

和谐：广告必须营造温暖的氛围，在观众和产品之间建立
　正面的联系。角色平静地躺在沙滩上，喝着一瓶啤酒。

积极暗示：广告必须使用积极而非消极的措辞。吃了我们
　的低热量三明治你就会变瘦，而非，你就不会变胖。

主导效应：广告在传达信息时，必须打动观众的主导情绪。
　你感到低落、无聊吗？这款轿车能解放你的心情。

连锁暗示：要让观众知道，为了某件必须要做的事，他们
　就必须做另一件事。你的孩子越多，你就越是需要为
　他们的大学开销而储蓄；越需要为他们的大学开销储
　蓄，你就越是需要投钱参与一个大学储蓄项目。

迷惑：广告一开始要让观众迷惑，直到显示产品的名称，
　他们才知道这广告到底在推销什么，心中不断积累的
　悬念才随之化解。广告中的男子似乎是想抢银行，但
　其实他只是在卖弄自己那张舒适的滑雪面罩。

可视化／类比：广告应描述一个和产品有关的感觉体验。
　多汁的汉堡带着辛辣的芥末味，犹如在你口中开了一
　场派对。

我们这就来回想一则符合这些特质的电视广告吧，就比如橄榄园餐厅（Olive Garden）的通行广告。仔细观看的话，你会在其中发现许多催眠元素。广告一开始，一群好友挤在一张桌子周围，在欢笑和闲聊声中研究菜单，背景轻声播放着爵士风的音乐。接着镜头拉近，使你平视人物，仿佛你也成了其中一员。当这群友人相互微笑、彼此打趣时，温暖而诱人的旁白声描述起了那些美味的酱汁和新鲜的面包棒。此时一大碗茄汁香草意大利宽面端了上来，一只长柄勺在面条上浇了一层热气腾腾的奶油芝士酱。橄榄园，我们的家园（we're all family here）。

在这看似平淡的 15 秒钟内，广告利用了至少 5 种亚普科提到的操纵手法。其中的音乐、笑声和温暖的旁白声营造了"和谐"的氛围，使观众对餐厅产生了积极的联想。它将这群快乐的朋友和那碗意面相联系，也满足了"胡萝卜原则"：只要来我们餐厅，吃我们的食物，你也能享受这样的友情。广告还用到了"主导效应"，为我们内心的孤寂感提供了解药。当食物终于在屏幕上出现、使我们垂涎欲滴之时，"可视化"发挥了它的魔力。最后，广告又用一个动人的"类比"结尾：去橄榄园用餐，就仿佛受到一个家庭的欢迎。这些元素共同作用，创造了一个极尽诱人又有催眠效力的场景，观众很容易接受其中的暗示，决定今晚用餐的地点。

在 2007 年的一项研究中，亚普科收集了 12 则电视广告（包括食品、饮品、服饰、通信和洗浴用品），并根据这 35 条原则，将这些广告按催眠暗示内容量排了一个名次。然后他向173名志愿者播放这些广告，并要他们给每则广告的效力评分。结果发现，一则广告越符合他的催眠暗示原则，观看者就越认为它有效。

看来，广告和催眠之间确有一些共通之处，那么这些共性在神经层面上也能观察到吗？广告对人脑的作用是一个十分复杂的研究领域，因为广告的意图可谓五花八门，有的宣扬实用，有的诉诸情绪，不一而足。看广告时，脑中的许多区域都可能激活，包括额叶、前扣带回和杏仁核。由于没有两则广告完全相同，我们很难笼统地研究它们对脑的作用。不过，神经科学家还是得出了不少结论，他们将实验简化，只观察品牌名称产生的影响。

试想你要买一辆轿车，正在丰田和保时捷之间犹豫。光顾专卖店之前，你边吃早餐边看电视。电视上忽然出现了一则保时捷广告：夏日的夜晚，一台光亮的保时捷疾驰过拉斯维加斯街头，随后屏幕中央亮出了那个著名的盾形车标。这一刻，你脑中发生了什么？

2007年的一项神经影像研究观察了14名被试在观看不同轿车品名时的脑活动。其中被试在看到奢侈品牌时的脑活动模式特别引人注目。当被试看到保时捷、奔驰等奢侈品牌的车标时，fMRI在他们脑前部的内侧前额叶发现了增强的活动。我们曾在第四章了解过内侧前额叶，当时讨论的是球迷对他们热爱的球员的高度代入。我们知道，该区域和自我中心式的、自私的思维模式有关。至少从表面上看，这部分地解释了为什么你在光顾专卖店之后会决定放纵一回，买下保时捷而不是丰田：仅仅是看见保时捷的车标，就足以引起你的自私冲动，使你放弃实用而选择豪华。

还有人指出，内侧前额叶（尤其是腹内侧前额叶）的活动也造成了所谓的"百事悖论"。研究显示，在尝味盲测中，品尝者确实会喜欢百事可乐超过可口可乐。然而可口可乐的销量却几乎是百事的两倍，而且长久以来始终在百事之上。学者对这一现象开展了神经病学研究，他们让两组被试盲品可口可乐和百事，其中一组的腹内侧前额叶受损（因受伤或手术），另一组是健康的对照被试。在盲测中，两组都表现出了对百事的偏好，这与在一般大众中观察到的结果相同。接着研究者又拿出了两杯可口可乐和百事，并在杯子上做了标记。两组被试再次品尝，这一次他们知道哪杯是可口可乐、哪杯是百事了。对照组的反应显示，他们的偏好从百事转移到了可口可乐。显然，看见品牌名对他们自诩的偏好产生了显著影响，由此显示了百事悖论。然而腹内侧前额叶受损的被试却依然偏爱百事，且人数和他们第一次盲测时大致相同。看见品牌名并没有影响他们的偏好。研究者认为，正是内侧前额叶的加工使得品牌名对你的决策产生了影响。这就是百事悖论的神经基础。在一般消费者看来，无论百事的味道多好，它都及不上可口可乐这块招牌，除非是他们的内侧前额叶受了损伤。

催眠能改变前扣带回的活动模式，广告中的品牌名则能影响内侧前额叶。这两个区域靠得很近，但并不相同。不过这两种技术还是有共通之处的，那就是改变人脑加工信息的方式，无论我们本人对这种改变是否察觉。和催眠一样，某些类型的广告用意象和故事使观众变得更易受暗示，然后引导他们下一步的行为。当然，论威力仍旧是催眠较大，因为它是在极深的水平上引起人的想象和分心，使催眠对象陷入某种恍惚状态；不过它和某些类广告的相似之处依然值得注意。广告和催眠还有第三个共性，在这一点上它们甚至和阈下信息相似：它们都是有针对性的外来作用，能在我们不知不觉的情况下影响我们的行为。只要这些技术绕开脑中的安保系统，避开我们有意识的仔细反省，它们的作用便可以混入背景中的无意识信息加工过程，并由此影响我们的决策。因此，如果有一股无意识的外来作用要对我们的行为造成任何改变，那都要靠脑子对我们为何决定如此行事提出合理的解释。

## 当脑寻找借口

我们在前一章已经知道，具有幻听症状的精神分裂症患者，他们脑中处理的信息是有空缺的。当患者听见一个声音而没有认出那是自己的，同时又见四周没有可能说出这些词句的人，他的脑就得发挥创意，试着编造出一个合理的解释来。他可能想出间谍机构、先进技术或灵性神祇等可能性，因为理论上说，这些对象都可以凭借无形的力量侵入他的内心。从某个角度说，这些看似古怪的解释其实都是理性的尝试，是患者无意识的心灵试图为一个支离破碎的故事查漏补缺。

还有研究显示，每当有外部力量通过潜意识影响人的行为，人脑同样会编造一个故事，为新的举动找到自己的理由和动机。催眠就会产生这样的效果。例如有一个实验，催眠师催眠了被试，要他一听到"德国"这个词就打开窗子。过了一阵，催眠师说出了这个词。被试稍一停顿，然后说道："这房间好闷呀，我们需要点新鲜空气，我可以开窗吗？"被试自己并没有开窗的冲动，气闷的感觉不是他自然产生的，开窗也不是他自己的想法。这个想法是借催眠的暗示外加给他的，因此躲过了他的有意识分析。忽然之间，他的脑感受到了一阵开窗的冲动，然而这股冲动的来源却并不清楚。他的脑如何解释呢？一定是因为房间太闷了。多符合逻辑。

再来看看其他几个外部刺激通过潜意识改变行为的例子。回想一下上文提到的逆向遮蔽实验：虔诚的天主教徒和心理系研究生在阈下图像中面对了表情失望的脸。假如你问那些教徒为什么对自己的虔敬程度评价这么低，或者那些学生为什么觉得自己的论文不够好，你觉得他们会怎么回答？他们多半不会对你说这些想法是突然在他们心中出现的，仿佛有一股未知的力量将它们注入了自己内心。那些天主教徒可能会说起他们最近的破戒行为，或者表示自己应该多向慈善机构捐献。而研究生们则会指出他们的研究模型还有哪些纰漏，或者自己的遣词造句还要再做修改。

我们在购买从广告上看见的产品或服务时，往往不会承认广告是自己花钱的理由。如果我去一家专卖店买一辆保时捷，那一定是因为我想要一辆操作灵敏、座椅舒适、引擎强大的汽车。如果我买了一辆丰田，那一定是因为我想要一辆安全又价廉的代步工具。我相信这些理由都足以成立，但它们并不是事情的全部。我是如何将保时捷和豪华、丰田和实用联系在一起的呢？我从儿时就开始观看的无数广告当然在其中起了作用。然而每当有人问起，我的第一反应总是将自己的理由作为选购某款车的唯一原因。

同样的道理，如果某个收银员在你不注意的时候瞪你一眼，造成你心境不佳，你也会尝试另找原因来解释自己为何心情低落。也许是工作不顺？也许是天气太冷？由于不知道真正的原因，你就另外发明了一个解释。

有针对性的外部暗示，无论它来自催眠、广告还是阈下信息，都能对我们的脑活动和行为产生影响。我们已经看到，逆向遮蔽能引起杏仁核的孤立活动，使其产生我们自己也不知道的情绪；催眠能抑制脑中监测冲突的进程；广告商标则能激活我们的内侧前额叶，引起我们自私的偏好。一旦这些作用稳固了下来，我们的脑便会吸纳它们，将其当作自生的动机。

现在看来，这三种手法中，催眠是威力最大的一种。毕竟它能使人感知到并不存在的事物，或者做出平时不会做出的行为，且人在催眠状态下的表现，比在另两种手法下都更明显。既然催眠能使一个古板的志愿者在观众面前自取其辱，或者使一位陆军下士泄露机密，那么它也能使普通人变成杀手吗？

### "刀就那么进去了"

安东尼·丹尼尔斯（Anthony Daniels）在英国伯明翰的温森·格林监狱（Winson Green Prison）做了多年精神病学家和监狱医生。他在这座监狱的一个主要工作是用美沙酮治疗某些犯人的毒瘾。因为这份工作，他在那里遇到了许多最危险的囚犯。一天，一名杀人犯走进他的诊室要美沙酮，他在交谈中说："我关进来只是因为运气不好。"丹尼尔斯觉得不解，他心想：

> 运气不好？他在这次关进来之前已经坐过十几次牢了，而且好多次都是因为暴力犯罪。杀人的那天晚上，他随身带了一把刀，根据经验，他一定知道自己很可能会动刀。然而在他看来，那天中刀的被害人才是这次杀人行动的元凶：他要是不在那里，就不会被刺了。将罪行归结到自己掌控之外的环境因素的，绝不只有我面前的这个杀手。

目前这座监狱里有三名持刀伤人犯（其中两个伤人致死），他们在向我描述案发情况时都用了完全相同的措辞。他们一开始都号称对自己的行为失去了记忆，当我追问时，他们都说："刀就那么进去了。"

"刀就那么进去了。"杀人犯本来还可以用另一种与之形成鲜明对比的说法："我用刀刺了他。"后一种声明意味着刺杀是有意的举动，而前一种则有被动语气，仿佛刺杀就那样发生了，与凶手的意图无关。凶手这样措辞是在为自己开脱。他的言下之意是杀人并非他的主动行为，而只是当时环境的产物，是外在于他的力量导致了凶案，只是当时刀恰好在他手中而已。

我们之前介绍了 1951 年发生在哥本哈根的那起凶案，还讨论了尼尔森是否用催眠诱导哈德鲁普杀人的问题。我们在这起案件中目睹了一个极端的例子，那就是运用外部力量使人犯下骇人听闻的罪行。但我们当时可没把这个故事讲完。丹麦当局后来把尼尔森找来问讯了。问讯者在尼尔森和哈德鲁普之间交叉盘问，尝试在这一串糟糕的事件中理出头绪，并弄清它们当中蕴含的可怕意义。对待二人，警方既有一并提审，也有单独问话。问讯者不仅分析了两人各自说法中的细节，也分析了他们的行为、肢体语言，以及二人一同出现时的微妙互动。随着调查的深入，真相也明朗了起来：尼尔森并不具备一个犯罪首脑的性格特征，实际上，他的脑筋还相当迟钝。不仅如此，调查人员还发现哈德鲁普之前的表现都是伪装，他其实相当聪明，很会操控人。

调查人员最后确定，尼尔森并没有用催眠使哈德鲁普犯下抢劫和杀人的罪行。两个人的确试验过催眠，但那并不是哈德鲁普带枪走进银行的原因。这些罪行完全是哈德鲁普自己的意思。那么那个催眠的故事呢？那是一个不错的故事。它使丹麦当局忙碌了一阵，也暂时把矛头从哈德鲁普身上移开了。就像那个说"刀就那么进去了"的囚犯一样，哈德鲁普也推说是环境因素或潜意识现象引起了他的行为（当然哈德鲁普更为狡猾）。但实际上，他就是元凶，他的行为只能由他自己负责。

催眠是对某一串想法高度专注的状态。被催眠者沉溺于催眠师创造的幻境，对于对方发来的暗示毫不检查，照单全收。既然如此，他们难道就不会听从这些暗示去杀人吗？这个问题将我们带回了鸡尾酒会效应。你在鸡尾酒会上专注于某一场对话时，会忽略身边的其他讨论；而一旦听见自己的名字，即使那出现在远处的某场对话中，你也会一下从专注状态中惊醒。我们还说过，你在听到"……然后她就浑身赤裸跑进了电梯"时也会如此。虽然我们只是专心在听一场对话，脑子却依然在加工其他外来信息，一旦有重要或明显反常的事发生，它就会向我们发出警示。某个刺激只要足够刺耳，即使它处在意识的边缘，也能让我们从狭窄的注意状态中惊醒，恢复明智的判断。

这一点对催眠同样适用。一个被催眠的人也许会沉溺于自己的想象，乃至接受房间里有一只猎鹰的暗示。可如果有人暗示他去弄一把枪、放进公文包，然后大步走入银行威胁柜员、将公文包装满现金并杀死一路上的每个人，那他是不太可能接受的。就算是极易受暗示的人，也会被这样的想法触发红灯，从专注状态中惊醒。借此，脑中的无意识过程会提醒我们将注意转到重要的事情上去，就像险险要撞车的情况会让分神的司机从白日梦中惊醒并猛踩刹车那样。在紧要关头一声断喝，这就是脑守护我们的方式。

虽然我们不能意识到所有的知觉，脑却仍在兢兢业业地整理它们。催眠或许会抑制前扣带回的活动，但不会关闭前额叶。一个被催眠的人依然是有意识的，也依然能对自己的行为保留几分监督。脑中的无意识系统只要探测到了需要立刻注意的紧迫事件，就会唤起有意识系统采取行动。

所以，再次澄清：一个精神健康、没有任何精神病或其他神经心理疾病的人，会在催眠状态下杀人吗？多半是不会的，除非他本来就有杀人的打算。只有一种人在听到"找一支枪，杀死柜员，抢劫银行"的命令时不会在心中亮起红灯：他们本来就有许多犯罪前科，对抢劫杀人不以为意，甚至不用催眠就可能被说服去干这样的勾当。相反，一个人只要觉得这样的提法非常刺耳，那么他就算被催眠了也不会去杀人或抢劫。

## 一个脑子，两套系统

在我们人生的任一个瞬间，都有无数个无意识进程在脑中运行。潜意识的刺激在每个人的神经系统中穿梭，并留下独特又常常难以预料的足迹。无论这刺激是广告中的短歌或口号，我们在鸡尾酒会上不曾留意的言谈，还是我们在见到某人、走访某地或感受某个独特体验时的微妙情绪，它们都会对我们的思维和决策产生实实在在的影响，却又不至于控制我们。这些影响的总和，再加上我们有意识的感觉、知识和记忆，共同构成了我们的人生经历。它们参与编织出庞大的背景知识，这又成了我们智慧与灵感的源泉。每当我们发现知觉未臻完整，或者见到一个场景中少了某些事实，脑子就会在无意识中引用这些背景知识，将眼前的故事补完。我们在不同的观念之间建立联系，是在受无意识的指引，这种指引能帮我们缩小选择范围，并最终做出最好的决定。

本书中，我们探究了脑中的意识和无意识两套系统，并了解了它们的互动如何产生了我们的思想和行为。意识系统造就了我们的人生经历，使我们体会到自己的感觉和情绪，反省自己的思维，权衡自己的决定——意识系统创造了人的自我感。与此同时，我们也一次次见识了无意识系统的卓越能力。它能够辨认模式，利用语境来预测尚未发生之事。它能填补空缺，调和我们的经验中相互脱节的元素，从而维持一个完整的个人叙事。无意识系统做到这些，是通过将我们梦中的情节编织在一起，或者为我们创造直觉。当一个人记忆失调，它就会虚构记忆，用脑中储藏的知识取代相关的事件，来填补回忆中的漏洞。当一个人精神分裂，它还会编造详尽的故事，用政府的阴谋或是超自然力量的入侵来掩盖自身识别方面的内在缺陷。它帮助我们为自己的想法和行为找到理由，即使我们的行为是受了催眠、阈下信息或广告之类的外部影响。

脑的无意识系统会竭尽所能填补空缺，将非理性行为合理化，为完全不合逻辑的场景编出合逻辑的解释。在这场探访自身的旅程中，我们看见的一个个病例、一项项研究都在证明这些现象。问题是，这套系统为什么要这么做？它为什么要维持一套完整的叙事？为什么要发明一个解释，用以调和混乱或冲突的体验？我们将会看到，其原因是要保全人的自我感。

作为人类，我们有着理解周围世界的秩序与结构的需求，也需要理解自身在其中的位置。为思考自身的需求和欲望，并制定目标和计划去满足它们，我们必须对自己的个人经历有所了解、有所反思，并以此洞察自身。然而记忆的缺失、知觉或思维的断档、自身体验的冲突以及外界的破坏，这些都威胁着我们的个人叙事，所以脑才要努力地保护它。无意识系统维持着自我的统一和连续，为了这个目标不遗余力。然而在有一种情况下，脑却为了达成这个目标而走向了反面，为保存自我，它反倒拆散了自我。我们这就来看看伊夫琳的故事。

第八章

# 为什么分裂的人格不能戴同一副眼镜？

论人格、创伤和对自我的保护

> 我认识到了人类那种彻底而原始的二元状态；我发现
> 有两种天性在我的意识范围内相互争斗，虽然人们大可以
> 说我只是其中的一个，但那也是因为根本上我两个都是。
>
> ——罗伯特·路易斯·史蒂文森

伊夫琳住进精神科病房的时候状况很差。这位 35 岁的单身母亲属于法定失明，要靠导盲犬的帮助才能外出。她的失明原因不详，病历上的旧诊断说她"双侧视神经受损，导致先天眼盲"，但这个说法没有证据。病历中没有记载她接受过什么检查，她也说不出有哪项检查确定了她失明的原因。不过，将伊夫琳引入精神病房的不是她的眼睛，而是她的皮肤。

她的前臂上深深刻着"肥猪"和"我恨你"这几个词。她不知道这些字是怎么刻上去的，也说不清皮肤上为什么有旧的灼烧伤痕。查看医院记录，我们发现伊夫琳一年前就来就诊过，

当时她皮肤上刻的是"笨蛋"和"疯子"。她宣称自己没有自残，也想不出谁会做这事——和她一起生活的只有年幼的儿子而已。

为什么伊夫琳无法指认残害她的人？也许这和她自己描述的记忆反常有关：当伊夫琳第一次在皮肤上发现刻痕时，她记不起之前的几个小时发生过什么了。从小到大，她常常经历这样的"断档"或"时间丢失"，她的记忆常会漏掉几个小时。她自己是这样形容的："自打记事起，我就常常发现自己会漏掉一段一段的时间，小时候觉得这很可怕，长大了又觉得很神秘，我不敢告诉别人，生怕大家会把我锁起来然后丢掉钥匙。"

她始终不确定那些缺失的时间里发生了什么，但偶尔也会找到一些线索："等到回过神来，我会发现一些玩具，就像我儿子上学前玩的那些。我还会发现购物袋里装满了好几样东西，都是我平时不会买的。"

伊夫琳将这些问题归咎于她的童年。她成长在一个可怕的环境中，尚在襁褓时就被人从生母身边带走，因为母亲对她施行身体虐待和性虐待。儿童保护机构发现她被母亲锁在衣柜里，于是立即把她送进了寄养机构。她两岁那年给人收养，等长到10岁，养父母也离了婚。养父和生母一样，也对她施行身体虐待和性虐待。家里还有一个比她大9岁的哥哥，常常把她捆绑起来，要勒死她。一家人都责备伊夫琳，说养父母离婚都怪她，因为她的视力缺陷太难处理，拖累了全家。

8岁那年，伊夫琳在医生的安排下转入一所盲校就读。医生说她之所以失明，大概是因为眼球结构有点问题，而在这之前，她都一直以为视力缺陷和在学校的艰难全是她自己的错。她在养父母离婚后即刻转入新学校，之后不久就经历了第一次"时间丢失"。有一天晚些时候，她在自己的手臂和腿上发现了淤青和小块擦伤，但不知道这些伤是怎么来的。她说不出自己遭遇了什么，也不清楚从失忆起已经过去了多长时间。

伊夫琳身上到底发生了什么？是谁在她手臂上刻下了文字？是不是她曾经遭到侵犯，只是后来忘记了？又或者是她自己在伤害自己？医生很快就发现，这两个猜想都有一点道理。

经诊断，伊夫琳患有"解离性身份障碍"，这种精神疾病一度称为"多重人格障碍"，症状是她有着几个不同的人格。其中一个是成年女性"法兰妮·F"，她有一个小宝宝名叫辛西娅。另一个是"长相怕人"的 10 岁女孩莎拉，她长着"打绺的红发"、棕色的眼珠还有雀斑。最后一个是"貌如天使"的 4 岁女孩吉米，有着蓝色的眼珠和金色短发。她的仪态会随着人格而变化。作为伊夫琳的她智慧、成熟，口齿伶俐。变成吉米后，她的声音一下子变得稚气，连普通的字词都会说错，比如把紫色上衣说成"纸色"。她说总统是"我爸爸"；还会激动地向人宣布，"橙"原来可以既指一种颜色也指一种水果，好像她才发现似的；她还说她哥哥正在教她写自己的名字。下面是吉米和精神科医生的一段对话：

医生：你几岁啦？

吉米：我 4 睡了。

医：你 4 岁啦？哎呀，是个大姑娘了呢！你在干什么呀，
　　吉米？

吉：嗯，我在乖乖地坐着，要做个乖孩子。

医：哦，孩子就要乖乖的是吧？

吉：是。

医：孩子为什么要乖呀？

吉：因为不乖就会挨打。

医：哎呀，真糟。是谁打你呀？

吉：我的妈妈爸爸。


说到挨打，吉米紧紧闭上眼睛，手也牢牢抓住了泰迪熊玩具。
后来话题变得阳光了一些：


医：你喜欢玩什么游戏呀？

吉：我喜欢玩转呀转呀都倒啦、伦敦大桥要塌啦、拿起钥
　　匙锁住门、鹅妈妈 *……我还喜欢和熊玩。

医：是真的熊吗？

吉：不是真的，但都是我的朋友。

---

* 皆为英语童谣，唱时伴随游戏动作。

当伊夫琳在不同的自我间切换时，变化的不只是她的人格而已。例如吉米用右手握铅笔写字，而伊夫琳却是左撇子。最惊人的结果出现在精神科医生给这些人格做视力检查的时候。以标准视力表衡量，伊夫琳的视力是 20/200，属于法定失明。法兰妮·F 和辛西娅的视力也是 20/200。不过莎拉的视力却有20/80，吉米更是达到了 20/60。* 20/60 和 20/200，一个只需要戴一副度数较浅的眼镜，一个却是法定失明。伊夫琳需要牵导盲犬，而她的另一个自我却只需要一副眼镜。这怎么可能呢？就算是不同的人格，用的也是同一双眼睛啊。

这还只是冰山一角。首先，一个人怎么会拥有几个人格呢？它们仅仅是情绪的极端波动，还是真的是相互分隔、独立运作的身份？如果是后者，如果这些不同的自我真的是相互分离又各有意识的个体，那就会引出一个最明显的问题：哪一个才是真正的伊夫琳？

每个人都有着丰富的"自我"感。我们不仅理解自己，知道自己的秉性，还觉得自己存在于头脑中的某个地方，正从那里观望着外面的世界。我们似乎有着一种内在本质，它在痛苦时麻木，在兴奋时战栗。这个内在的身份不仅是一个消极的感

---

\* 英美的标准视力表常采取原始斯内伦分数（Snellen fraction）计数，以20/200 为例，意为在 20 英尺外只能看到常人在 200 英尺外看清的东西，相当于小数记录中的 0.1（即分数值）；类似地，20/80 相当于 0.25,20/60 相当于 0.33。

受者，也是一个积极的行动者。我们无论是反省自己的想法、斟酌自己的抉择还是发起行动，似乎都是出自某个内在的中央指挥者。我们的头脑里有一样东西，它是"我"这个字的指称对象，在时间过程中表现得单一、统合且一致。然而伊夫琳的例子却表明，这个自我可以是分裂的。它可以打散拆开，分解成一个个零碎的人格，各自独立地成长发育。

透过本书，我们已经见识了脑中的意识系统和无意识系统如何相互作用，共同造就了我们的思想和行为。而人的自我就在这两个处理单元之间的某处涌现出来，这就将许多人引向了那个费解的问题：我究竟在我脑子里的什么地方？在研究多重自我问题之前，我们还是先从一个自我开始研究吧。所谓的"自我"（self）和"身份"（identity），这些概念到底是什么意思？自我这种现象是在脑中的哪个部分产生的？这也许是神经科学最大的谜题，要找到它的答案可不容易，但我们还是要尽量找找看。其实我们从本书的第一页起就在不知不觉地做这件事了。那我们现在又该从哪里着手呢？按神经病学的惯例，研究脑中的任何系统，第一步都是观察它出故障后的情况。


寻找一个自我


11月的一个寒冷夜晚，波兰，妇科医生彼得在和妻子激烈争吵后钻进轿车，怒气冲冲地驶入了黑夜。他的脑子里一遍遍重复着刚才的争吵，注意力根本不在路上。忽然，他意识到自己开上了对面车道，一辆大货车正迎面飞速驶来。他向右猛打方向盘，轿车打着圈子滑出了公路，一头撞到了一棵树上。彼得感到眼前一黑，随即陷入了长达63天的昏迷。

等彼得终于苏醒时，他已经变了个人。车祸之前，他风趣、机智、富有风度。在43岁的年纪上，他和妻子有三个孩子，平日喜欢和自家的狗玩耍。车祸之后，他却不知道自己是谁了。他能轻易说出公众人物的名字，就是不知道自己叫什么。而这只是开始。在其后的十年中，一组心理学家追踪了彼得的精神状态，在这期间他表现出了多种形式的神经缺陷，它们看起来都和他的身份及自我感的损坏有关。

首先，彼得认不出自己的长相了。当一位名叫亚采克的治疗师同他一起站在落地镜子前时，两个人有了如下对话：

亚采克：你看这是谁，彼得？你在镜子里看见谁了？

彼得：我不认识他。天哪！这个怪人在盯着我看呢！

亚：你看镜子里还有谁？

彼：我不知道，但也许是亚采克。你好像说过的，对吧？

彼得认出了一个他不怎么认识的人，却认不出自己的映像。而且可悲的是，他也不认识那些和他关系最亲密的人了。

当家人来看望他时，彼得大声喊叫："我没有家人！我的家人都在一场事故中死了！我不认识这几个人……他们都是替身……是我全部家人的替身！反正我不认识！"你或许还记得，这是冒充者综合征的症状，患者觉得身边的人都被相貌相同的人顶替了。我们在第五章说过，冒充者综合征（还有与它相对的科塔尔妄想，即患者认为自己已经死了）的患者感觉自己和世界分离了。当冒充者综合征患者看见自己亲爱的人，他们再也感觉不到昔日的情感连接，于是他们的脑就编出了一个故事来解释这种疏离。这个意义上，冒充者综合征也是自我感消退的一种表现。

彼得接着又出现了一个我们曾经见过的症状：记忆空缺。他记不得关于自己的基本情况，比如他否认自己养过狗。当治疗师把他的狗带到跟前说服他时，他却大叫了起来："这是团什么毛乎乎的东西！我没有狗！我才不会养这种脏货！我怕这狗，它想咬我！"他也不记得自己是个妇科医生了，但他自有他的理由。"我年纪太轻，不可能是医生。"他说，"大家都觉得我40岁了，其实我才20。"为了解释这个矛盾，他又举出了一个所谓的政府阴谋：

政府不仅换了货币，让我认不出来，他们还改了日历，这样就不用付终身年金……他们在原来的日历上加了30年，这样我就变成了45岁，但其实我才25岁。他们想这样把我除掉。我好害怕。

彼得这是在虚构记忆。他的脑在无意识中填补了记忆的空当，并编造了各种故事来尽量合乎逻辑地解释自己的种种缺陷：他不记得自己有狗，于是推说这狗是"脏货"、想咬自己，而他不可能养一只肮脏或暴躁的宠物，因此那狗不可能是他的。他也记不得自己的职业，于是虚构出了政府在操纵日历，而以他的真实年龄是不可能做医生的。

对于丧失的身份中的每一个元素，他的无意识脑都很快想出了一个解释来掩盖空白。他的人格同一性（personal identity）破碎了，但他的脑仍在试图将碎片拼合起来。

然而，彼得的伤势看来是太重了，他的人格也丧失得太过彻底，已经无法用这些碎片修补——空当太大，填不满了。他的脑必须到别处寻觅才能找回失去的自我。既然自己的知识储备和记忆已经不敷使用，他的脑就开始从别人那里借用信息，以维系自己脆弱而岌岌可危的身份。

住院期间，彼得有一个室友名叫尤雷克，刚刚做了一次膝盖手术。一天早晨，当医护人员来到病房时，彼得要求他们给自己带辆轮椅。他自称接受了膝盖手术，所以无法行走。他还说自己的真名是尤雷克。后来有一位29岁的美术治疗师来帮助彼得，他向彼得介绍他的工作是用美术来帮助病人表达自我。彼得从他手中抢过画笔，不肯归还，并宣称这些都是他必需的职业工具。他还挪用了这位美术治疗师的名字，并自称29岁。

看起来，彼得经历的变化都与他的自我感有关。那么问题来了：他在车祸中失去了脑的哪些部分，才造成了这样的缺陷？

MRI 检查显示，彼得的额叶和颞叶都受了损伤，这两块区域合称为"额颞区"。受伤最严重的是他的脑右半球。

认不出镜中的自己，冒充者综合征，记忆虚构，这些都与右侧额颞叶的损伤有关。根据历年的精神病学记录，这种形式的脑损伤出现在了许多丧失身份同一感的病人身上。比如"躯体失认"就是一个例子，患者因为一条手足的麻痹而失去了对它的拥有感，于是宣称这条动不了的胳膊或腿不是自己的。托德·费恩伯格（Todd Feinberg）是阿尔伯特·爱因斯坦医学院的一位神经科医生，也是研究躯体失认的专家，他记录了和一位病人的一场对话。病人名叫雪莉，在左臂麻痹之后，她否认那是自己的胳膊：

雪莉：它没有告诉我就放假去了。没问我意见，直接走的。

费恩伯格：谁走了？

雪 ：我的石头宠物。（说着用右手举起没有生气的左臂，表示她说的是这个。）

费 ：你管它叫你的"石头宠物"？

雪 ：是啊。

费 ：为什么叫它这个呢？

雪 ：因为它什么都不干，就那么待着。

　　躯体失认患者常会声称他们的手足是没有生命的物体，如"一坨锈机器""一袋骨头""我死去丈夫的手"等。最常见的情况是声称这条手足属于别人，比如属于自己的医生或某位家人。

　　躯体失认很像冒充者综合征，区别在于此类患者感到的不是与别人相分离，而是与自己的身体相分离。这是"神经的逻辑"的又一个表现；受损的脑无法确认麻痹的手足是身体的一部分，于是无意识系统只能去协调两条相冲突的信息：第一条是附近有一个看起来像手的物体，而且总在附近；第二条是那个物体对我的运动指令全无反应。那么脑会得出什么符合逻辑的结论呢？那一定是某个别人的手，或者至少是一个总待在我身边的无生命物体，比如一块石头宠物。

　　躯体失认的原因是右侧额叶、颞叶和顶叶的损伤，其中也包含了右侧额颞区。

　　对自我同一性（self-identity）的研究得出了和临床病例一致的结果。使用 fMRI 开展的实验显示，右侧额叶（额颞区的一部分）会在人自省时激活，而在我们想到别人时却不会。有大量文献写到了如何寻找自我的神经关联物，它们轻易就能写满一整本书，但迄今为止，唯一的共识是我们还不知道自我居于脑的哪一部分。大体而言，它很可能位于右侧额叶，因为这个区域的活动与自我指涉的活动高度相关，这一点我们刚刚已经看到。然而我们对这个观点也要存疑，因为右侧额叶绝不是产生同一性的唯一区域。

尽管如此，彼得的例子还是显示了人的同一性中有许多可能因为脑损伤而失去的功能：认出我们自己和我们所关心之人的能力，对自己个人经历的记忆力，对自己的个性及与他人之区别的连贯感觉，对自身想法及行为的掌控感，等等。当治疗师要彼得用图画表达自己时，他画了一只瓢虫，并解释说："我的内心就像一只瓢虫。这只瓢虫在寻找着什么，因为它的内心是空的，就像我的内心也是空的一样。"

我们知道，自我感会因脑损伤而毁坏，那么它又是如何分裂的呢？伊夫琳没有明显的脑损伤源，但她的身体却在不同的时间为不同的人格所占据。这又是如何发生的呢？我们如果也像许多神经病学家一样，认为人类的身份同一性位于脑中的某个大致区域，那应该可以通过切开人脑的手术将自我分成几个部分。如果我们麻醉一个病人，将他的脑一切两半，那么术后醒来的会是谁？是一个人还是两个人？

分裂的脑

有一种手术可以应对严重到失控的癫痫，叫"胼胝体切开术"。胼胝体是一条粗壮的神经束，连接着脑的左右两个半球，切开胼胝体，脑就会一分为二。癫痫发作是一场电暴，会沿神经束在脑中蔓延；将脑切成两半能够阻止电的扩散，使它不至于将两个半球统统占领。对于癫痫无法控制的患者，这是最后的手段；它能创造奇迹，但也会产生一些奇怪的副作用。

受到深入研究的"裂脑综合征"是其中最出名的一种。关于这种病可以去问薇姬，她在 1979 年 6 月接受了胼胝体切开术，术后的数月之中，她的两个脑半球始终独立运作。比如在超市购物时，当她的一只手伸向货架时，另一只手却好似另有主张。她说："我伸右边的 [ 手 ] 去取我想买的东西，左边的就会插进来，然后它俩就像是打起来了，简直像磁铁相斥的两极。"

同样的事情每天早上穿衣时也会发生。她本已经选好了某件衣服，结果某一只手却要挑另外一件。"我只能把所有衣服都扔在床上，等呼吸平复之后重新再挑。"偶尔，薇姬太气馁了，她会干脆放弃抵抗，同时穿三套衣服出门。

裂脑综合征指的是脑的两个半球在彼此切断之后各行其是的现象。薇姬身上表现的是异手综合征，我们在第二章曾经简短地讨论过它，并说它是额叶功能障碍的一个可能后果。异手综合征是裂脑综合征的一个常见症状，因为右脑控制左手，左脑控制右手，两个半球的切开造成了双手无法协同。左右脑的这种交叉控制还体现在视觉上：右脑加工左侧视野的图像，左脑加工右侧。不仅如此，左脑（在右利手的人身上）还控制着语言的产生。由于脑功能的这种偏侧化，分裂后的左右半球会各有自己的一套本领和知觉，无法彼此共享。比如，当薇姬的左半球在右侧视野中看见一个写下来的词，她能够把它念出来，因为左脑控制着口语功能。然而当同样的文字出现在左侧视野，只有右半球能看见时，薇姬就念不出，只能用纸笔把它写下来。

神经科学家迈克尔·加扎尼加是裂脑问题的权威，研究这类现象已有 50 年的历史。在研究生涯中，他不仅发现了各种认知能力如何在两个半球之间分配，还想到了两个半球是否也有独立的自我感。当然，每个半球都具有另外的半球所不具备的感觉、知觉和技能，但它们也各自具有能反省和决策的意识吗？

在 20 世纪 60 年代开始研究时，加扎尼加认为答案是肯定的。毕竟当身体的两边在超市的走道上扭打时，这个结论看上去完全合理。但是随着研究的进展，他却渐渐觉得两个半球还是共有同一个自我感。虽然无法知道另外那个半球的知识和行为，但两者似乎仍在协力维持那个单一的身份。

在一项实验中，加扎尼加向一名裂脑病人的左侧视野（即右半球）呈现了"行走"的字样。病人随即起身走了起来。加扎尼加后来问他为什么要走，病人解释说："我想去买个可乐。"想出这个解释的是负责产生语言的左脑，然而它并不知道右脑看见了"行走"的指令。右脑接收指令，左脑则编了个理由。

另一次例证，则是加扎尼加向一名女子的右脑闪现了一幅图，图上有几个苹果。女子见了大笑。加扎尼加问她在笑什么，她回答说："大概因为机器很有意思吧。"她说的是显示图像的机器。加扎尼加再向她的左脑呈现同样的图像，她再次大笑，但这一次很快指出了那几个苹果中隐藏着一名裸女的形象。

最后是他十分喜欢的一个实验，加扎尼加向一名裂脑病人的右脑显示了"笑"的字样,向他的左脑显示了"脸"的字样,然后吩咐病人把看见的东西都画出来。病人画了一张笑脸。加扎尼加问他为什么画笑脸,病人回答:"那你要我画什么呢?一张苦脸吗?谁想看一张苦脸?"病人的左脑始终没有看见"笑"字,于是强编了一个理由来解释这张脸为什么非得是笑的。

在这几个例子中,左脑(说话由它负责)都不知道右脑看见了什么,但可贵的是,当右脑指挥身体行走、大笑或画笑脸时,左脑依然为这些行为编出了符合逻辑的解释:在面对完全无法理解的状况时,它会去在填补空缺。要是脑的两个半球真有各自的有意识自我,它们又何必要以这种方式协作?干脆承认不知道不就行了?

虽然被手术切开,脑的两个半球却并不像是分开的实体那样单独行动。它们设法调和彼此的行为,由此维持了一个统一的自我感。加扎尼加将这个现象归功于左半球的努力,因为正是这个半球在他的实验中编出了种种借口。他提出了一个"左半球解释器"(left-hemisphere interpreter)猜想,这个区域位于左脑,它设法将我们的日常经历综合到一起,构建出一个统一的故事来解释它们。他承认,应该说,有大量研究蕴含着自我感是从右半球(尤其是我们之前说到的右侧额颞区)涌现出来的意思,但他同时也主张对自我的加工散布于脑的各处,而左半球在其中扮演了关键角色。左半球统合我们的经历,从中创造出我们的个人故事,以及面对反常现象时我们内心无意识的合理化解释（这就是我们一直说的"神经的逻辑"）。至少在裂脑实验中，是左脑在填补那些空缺。

左半球解释器是否存在，它又可能是怎样运作的，这些都是需要继续研究的问题。但有一点可以肯定：人脑中存在一个无意识系统，在遇到相互矛盾的信息时，它会生出一个故事来调和它们。我们已经在这本书中反复见证了这种情形。它在躯体失认和冒充者综合征的患者身上出现，它引起了科塔尔妄想和外星人绑架故事，还造成精神分裂症患者自认为受到 FBI 的监视或超自然力量的支配。它是记忆虚构和虚假记忆的源泉。它也创造了我们梦中的故事。

人脑有一种倾向，它会在我们的思维和知觉不完整时去填补空白。每次填补空缺时，脑子都怀着同一个目的：保存人的自我感。无意识系统的唯一使命就是保护我们的个人叙事、维持身份同一性的稳定。在人遭遇情绪创伤时，它的作用尤其明显。

### 回避惨痛的过去

那一天的事，阿克曼夫妇巴不得全部忘记。那是他们能够想象的最惨烈的车祸，而他们竟身陷其中。当时有一百多辆汽车相撞，到处躺着伤员，还有不少人不幸丧生。在和前车相撞后，夫妇俩一时困在了自己的车里。他们透过车窗看见有人活活烧死，心里明白自己可能也命在须臾。

　　但他们活了下来。阿克曼先生的体内涌起一股肾上腺素，他挥拳打碎了风挡，在碎玻璃中爬出车外，然后将妻子也拖出来带到了安全的地方。逃离现场后，他们被火速送往医院检查。幸运的是两人都没受伤，至少身体上如此。然而在精神上，他们却深深受到了伤害。这场事故对他们的心理造成了严重的冲击，但夫妇俩所受的影响却并不相同。

　　车祸中，阿克曼先生感到自己的脑筋飞速转动，心中也涌起恐惧和焦虑。他拼命寻找逃生路线，内心和风挡外的情景一样混乱。在事发后的日子里，他开始经历恐怖的闪回。他常常从噩梦中醒来，浑身冒着冷汗。他在工作中紧张过度，精神无法集中。他还变得易受惊吓，一听见大的响声就畏缩起来。他在开车时也变得十分紧张，老是瞻前顾后。

　　阿克曼太太的反应却正相反。撞车时，她像怔住了一般呆坐不动，对外界麻木不仁。她感觉周围发生的一切都十分遥远。她被"震住"了。她看见了周围大乱的景象，也知道自己有生命危险，然而创伤似乎没有在她心中引起应有的情绪。

　　阿克曼夫妇代表了人在遭遇创伤之后的两种极端反应。阿克曼先生的反应叫"过度唤起"，是创伤后应激障碍（PTSD）的典型表现。阿克曼太太则表现出了"解离"，即感到和自己的情绪及体验之间拉开了距离。二人经历了同样的创伤事件，产生的却是两种截然不同的心理反应。他们的脑中各自发生了什么，才造成了这样的不同呢？

夫妇俩后来同意参加一项短暂的 fMRI 研究，在接受脑扫描的同时回想当天的情景。结果显示，夫妇俩的脑活动有明显的差别。阿克曼先生在额叶、颞叶和顶叶等区域出现了活动，心率也显著加快，还自称在回想时感到内心焦虑、"心惊肉跳"。

相反，阿克曼太太在研究中并不感到焦虑。她始终心跳平缓，但自称在回忆事故时觉得"麻木""僵住"。fMRI 显示，她在丈夫活跃的那些脑区中并没有出现 BOLD 信号。她在脑中观想当时的情景时，只有枕叶的一个微小部分出现了活动。这就好像是她的脑为了阻止过度唤起，反而将情绪反应麻醉了。

心理创伤可能是对人类自我感的最大威胁。它能摧毁人的行动意愿，使身体健康的人深陷抑郁或悲痛之中，因心理的麻痹而呆坐在床上。它使老兵们陷入 PTSD。它甚至会消灭人的生存意愿，导致自杀的悲剧。

心理创伤也可能使人产生与自己解离的感觉。精神病学定义了各种解离障碍，患者或多或少会自感和周围的世界分隔开来，像是失去了身份同一性。比如人格解体障碍，患者感觉从自身及周围环境中抽离，仿佛是在旁观世界，而非亲身体验。解离性漫游就更严重，患者会完全忘记自己是谁、住在哪里（往往发生在患者远行之后），还常常替自己找一个新的身份。而伊夫琳所患的解离性身份障碍是其中最极端的一种，患者的人格和自我感发生分裂，分成几个看似无关的独立身份片段。

解离状况往往是情绪创伤的结果，和导致它们的创伤一样，也会造成极大的折磨。患者感到和世界分隔，时刻觉得自己只是从远处观望，这可说是一个残忍的诅咒。然而这种疾病也有其功用：防止患者再次经历创伤之痛。这种解离感其实是一种无意识的保护机制，它在长期遭虐待的受害者身上尤其多见；解离将脆弱的心灵隔绝开来，使其不必再经受过去的情绪创伤。

当我们遭遇心理创伤，脑会保护我们不被其力量摧毁。我们在第四章讨论记忆压抑时已经知道，心灵会疏远那些使人痛苦不堪的记忆或感受。而解离感就是脑的这种自我保护机制的一个副作用。打个比方，你可以想想身体在遭遇细菌感染时的反应。为阻止这些外来入侵者扩散，免疫系统会隔绝感染，形成一块脓肿，这样一来，细菌就与周围的组织隔离了。不过这个防御机制也不是没有缺陷，因为脓肿十分敏感，一碰就痛。

同样，解离也隔开了心灵中遭遇创伤的部分。它将人的注意从各种痛苦上引开，从而将有毒的想法同有意识的自我隔绝。然而情绪的损伤并不会就此消失，它只是封锁在了心灵深处的某个洞穴里。研究者将这些洞穴称作人脑的"情绪区块"，它们就是那些可怕的想法和记忆所形成的脓肿。情绪区块代表的是人的自我中受到创伤并被埋葬的部分。与之相对，没有被创伤影响的部分在文献中则叫"表面正常区块"。理想情况下，就像身体的脓肿不应破裂，脑中的情绪区块也应该和表面正常区块始终隔离，绝对不能互通。然而事实并不总是这么理想。心灵的受损区域虽然受到隔离，但总是有再度苏醒的危险。有时自我的这个反常面向会从流放中归来，作为另一个人格重新登场，仿佛海德先生之于杰基尔大夫。*

这就说到解离性身份障碍了。患者会在相互分离的人格面向间切换。其中一个是日常的平常自我（即"表面正常区块"），他在社会中正常度日，但总觉得和自己、和世界隔了一层。另一个是反常自我（即"情绪区块"），为情绪创伤所扭曲。患者的症状，就好比是在阿克曼先生和阿克曼太太之间切换，并随之表现出对创伤的不同反应。我们可以把过度唤起的阿克曼先生视作情绪区块，他被车祸的记忆折磨，常常陷入噩梦和严重的焦虑之中，丧失了对情绪的控制，难以进行日常生活。他妻子的反应则类似表面正常区块：她情绪迟钝，感觉疏离，虽然在事故当时表现平静，但在心中已经产生了一道情绪围栏。

阿克曼夫妇在回想车祸时表现出了截然不同的应激水平，而这和他们在事发当时的反应是一致的。我们在第三章已经说过，心理模拟往往和真实情况十分接近。研究显示，就像阿克曼夫妇在实验中表现出不同的反应一样，解离性身份障碍患者的不同人格，也会在回想创伤时呈现不同的应激水平。在心中重历造成创伤的事故时，某个人格可能像阿克曼先生那样心跳骤增、呼吸加快，而另一个人格却可能像阿克曼太太那样，重

---

\* 海德先生和杰基尔大夫，史蒂文森的小说《化身博士》中的角色，前者是后者的怪诞、暴虐人格。

要的生命体征一如往常。从这个角度看，解离性身份障碍可以看作是解离和过度唤起的组合，其中解离的自我是默认态，而其他过度唤起的不稳定自我只偶尔出现。

当伊夫琳带着手臂上的咒骂来到医院时，精神科医生的首要任务是确定谁在虐待她。应该说事实很清楚：虐待她的人正是她自己，或者说是她的某个面向。这种身份障碍其实是一种适应机制。为什么要适应呢？为了保护她的自我感不在年复一年的虐待中趋于毁灭。每一个自我都代表了她的人格和经历的一个片段，这些片段在很早之前就已经隔离起来，但随时都可能忽然觉醒。

这个解释看起来有点道理，那么它有任何神经病学的证据吗？我们已经看到了将自我分开有多困难。即便是外科医生将人脑切成两半，使脑的两个半球各自行动，一个人的自我感也依然不会分裂。无意识系统终会奋力想出办法来维持连续的身份，哪怕脑子分裂了也依然如此。它不知道胼胝体已经切开，只晓得自己的想法和行为之间出现了分裂，必须重新连接才行。

然而解离性身份障碍患者没有明显的脑损伤。伊夫琳从未摔到头部或遭遇车祸，脑子肯定也没给切成两半。然而她的身份却分裂成了好几个自我，每一个都不知道另外几个的存在。这些分离了的人格没有共同的记忆，在视力检查中也表现出完全不同的结果。为什么会这样？既然脑子没有切开，心灵又怎么会分裂？

## 心灵的碎裂

某人在多个人格间轮转时，他的脑中发生了什么？为了解答这个问题，荷兰的一组研究者召集了 11 位解离性身份障碍患者来参加一项神经影像研究。他们计划从这些患者身上激发出人格切换，同时用 PET 扫描仪观察他们脑部的一切变化。在详细访谈了这些被试后，研究者分别制定了 11 份个性化剧本，用来引导每位被试想象他们经历过的创伤性事件。此前的研究已经充分证明，压力是在解离性身份障碍患者身上触发人格切换的机关。而最大的压力莫过于当初造成这种障碍的痛苦经历了。

在给志愿者连接了 PET 扫描仪之后，研究者开始用剧本在他们身上诱导人格的改变。这对大多数志愿者都见效了。他们突然心率加快，血压上升，并感到自己好像还有其他的人格。那么 PET 又显示了怎样的结果呢？

当被试处于平常的人格时，他们的脑部看起来就像一个处于解离状态的人，其中的活动十分迟钝，就像是阿克曼太太遭遇车祸之后的解离反应。然而当人格发生切换，好几个脑区在扫描仪上都会突然点亮，尤其是杏仁核——脑的情绪中心。这个反应又像阿克曼先生在车祸之后的过度唤起状态。总之，情绪系统在反常自我活跃时点亮，在平常自我出现时安静下来。这说明在平常状态下，解离性身份障碍患者的有害情绪得到了抑制，使他们大致能够平静地面对过去。然而一旦防御失守，反常自我再现，他们的情绪系统就变得脆弱，内心被痛苦占据。

但研究者注意到的不只是这一个现象。在每一次人格切换时，患者脑中的另一个部分——海马，脑中的情节记忆（对生活事件的记忆）枢纽——也会出现不同的表现。PET 扫描显示，随着患者所现身份的不同，其海马的点亮部位也会不同。就好像患者的每个自我都只能接触一部分记忆，而接触不到其余。

可惜伊夫琳从未接受过脑成像检查，我们无从确证上述发现是否适用于她，我们只能假设她的人格分裂在其神经活动中也有所体现。伊夫琳、法兰妮·F、莎拉和吉米，这些角色的确像是区隔在同一人之内的独立人格。她们不仅有独特的行为模式，而且无法读取其他人格的记忆。吉米是一个儿童，还在学写名字，伊夫琳却已经是一个成熟的大人。有一个人格在她的皮肤上刻下了污言秽语，但伊夫琳却说她不记得当时的情景。我们知道她的海马并没有被切成四部分、分成四个记忆库，那么唯一合理的解释就是每个人格都在使用同一个记忆库的不同部分。伊夫琳的平常自我读取的是那些通常的、无瑕的记忆，那些创伤记忆她就不知道了。这部分记忆对她是封闭的。当海马的那些不甚活跃的区域（连同那些隔离的脑区）在压力或其他因素的作用下突然激活，那些反常的自我就会出现。

另外，不同的人格甚至对无意识刺激中的威胁都有不同的反应。在 2013 年的一项研究中，神经科学家用逆向遮蔽法向解离性身份障碍患者呈现了一些愤怒的面孔。你如果还记得前面的章节，就知道逆向遮蔽指的是在极短的时间内向被试闪现图像，于是被试不能有意识地看见这些图，但也在无意识中受了它们的影响。通过 fMRI，研究者发现每当向患者的反常人格呈现这些愤怒的面孔时，他们的海马旁回就会一下活跃起来，而海马旁回的功能是和海马共同唤起"自传式记忆"。而向平常人格闪现这些面孔，他们就没有这样的反应，记忆也不会激活。神经科学家提出了一个假说来解释这个差别：当反常的自我出现时，那些愤怒的面孔会在无意识中激起患者的创伤记忆。而在平常的自我活跃时，患者是接触不到这些记忆的，他们的脑也不会对这些受遮蔽的面孔产生任何联想。

如果每个不同的人格的确都以独特的方式接触我们的情绪和记忆，那么多重人格的产生就有了神经病学的基础。这不仅是心灵在抽象层面上隔离成了几个部分的灵魂，在现实层面上，人脑也真的将神经元的加工活动做了分割，从而阻止了忽来忽去的记忆和情绪侵入患者的自我认知。

不仅如此，患者加工记忆和情绪的独特方式也反过来塑造了他们脑部的构造。根据脑的可塑性规律，经常使用的脑区会长出新的神经元，体积也会增大，而不常使用的脑区会出现神经萎缩，体积变小。理论上说，如果你封闭了一小部分情绪和记忆，隔离了海马和杏仁核中的相关神经元，那么随着时间的推移，这些脑区就会因使用不足而渐渐缩小。借助 MRI，研究者发现事实的确如此。与健康的对照组相比，解离性身份障碍患者的海马平均小了 19.2%，杏仁核平均小了 31.6%。也就是说，多重人格不仅表现在记忆和情绪区活动的减少，也表现在了脑的实际结构上。由于造成情绪创伤的记忆只能被反常人格读取，而反常人格又较少出现，所以储存这些记忆的脑区就受了冷落，越变越小。

我们已经知道，人的记忆可以压抑，可以忘却，也可以记错。现在我们要再问一句：人的记忆能否切分，使得一个人格只能读取某一部分？这真有可能发生吗？除了我们刚才看到的研究之外，还有过几则孤立的患者报告。神经影像显示，这些患者在不同的人格间轮转时，他们的海马、颞叶和前额叶也同时出现了独特的活动模式。另有研究显示，解离性身份障碍患者的眶额叶皮层的活动也减少了。你如果还记得第三章的内容，就知道这块皮层的功能是躯体标记，它规定了人的情绪记忆和直觉。总之，具有多重人格的患者，他们的记忆系统也有着不同的行为，这佐证了每个人格都只能读取部分记忆的观点。

同一个脑中的不同系统会读取不同的记忆，这并不是一个全新的想法。这一点，我们只要看看第二章提到的习惯系统和非习惯系统就明白了。人脑的这两套系统，利用的就是不同形式的记忆（程序性记忆和情节记忆），它们的储存和提取都在不同的脑区（纹状体和海马）。当心不在焉的司机使用习惯系统时，他完全记得应该如何驾车，因为习惯系统调用的是程序性记忆。然而习惯系统无法读取情节记忆，所以他才忘了要在下班路上买一大桶牛奶。既然对于一个没有创伤经历的人，脑中的两套系统尚且无法共享某些记忆，那么在伊夫琳的不同自我之间，发生这样的事也就不足为怪了。

关于这些问题的研究才刚刚开始。扎实的数据十分有限，得出的结论也很模糊，诊断中的每一个方面都是精神病学家争论的焦点。但是有了神经病学的研究，我们还是可以谨慎地说一句：解离性身份障碍的病因是曾经潜伏的记忆和情绪回路重新活化，是曾经休眠的神经元再度苏醒。为保护自我不被过去的痛苦所困，人脑命令这些区域退役，然而新的情绪应激源却能将它们重新激活。压力能从内部改变脑，使自我的阴暗面目重新浮现，而这些面目本该封锁在某块神经孤岛的地下暗室中。

此外，或许还有一种方法可以释放这些反常的自我。我们能否在不制造压力的前提下，从外部引出这些反常人格呢？伊夫琳在住院期间发生了一件事，乍一看，它似乎使整个多重人格的概念都变得可疑了起来。我们这就来看看她故事的另一章。


内心的催眠师

在医院的精神病房里，伊夫琳和她的另几个自我正在接受视力检查。她的每个身份都有不同的视力，在检查中有着独特而稳定的分数。但在检查中，研究者不是被动地等着每个人格出现，而是用催眠的方法，一个个地将她们引出来。

在和吉米交谈并检查了她的视力之后，一位研究者说："叫莎拉出来，让我们和她谈几分钟吧。"

吉米犹豫了，说"她很害怕"。几番鼓励之后，吉米的声音消失了，代之以莎拉的成熟嗓音。

"那就由我来和你聊吧。"莎拉说，"我现在感觉好些了，因为吉米是我的朋友了。我以前都不敢抱她，觉得怕人。"

注意到其中的变化了吗？吉米和莎拉知道对方的存在了。她们是怎么认识对方的？如果她们是有着独立意识的不同身份，没有共同的记忆或思想，吉米就不可能知道莎拉害怕。而且，她怎么知道谁是莎拉的？

伊夫琳的病有一个标志性的特征，那就是她的不同人格之间不知道彼此的存在，也没有共同的记忆。但催眠竟然打破了这道屏障，使这些人物了解了其他人物的思想和性情，甚至相互之间有了交流。也因此，催眠成了治疗解离性身份障碍的一个主要手段。它使得那些备受创伤的自我能够出现在一个受控的环境中。它帮助患者平静，帮他们找到创伤的源头，甚至能使不同的自我融合，重建一个单一的人格。伊夫琳就显然从中受益。她在催眠之后说："我感觉好些了——就好像是在拼一幅拼图，我感觉第一片已经放上去了。"

不过催眠也可能使解离性身份障碍的症状恶化，强化患者的多重人格。有精神病学家因此认为，这种障碍原本就不是从内部产生的；正是由于治疗师怂恿病人承认这些不同的人格，并谈论它们各自的感受，才使得病人产生了它们真实存在的古怪想法。还有一种解释认为，解离性身份障碍确实是一种从内部产生的疾病，只是产生它的神经机制与催眠相似罢了。

如果你还记得上一章的内容，你就应该知道催眠的原理是将对象的注意集中在一个特定的观念或意象上。在催眠师的引导下，催眠对象专注于一串特定的想法，到了忽略其他知觉的地步。这就好像是一个人在鸡尾酒会上专心聆听一场对话，于是对房间里的其他动静都不再理会。被催眠者还关闭了反省自身行为的能力，这也是为什么他们会在催眠表演中旁若无人地在舞台上跳舞，或是在观众的面前和一只想象的猎鹰搏斗。

催眠的本质是使对象专注于某一套想法或知觉，并对其余的一切不闻不问。解离不也是这样吗？发生解离时，人脑将注意焦点从创伤的记忆和情绪上移开，转而沉浸于愉快的冥想。这看起来是和催眠类似的过程。果真如此，我们就能够解释催眠为什么会对解离性身份障碍具有如此强大的影响了。那么我们能在脑中找到证据吗？

使用 fMRI 的研究表明，当患者处于解离状态，他们脑部的前扣带回会表现得高度活跃——它同样是在催眠状态下十分活跃的区域。前扣带回的功能是厘清相互矛盾的信息，比如执行斯特鲁普任务，或是找出"每一种走上方舟的动物，摩西都带了几只"中的歪曲成分。前扣带回阻止我们用自动模式思考，或是不加批判地接受某个事物。它帮助我们找出错误，揭露环境中相互矛盾的成分。

　　我们知道，对象在进入催眠的恍惚状态时会放弃这份精明。其中的道理是，催眠对象的前扣带回无法与额叶沟通，于是它便更加努力地发送信息。它用双倍的努力汇报环境中的矛盾，结果却毫无用处。或许就是这份高度活跃但徒劳的努力，使得催眠对象情愿做出一些尴尬的举动，却意识不到这些举动和自己平常的行为颇有冲突。也正是因为如此，他们才会乖乖地接受催眠师的指令，而完全不顾自己的其他想法和感受。

　　同样的神经模式也出现在解离状态中。在解离中，我们同样是专注于某一套观念而排斥了其他，由此接受了关于世界的某一个意象。这使得解离和催眠之间又增加了可比性。某种意义上，体验到解离的人其实也处于一种催眠的恍惚状态，这种状态保护他们不受创伤记忆的冲击。一旦恍惚消退，精神屏障坍塌，创伤记忆便会卷土重来：关于过去的严酷现实又在脑中泛起，前扣带回的活动随之停歇。

　　催眠能强化不同自我的分别，由此引起解离性身份障碍。它同样能再度团结各个不相干的身份，并重构自我，从而治愈解离性身份障碍。不仅如此，我们还发现催眠与解离呈现了相似的神经活动。种种证据显示，解离性身份障碍似乎就是催眠的一种形式。

　　两者的区别在于，在催眠中，催眠师利用外部暗示来引导被催眠者的注意，集中他的想象；而在解离性身份障碍中，暗示来自患者内心，由脑中的无意识系统发动。鉴于我们讨论的这些理由，许多心理学家都认为解离性身份障碍是一种"自我暗示"疾病，一种自我催眠的综合征。以这个眼光来看，伊夫琳的潜意识就是她自己的催眠师。

在遭遇多年的创伤之后，她的脑为了保护一个完整的身份，将她的注意从其中那些引起痛苦的方面转移了开去。这个过程的机制也许就是催眠。她的心灵创造了一种心理状态，既对某些事情十分专注，又对别的事情一无所知，用这个方法，它将许多心理体验排除在了意识之外。

而伊夫琳的例子表明，在遭遇创伤后将心灵区隔成几块，并非准确无误的做法。它会产生副作用。当人脑尝试将有害的情绪或记忆隔离，自我的一部分也将随之而去。这就是为什么解离会令人感觉如此不适。无意识系统让自我的一个片段脱离下来，以此保护人更大的身份整体。幸好这个片段往往只是很小一块。或许这就是为什么那些反常人格多是不成熟的年幼角色。比如伊夫琳的另两个人格吉米和莎拉，一个4岁，一个10岁，她们都无法利用脑的高级认知功能和多年积累的智慧。

借助催眠，伊夫琳的医生得以召唤出她的每一个自我。每一个身份出现时，不仅表现出不同的人格和行为，还有着独特的视力。伊夫琳是法定失明，不带导盲犬就无法出门，医生于是断定她的视神经出了结构上的问题。但其他人格出现时，她又为什么只需要戴一副低度数眼镜就行了呢？

我们刚才说过，解离的过程不仅将创伤记忆排除在意识之外，还带走了一部分自我。但也许无意识做得更绝，将脑中更多的部分列作了禁区。它是否对知觉本身也加了限制？

### 不同的我，不同的眼

医生们偶尔会在医院里见到一种神秘的疾病，并对其颇感困惑。病人就医时自称突然出现了某些神经症状，如麻木、乏力和失明。但奇怪的是，虽然有这些严重症状，他们却似乎并不在意。他们的举止相当放松，这不免使人惊讶，也令人担忧。医生接着给病人做种种测试以缩小诊断范围，但测试结果却又一切正常。这些病人的病情似乎没有医学上的原因，亦无生理上的证据，但他们的症状又非常清楚。就好像他们在装病似的。

但这并不是伪装。这些病人得的是"转换障碍"，患者的心理压力以身体症状的形式呈现出来，披上了神经疾病的伪装。

伊夫琳从小就自认是个盲人，然而她在人格切换成吉米的那一瞬间，视力却恢复了。这说明她的视觉通路不可能有损伤。如果是眼睛或脑子出现了结构缺陷，不做手术是不会自动复原的。特别考虑到她受过的情绪创伤，转换障碍是最有可能的解释。这也是为什么没有一个医生能为她的失明找到医学上的原因。她的失明是心因性的。不过这并不是说她在假装失明。转换障碍不同于闵希豪森综合征，后者才是当事人有意伪装症状。*
转换障碍的患者并没有佯装得病，是他们的心理压力在无意识
中转换成了身体的症状。

转换是怎么发生的？没有人确切知道。不过，伦敦的一组
研究者利用影像技术观察了患者的脑，尝试回答了这个问题。
他们招募了数名因转换障碍而失明的患者，还有一些视力完全
正常的被试。他们要对比这两组的脑活动，并确定其中有无重
大差别。真的有。

和健康的对照组相比，转换障碍患者的前额叶表现得高度
活跃，视皮层则活动减弱，就好像是脑中的高级处理中心在抑
制视觉系统。患者的眼睛仍在工作，视觉回路也完好无伤，但
他们心中的眼睛却拒绝访问。他们的脑封锁了有意识的视觉，
只给他们留下了某种无意识的视知觉，类似我们在第二章遇到
过的盲视。

神经科学家还注意到了另一个现象：转换障碍患者的前扣
带回异常活跃，这也是在催眠和解离状态下过度操劳的那个脑

---

* 病名取自 18 世纪的德意志贵族希罗尼姆斯·卡尔·弗里德里希，闵希豪森
地的男爵（Hieronymus Carl Friedrich, Freiherr von Münchhausen），有一系列吹
牛撒谎的故事托于其名下，其中旅英德意志人拉斯别（Rudolf E. Raspe）对相
关故事的结集《闵希豪森男爵讲述他在俄国的精彩旅行和战役》（*Baron Munch-hausen's Narrative of His Marvellous Travels and Campaigns in Russia*，即《吹牛大王
历险记》）对英语世界最有影响，Munchhausen 后也渐拼写成 Munchausen。

区。我们前面说过，前扣带回在催眠状态下会格外努力，因为它发出的信号无法抵达额叶，于是，被催眠者的脑就丧失了监测矛盾的能力，所以他们才会做出出格的举动而不自知。

在转换障碍中，患者同样对自己的状况显得漠然。他们的脑封锁了身体的知觉或运动控制能力，而患者对这样的可怕症状却似乎并不在意。转换障碍中的这个常见表现被称为"泰然漠视"（la belle indifférence）。那么，转换障碍患者为什么会对自己的症状如此漠然呢？原因也许和被催眠者不介意自己在舞台上尴尬滑稽的举动一样：他们的前扣带回活动失去了效力。就像被催眠者对自己的举止不觉有异，转换障碍患者也觉不出自身情况的古怪。他们的失明只"在脑袋里"，就像我那位被催眠的朋友想象的那只猎鹰。在这两种情况下，有意识系统都是对想象信以为真了。这样看来，转换障碍也是一种催眠状态，但它并非由外部力量植入，而是从内部产生的，是心理压力的结果。

这个假设是伟大的法国神经病学家让-马丁·沙可（Jean-Martin Charcot）在 19 世纪晚期最先提出的，沙可是公认的现代神经病学奠基人。他注意到转换障碍（当时称"歇斯底里"）和催眠之间有很深的纠葛，于是提出转换障碍或许和解离一样，也是某种自我暗示疾病。为证明这一点，他曾公开演示用催眠来引发转换性瘫痪。

今天的神经科学家也证实了催眠的确能引发转换障碍的一些症状。一次，几位研究者用催眠在一位 25 岁的志愿者身上引发了左腿麻痹（瘫痪）。接着他们要他分别移动左右腿，同时用PET监测他的脑部。结果显示，当男子移动右腿（未受催眠影响的那一条），他的运动皮层在PET中亮了起来，就像任何健康者都该有的样子。而当男子尝试移动左腿，那条腿却纹丝不动，他的运动皮层也始终静默。就像伊夫琳的转换性失明对她的视皮层产生的影响，这名男子的运动皮层也在催眠麻痹中受到了抑制。而且和转换障碍患者的一样，男子的前扣带回也异常活跃。可见，催眠不但能引起转换障碍的症状，它也能引起和转换障碍相同模式的脑活动，这一点和我们对解离的观察是一样的。

但问题是：催眠能否治疗转换障碍，就像它从伊夫琳身上引出不同的自我，从而起到治疗作用那样？我们来看看布莱特的例子：他是个二十多岁的男青年，家住得克萨斯，他认为自两年前在一场拳击赛中被击中头部后，他的眼睛就渐渐失明了。医生为他做了所有可能的检查，却没有为他的状况找到医学上的原因。他们接着询问了他的情绪状态和曾经的心理困扰。布莱特交代说，有两件过去发生的事令他始终无法释怀。第一件发生在他14岁那年，父母要他在家照看小妹妹，他却和朋友出门去玩了，把小妹妹独自留在了家里。就在他出门的那段时间，有几个小混混将一包子弹扔进了他们家邮箱的投信口，并将其点燃。小妹妹想要灭火，不料一枚子弹射出，击中她的左眼，导致永久失明。布莱特觉得妹妹受伤是自己的过错，悔恨不已。

第二件事是他决定放弃拳击，这令他的父亲非常失望。现在看来，失明是一个方便的借口，使他不必再负担放弃拳击的责任。加上他对妹妹的歉疚，以及医学证据的缺乏，医生遂断定转换障碍是他最有可能的失明原因。布莱特被转到一位心理学家那里接受治疗，短短几次治疗之后，他的视力就恢复了。像对伊夫琳那样，催眠也治好了他的失明。

　　催眠对其他类型的转换障碍患者也有效。催眠使失明者重见光明，瘫痪者恢复力量，麻木者找回感觉。在引导式催眠治疗中，患者专注于表达自己过去遭受的创伤，重拾遭到破坏的能力，并取得了不错的效果。

　　从临床角度看，催眠能够引起或是治愈转换障碍，就像它能够引起或是治愈解离性身份障碍一样。从神经病学的角度看，这两种疾病所呈现的脑活动都类似于催眠时的恍惚状态，其中都有一块异常活跃的前扣带回。由这些证据可知，和催眠一样，转换障碍和解离性身份障碍都会将脑的注意集中起来，从而将其他信息排除在意识之外。前扣带回的功能不仅是发现矛盾，它也参与情绪的加工和注意的引导。因此，虐待对情绪的影响很可能干扰这个脑区，从而改变我们注意的方向和矛盾监测系统的工作方式。情绪创伤不仅会造成解离，也会使我们的注意离开某些感觉信息，由此造成失明或麻木。它还会忽略运动信息，造成转换性瘫痪。这两种疾病在无意识中调节着我们的脑活动，它们使心灵专注于某个方向而忽视其他，以此操纵我们的意识体验。

　　伊夫琳的失明是转换障碍的结果，是多年来的情绪创伤所

致。她的多重人格也来自那一段遭受虐待的经历。当她的自我
发生切换，她的视力也跟着变化。她的每一个身份都拥有独特
的视力，每一个我都有其独特的眼。催眠令检查者得以接近她
的全部，引出她的每种身份，打破各身份间的屏障，也由此医
好了她的转换性失明。

伊夫琳不是同时患上这两种疾病的唯一一人。解离性身份
障碍患者常常也兼有转换障碍，因为这两种疾病有相同的病因。
不仅如此，解离性身份障碍中的其他自我，也和转换障碍中的
视觉或运动病变有着相同的产生途径，那就是自我暗示或说自
我催眠。为保护人的身份不受创伤记忆和创伤情绪的危害，脑
子会将注意从它们上面转开，从而阻断它们进入意识的路途。

然而，为了隔离这些危险的念头，脑中的无意识系统也可
能走得太远。它常常会制造一种解离感，使人觉得自己仿佛和
世界脱离了关系。伊夫琳和其他病人都感到，她们的一部分仿
佛随着创伤一起消失了。更坏的情况是，无意识系统可能切断
意识与人的感觉回路或运动回路间的纽带，造成转换障碍——
伊夫琳失去的是视力，还有的人落下了瘫痪、麻木或其他残疾。
不过，当病人的其他自我出现，并重新激活关于过去的痛苦回
忆时，相关的重要官能也会恢复，因为它们重新和有意识的心
灵建立了联系。

这就是为什么在解离性身份障碍中，不同的自我会具有不
同的视力。为了保护自我，脑中的无意识系统不得不将自我分

成几份，即使这样做给伊夫琳带来了悲剧性的后果。

现在我们也许能够明白，为什么裂脑病人被切开了胼胝体，却不会产生两个自我，而脑毫无损伤的伊夫琳却会出现好几个人格了。答案或许就在无意识系统扮演的不同角色之中。在裂脑病人身上，无意识系统会像在健康人脑中那样填补空缺，它会竭力将病人经验中的所有方面调和成一个统一的叙事，以此保存自我的完整，即使这些经验生自两个不同的脑半球。而在解离性身份障碍患者身上，脑中的无意识系统有另外的目标：它要的不再是统一的叙事，因为统一的叙事是危险的，会使自我暴露在有害信息之中。于是，患者的脑会刻意将故事拆散，并将有害的情绪和记忆与自我感相隔离，从而保护后者。只有在这种情况下，人脑才不会填补空缺。

自我是什么？在科学中，这是一个多么模糊而费解的概念。这部分是因为人们对自我的定义莫衷一是。它指的是记忆吗？是对感受和情绪的体验吗？是对自己的控制？还是对自己的反省？在探讨人的身份时，我们常常将这些概念聚拢成一个，虽然它们实际未必都是某个统一过程的一部分。也许，这就是为什么我们在用神经病学的严谨分析来寻找自我时，最终却不得不将它拆成几个部分。人的身份是无法在脑中精确定位的。它是在脑中的许多区域和过程的协作之下涌现出来的。这些过程大致可以分成两套系统。一个是有意识系统，我们都很熟悉，有着切身体会；还有一个是无意识系统，它独立运作，并有着一套神秘的程序。在本书中，我们将这套程序亲切地称作"神经的逻辑"。

## 神经的逻辑

本书的结尾和开头一样，也讨论了一名失明的女子。从神经病学的角度看，两名女子的情况完全不同。阿梅莉亚失明是因为她的视觉回路出了故障，她的无意识系统无法处理光子并将它们转化成关于世界的图像。相反，伊夫琳的视觉通路是完好的，她之所以失明，是因为她的意识系统无法读取她的世界图像。这里有两套平行的系统，两种失明的原因。

人脑创造视觉的过程和它建立身份的过程十分相似。首先，视觉体验是由不同的部分组成的，比如形状、色彩、大小和速度。它们由脑中的不同部分运算，而后必须十分精确地组装到一起。同样，对自我的体验也由不同的部分组成，比如自传式记忆、感情、感觉、对自己的想法和行为的控制等。这些部分同样由不同的脑区管理，最后合并成一个对于世界的统一体验。

此外，视觉和身份都依赖于脑中两套基本系统的协作。没有无意识的视觉系统，脑就无法将光线加工成图像，我们就会失明；反过来，没有有意识的视觉系统，我们也无法体验到周围的景物，而只能通过盲视在无意间觉察它们。

同样，身份也取决于两套系统。有意识系统使我们能够体验到自我。一些痛苦和快乐是属于我们的。我们有行动的意图，并且有意地控制着自己的心灵和身体。因为有意识系统，我们才能将脑所创造的故事付诸实施。

那么无意识系统呢？无意识系统负责创造这个故事。它会利用起我们的一个个体验片段，必要时填补其中的一些空缺，并按时间顺序写出我们的人生故事。是它为我们建立了自我感，继而维持、保护着这份感知，为此甚至不惜用解离来驱逐有害的想法和记忆。

它为什么要这么做？人的身份到底有怎样的神圣之处？从演化的角度看，自省的生物更有可能存活下来。人当然关心自己的存活，也会尽力保护自己和后代的安全。通过维护我们个人叙事的完整，脑使我们能够洞察自己的思想。它还帮助我们理解自己的意图，反省自己的推理，审视自己的抉择，并做出符合我们的目标和欲望的举动。拥有一个身份有助于我们更好地理解自己的本性，并提高自己在世界中的地位。

因此，人脑才会竭力为我们维持一个健全的个人叙事。在我们醒着的每一瞬间，脑的底层逻辑回路都在吸收我们积累的经验，仔细审查，从中培养并提炼出人的身份。即使在觉醒之外，在每晚的睡梦之中，我们的无意识仍在坚持这个目标。有的神经科学家主张，梦的功用就是帮助培养自我感。也许这就是为什么梦总是第一人称的。梦是一种演练，它模拟着我们亲身行动、亲自观察、身为主角的体验。梦也许是培养自我感的重要环节，即便对天生失明者也是如此。

　　将脑看作有意识和无意识这两套系统，其实在神经科学中是一个有争议的想法。这并不是说科学家否认意识存在，或者否认脑中存在意识阈限之下的处理过程。只是他们在设计研究的时候，很少会预设这两套平行的处理架构，也很少在研究中阐述这两套行为控制系统的相互作用。也许他们认为，意识不是一个适合进行严谨的量化分析的概念。的确，这个概念很难研究，但是，神经科学在洞察单个神经元中某一种酶的精微结构之外，也需要在宏观上对人脑做一番系统层面的研究。对意识问题的回避，也许是因为有人将它视为一座大山，觉得太高不可攀了。

　　在科学发展史上，常有人宣称某些秘密是牢不可破的，研究者给它们贴上"黑箱"的标签，从此不再深究，但归根到底，这只是因为他们没有找到正确的研究框架罢了。要想取得科学的突破，我们必须提出正确的问题。通向发现的第一步是知道自己要寻找什么。将人脑分成有意识和无意识这两套系统，并不是就解答了关于意识的种种谜题，而只是给这场探索开了个头。它是一座平台，神经科学中有许多在今天看来无法回答的难题，都可以拿到上面研究。也许有人选择将研究的焦点继续放在既有路径上，对我们已经掌握的知识做一些简单的扩充，但也有人尝试打开黑箱、另辟蹊径，提出一些乍看起来异想天开的问题。

　　而这就是我们在这本书中采取的策略：退后一步，从远处概览一些古今思想家对神经系统所做的研究。我们这样做是为了从神经科学的各个角落搜集一批看似没有关联的研究和案例，并从中发掘出将它们连接起来、构成一套统一叙事的底层逻辑。

　　对人脑的研究在不断进展着。让我们也继续深入黑箱，集思广益，找到思想和行为的规律与神经科学原理的交会点。证据都在这儿，只看我们如何填补空缺。

# 附图　人脑结构

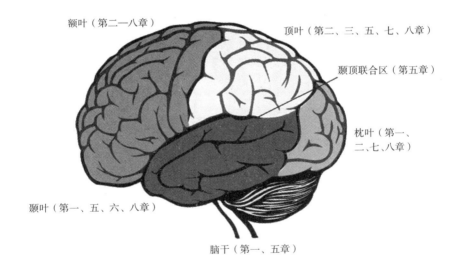

额叶（第二—八章）

顶叶（第二、三、五、七、八章）

颞顶联合区（第五章）

枕叶（第一、二、七、八章）

颞叶（第一、五、六、八章）

脑干（第一、五章）

**脑的外部结构**

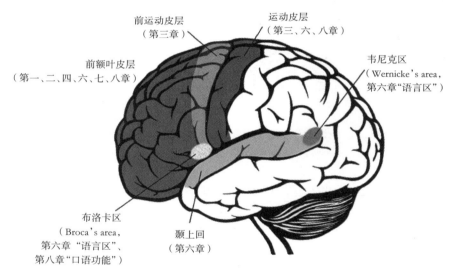

前运动皮层
（第三章）

运动皮层
（第三、六、八章）

前额叶皮层
（第一、二、四、六、七、八章）

韦尼克区
（Wernicke's area,
第六章"语言区"）

布洛卡区
（Broca's area,
第六章 "语言区"、
第八章"口语功能"）

颞上回
（第六章）

**脑的细分外部结构**

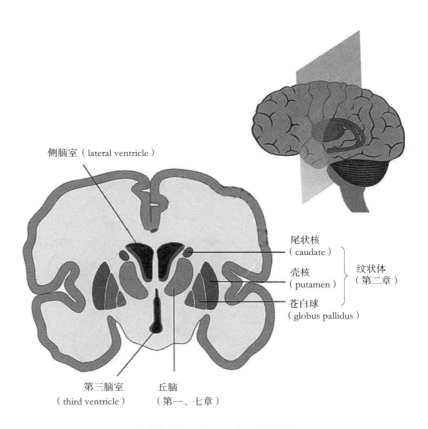

侧脑室（lateral ventricle）

尾状核
（caudate）

壳核
（putamen）

苍白球
（globus pallidus）

纹状体
（第二章）

第三脑室
（third ventricle）

丘脑
（第一、七章）

**基底核（basal ganglia，冠状面）**

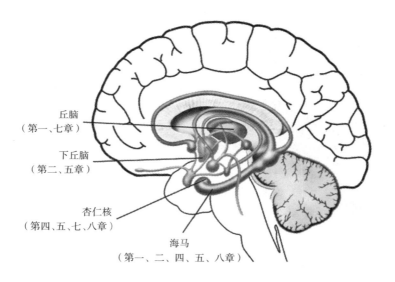

丘脑
（第一、七章）

下丘脑
（第二、五章）

杏仁核
（第四、五、七、八章）

海马
（第一、二、四、五、八章）

**边缘系统的部分结构（矢状面）**

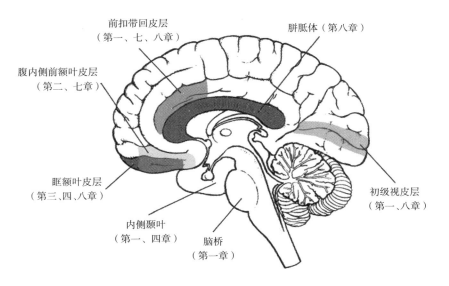

前扣带回皮层
（第一、七、八章）

胼胝体（第八章）

腹内侧前额叶皮层
（第二、七章）

眶额叶皮层
（第三、四、八章）

初级视皮层
（第一、八章）

内侧颞叶
（第一、四章）

脑桥
（第一章）

**脑的其他内部结构（矢状面）**

# 致谢

本书能够出版，离不开许多人的帮助和贡献。我要感谢我的经纪人 Kirby Kim，他在我刚刚开始动笔时就带来了他的洞察和经验，并在整个写作过程中对我关怀有加。感谢我的编辑 Dan Frank，是他将我的文字提升到了现在的水平。感谢 Betsy Sallee 在每一阶段对于细节的关注。还要感谢那些阅读手稿并提出有益评论的神经病学家、精神病学家和神经科学家，他们是 Chaya Bhuvaneswar、Hal Blumenfeld、Joseph Burns、John Lisman 和 Morris Moscovitch。我要特别谢谢 John Lisman，我和他在《认知神经科学杂志》(*Journal of Cognitive Neuroscience*) 上联名发表的一篇论文，它成了本书的灵感之源，尤其是第二和第六章。还要感谢 Jeff Alexander、Rachel Gul、Lindsay Hakimi、Bita Nouriani 和 David Spiegel 的宝贵贡献。我要谢谢我父亲的睿智建议和各位家人的支持。我还要由衷感谢我访谈的每一位患者，谢谢他们说出自己的故事并给我教益。

最重要的，我要谢谢我的贤妻沙罗娜（Sharona）。除了为我们这个家操持大小事务外，她还无数次阅读了本书的原稿。她在这个过程中也成了一位行家，并用她非常明晰的思想引导我写完了全书。她不仅是帮我完成此书的合作者，也是我生活中方方面面的伙伴。

# 注释

第 15 页 人脑不仅会加工眼睛读到的词语的意义：Davis, Meunier, and Marslen-Wilson 2004。

第 15 页 人脑在阅读时往往会走捷径：Choi and Gordon 2014。

第 15 页 如果你和这次研究中的大多数被试一样：Erickson and Mattson 1981。

第 15 页 我们……自动推测出了问题的其余部分：Reder and Kusbit 1991。

第 16 页 有更多的脑区被召集起来分析句子：Raposo and Marques 2013。

第 17 页 一组心理学家和运动科学家发表了一项研究：Wright et al. 2013。

第 18 页 表现比健康的对照组差了许多：Kan et al. 2010。

第 21 页 这个刺激会直接融入睡眠者的梦：Dement and Wolpert 1958。

第 21 页 大多数梦境都包含做梦者熟悉的事物：Domhoff 2015。

第 21 页 他们在游戏时活跃的那部分海马区域，在他们开始做梦的时候也进入了激发状态：Peigneux et al. 2004。

第 22 页 丘脑也开始有不同的表现：McCarley, Benoit, and Barrionuevo 1983。

第 22 页 神经病学家观察人在睡眠时的脑波：Hobson, Pace-Schott, and Stick-gold 2000；Hong et al. 2008。

第 22 页 这三个区域正在协同工作：这个关于做梦的模型肯定还不全面，它只是梦的通路在理论上的基础；这条通路可能还包含许多其他脑区。

第 22 页 脑干、丘脑和视皮层形成了一条新的视觉通路：Hobson and Friston 2012。

第 23 页 它将离散的信号碎片串联起来：Hobson and McCarley 1977；Franklin and Zyphur 2005。

第 24 页 前额叶……会完全静默：Hobson 2009。

第 25 页 即使身在梦中，他们也还是能够调用前额叶：Dresler et al. 2012。

第 25 页 已经有人成功地用它来对付噩梦：Spoormaker and van den Bout 2006。

第 25 页 大多数梦都不是日常生活的简单回放：Fosse et al. 2003。

第 25 页 更有可能想出简洁而高明的答案：Wagner et al. 2004。

第 26 页 在白天合作最为紧密的神经元，在人入睡之后反倒最为安静：Mur-phy et al. 2011。在另一项实验中，Tononi 将一名被试的手臂用悬带固定，并在当天夜里记录她的脑活动。结果一如他的假设：被试的夜间脑电图显示，她控制手臂运动的脑区并没有变慢。见 Huber et al. 2006，以及 Miller 2007。

第 27 页　我觉得自己仿佛穿上了 70 年代流行的那种松糕鞋：Kew, Wright, and Halligan 1998。

第 28 页　于是爱丽丝壮着胆子尝了一口：Carroll 2013, 11。

第 28 页　这种综合征在 1952 年首次得到描述：Lippman 1952。

第 28 页　接着我便陷入了一种恐怖的境地：Drysdale 2009。

第 29 页　有学者猜想：Podoll and Robinson 1999。

第 30 页　这表明他对视觉信号的加工并不完全：Brumm et al. 2010。

第 30 页　会突然觉得周围的物体发生了收缩：Cohen et al. 1994。

第 30 页　……是神经病学家让·莱尔密特在 1922 年发现的：J. Lhermitte 1922。

第 30 页　意大利的几位神经科医生报告了一个令人担忧的病例：Vita et al. 2008。

第 31 页　在贝尔纳多的脑干部位发现了炎症的迹象：同上。

第 31 页　患者都诉称自己的梦境格外生动：Manford and Andermann 1998。

第 33 页　他被诊断为"邦纳综合征"：Jacob et al. 2004。

第 33 页　画出了自己看到的一只只蓝色和绿色的眼睛：Ricard 2009。

第 33 页　"一张拉宽的脸……"：Kumar 2013。

第 33 页　大约 10% 患有邦纳综合征：Teunisse et al. 1995。

第 35 页　"释放性幻觉"：Burke 2002。

第 35 页　一名女青年在登阿尔卑斯山时被闪电击中：Kleiter et al. 2007。

第 35 页　视觉输入的缺失也使得脑产生了自己的影像：神经科学家曾经在动物身上验证这个假说。他们将一只猫的视网膜暂时关闭了一些区域，使它部分失明。与此同时，他们发现与这部分视网膜相对应的视皮层开始自主发放。Eysel et al. 1999.

第 37 页　它只要窜入了视觉回路，就可能引起幻视：同上。

第 38 页　把自己内心的想象误认为是真正的视觉：Heilman 1991。

第 38 页　帕舍先生 52 岁……：Colon-Rivera and Oldham 2013。

第 39 页　"听觉邦纳综合征"：同上。

第 41 页　会对不同类别的图像产生不同的反应：Kreiman, Koch, and Fried 2000。

第 41 页 比如研究者发现……对埃菲尔铁塔或比萨斜塔就没有这样的反应了：改编自 Quian et al. 2005。

第 41 页 ……扩展到了口头字眼：Quian et al. 2009；Quian 2012。

第 42 页 安妮斯顿神经元也常常在被试看见……丽莎·库卓时发放：同上。

第 42 页 对灵长类脑部的解剖研究证明了这一点：Suzuki 1996；Saleem and Tanaka 1996。

第 43 页 只要听见某些音符就会看见一些色彩：Head 2006。

第 43 页 闻到树莓和香草则会发现圆形：Hanson-Vaux, Crisinel, and Spence 2013。

第 43 页 这就是麦格克效应：McGurk and MacDonald 1976。

第 43 页 还有反向的麦格克现象：Spence and Deroy 2012。

第 45 页 "这和蝙蝠使用的手段是一样的。"：Kremer 2012。

第 45 页 加拿大的研究者利用 fMRI 观察了人类回声定位者的脑：Thaler, Arnott, and Goodale 2011。

第 47 页 丹麦的几位神经科学家发表了一篇论文：Kupers et al. 2010。

第 48 页 研究者招募 19 名被试开展了一项睡眠实验：Bértolo et al. 2003。

第 48 页 一种叫作"α 波阻断"的现象：也称"α 波弱化"。

第 51 页 在冥想者的脑中就可以检出这种脑波：Stinson and Arthur 2013。

第 51 页 因为回答者正在心中调动视觉意象：Barrett and Ehrlichman 1982。

第 51 页 在 REM 睡眠阶段，α 波阻断的现象最为明显：Cantero et al. 1999。

第 52 页 这说明他们的脑在加工更多的视觉意象：Bértolo et al. 2003。

第 52 页 对贝尔托洛的研究提出了直率的批评：Kerr and Domhoff 2004。

第 53 页 那些在 5 岁之前失明的人：Hurovitz et al. 1999。

## 第二章 僵尸能开车去上班吗？

第 55 页 如果说习惯是我们的第二天性：Proust 1982, 781。

第 56 页 "你要是只靠习惯开车……"："Driving You Crazy," 2012。

第 58 页 "在身体上和我们完全相同……"：Chalmers 1995, 96。

第 60 页 手机组的成员却根本没有注意它们：Strayer et al. 2003。

第 61 页　下面是测试结果：Parton, Malhotra, and Husain 2004。

第 62 页　右页图中的照片（B、C 两部分）显示：Prasad and Berkowitz 2014。

第 62 页　当患者将白板右半边的短线擦掉后：Mark, Kooestra, and Heilman 1988。

第 64 页　是一种名为"盲视"的神秘现象：Weiskrantz et al. 1974。

第 65 页　……甚至它是运动还是静止：Cowey 2010。

第 65 页　称这种猜测的准确率可达 100%：Weiskrantz, Barbur, and Sahraie 1995。

第 65 页　他们也将眼球转到了目标物的确切位置：Poppel et al. 1973。

第 65 页　2008 年，一位名叫塔德的先生成了研究对象：de Gelder et al. 2008。

第 68 页　毫不犹豫地前行左转：Packard and McGaugh 1996。

第 70 页　然后正确地转到了右边，找到了位于迷宫左侧的食物：Yin and
　　　　　Knowlton 2006。

第 70 页　神经科学家已经将习惯系统追溯到了……：同上；Packard and Mc-
　　　　　Gaugh 1996。

第 70 页　然后转到迷宫左侧去赢取一餐小吃：Yin et al. 2004。

第 72 页　"如果你在投篮时刻意瞄准……"：Twersky 2011。

第 72 页　在对资深高尔夫球员的一项研究当中：Beilock et al. 2004。

第 74 页　这，就是假笑的标志：Duchenne 1990。

第 75 页　根本不记得自己曾经答非所问：Lisman and Sternberg 2013。

第 76 页　这两种不同类型的记忆不仅储存着……：研究者在穿行于字迷宫中
　　　　　寻找食物的小鼠身上也研究了这两种记忆类型。在学会穿过迷宫并习惯性地
　　　　　左转之前，小鼠首先要利用情节记忆来辨别方向。它要记得自己的目标是什
　　　　　么（找到食物）、自己已经走过了哪些方向（哪些是死路）而哪些方向还不
　　　　　曾探索。研究者监测了未经训练的小鼠在迷宫中探索时的脑活动，结果证实，
　　　　　它们的海马神经元在这个过程中始终发放。不仅如此，它们的海马还表现出
　　　　　了一些独特的信号活动，这些信号取决于小鼠在迷宫中的位置。这个发现启
　　　　　发了对"位置细胞"（place cells）的研究。但"位置细胞"是一个很糟的名
　　　　　称，因为它们实在不是生物细胞，而是脑中特定的神经发放模式，这些模式
　　　　　代表了生物体在环境中的位置，使我们能在一幅不断扩张的内心地图上观想
　　　　　自身的方位（O'Keefe 1979）。当小鼠在迷宫中行走，神经科学家能够真切
　　　　　地观察到这些位置细胞先后激活的景象。这说明行走中的小鼠正在观想自己

的路线。当它站到十字路口，思索转向何方时，位置细胞再次激活，这说明它正在回忆自己过去在迷宫中的行踪，以决定现在该往何处去。Johnson and Redish 2007。

第 76 页　在小鼠训练成功之后再关闭它的海马：Packard and McGaugh 1996。

第 79 页　前额叶中的其他相邻区域也会抑制从下丘脑产生的饥饿感：Tataranni, Gautier, and Chen 1999。

第 80 页　使进食由补充营养的行为变成了自动行为：Tricomi et al. 2009。在另一项实验中，研究者训练一群大鼠拉扯一根金属链条，如此可放出一个食物，接着大鼠将食物吃下。在训练的最初阶段，大鼠还没有养成拉扯链条的习惯，研究者会先将它们喂饱，再放到链条附近，观察它们的反应。饱腹的它们还会拉扯链条吗？它们没有。这些大鼠已经感觉饱了，没有必要再拉链条。然而，一旦进一步训练它们，在多次重复同样的任务之后，它们的行为就发生了变化。研究者先给这些久经训练的大鼠喂食，再将它们放到链条附近，它们立刻拉扯起来，毫不迟疑，而且反复拉扯。这些大鼠显然不是真的饿，研究者刚刚喂过它们，喂到了它们拒绝再吃。然而它们看见了链条还是会继续拉扯，并依然将放出的食物吃下。大量的训练使它们养成了习惯，一接近链条就要拉扯它。习惯也使它们虽然不饿却依然进食。Balleine and Dickinson 1998.

第 82 页　俄罗斯有一个二十多岁的工科学生……：Goldberg 2001, 119–20。

第 82 页　还有一名患者说她的异手曾经要掐死她：Spence and Frith 1997。

第 82 页　他们的异手会从另外那只手里抢过东西：Y. W. Park et al. 2012。

第 83 页　然后把照片挂了上去：F. Lhermitte 1983。

第 83 页　另一项实验中……里面有一张凌乱的床铺：F. Lhermitte 1986。

第 84 页　所以并未表现出自动点烟的行为：F. Lhermitte 1983。

第 87 页　他的两项罪名均不成立：案件描述来自 Broughton et al. 1994。

第 87 页　虽然"自动行为"一词不久前才进入法律界：*Rabey v. R.*, [1980]。

第 87 页　第三阶段称为"慢波睡眠"：旧的分类区分第三和第四阶段，现在则合为第三阶段。

第 88 页　梦游的四个特征：*International Classification of Sleep Disorders*, 2005。

第 88 页　"睡眠性交行为"：Béjot et al. 2010。

第 89 页　我们就只能记住其中的 60% 不到了：Chellappa et al. 2011。

第89页 更像是相互关联的念头，而不像真正的梦：Cicogna et al. 2000。

第89页 要求这些对象描述自己记得的梦游期间的任何想法或梦境：其中五名对象出现了夜惊而非梦游。夜惊也发生在慢波睡眠阶段。

第90页 下面的表格列出了他们报告的一些梦：Oudiette et al. 2009。

第92页 我知道好的钢琴演奏是怎么回事：Joel 2012。下文引用的对话同样摘自这次访谈。

第93页 真正好处是能够同时执行多项任务：Lisman and Sternberg 2013。

第93页 伊利诺伊大学的一组研究人员就开展了这样一次实验：Maclin, Mathewson, and Low 2011。

第96页 "我这是在减少决定的数目"：Lewis 2012。

第三章 想象会使你成为更好的运动员吗？

第99页 高尔夫球赛发生在一条只有五英寸的路线上：Ross 2008, 222。

第99页 他每天的活动包括近八个小时的练球："Tiger's Daily Routine," 2014。

第99页 "我们会开车到比赛场地"：Diaz 1998。

第100页 每次击球之前，我都会在脑袋里放电影：Nicklaus 1976, 45。

第101页 最后他在亚特兰大奥运会上夺得了银牌：Price and Price 2011。

第101页 几位史上一流的运动员……自称使用的方法：Downing 2011, 166。

第101页 ……在每一轮比赛中都喜欢穿同一双袜子："The 10 Most Interesting Rituals in Sports," 2011。

第102页 其间的误差不到一秒钟：Decety, Jeannerod, and Prablanc 1989。

第102页 在想象中画一个三角形：Decety and Michel 1989。

第103页 和手指真在运动时产生的信号几乎没有分别：Lacourse et al. 2005。

第103页 而从事赛艇、皮划艇和滑冰等运动的人，也显示出了同样精确的心理模拟：Barr and Hall 1992；Decety, Jeannerod, and Prablanc 1989；MacIntyre and Moran 1996；Oishi, Kasai, and Maeshima 2000。

第103页 法国的一组神经科学家：Gentili, Papaxanthis, and Pozzo 2006。

第105页 那一侧手肘的肌肉收缩力增加了13.5%：Ranganathan et al. 2004。

第105页 且幅度和实际训练组几乎相同：同上。

第 106 页　简称 PETTLEP：Holmes and Collins 2001。

第 107 页　招募了 34 名……高尔夫球员：Smith, Wright, and Cantwell 2008。

第 109 页　甚至还使他们在实际比赛中得到了更高的分数：Guillot et al. 2013。

第 109 页　心理意象使足球运动员的传球更为精准：Seif-Barghi et al. 2012。

第 109 页　使篮球运动员的投篮命中率更高：Hemayattalab and Movahedi 2010。

第 109 页　在射箭、体操、举重……心理意象也能发挥作用：Chang et al. 2011；
Schuster et al. 2011。

第 109 页　就能提升她在实际演出中的表现：Pascual-Leone et al. 1995。

第 109 页　在实际演奏中也会……：Bernardi et al. 2013; Brown and Palmer 2013。

第 110 页　"一个徒具成年女性躯壳的婴儿"：J. B. Taylor 2006, 35。

第 110 页　意象一直是我恢复身体机能的有效工具：同上，128。

第 111 页　帮助受伤的运动员康复：Hamson-Utley, Martin, and Walters 2008。

第 111 页　能够加快运动员的恢复速度：Driediger, Hall, and Callow 2006。

第 111 页　心理演练能帮人在中风后恢复运动机能：Butler and Page 2006; Zim-
mermann-Schlatter et al. 2008。

第 111 页　一项有 121 名中风患者参与的大型研究：Ietswaart et al. 2011。

第 112 页　就可能干扰心理意象的操练：Mast, Merfeld, and Kosslyn 2006。

第 113 页　中国的一组神经病学家……：Van Elk et al. 2010。

第 114 页　他能感觉到这只无形之手的位置：Henderson and Smyth 1948。

第 114 页　病人会感到幻肢疼痛：Sherman, Sherman, and Parker 1984。

第 115 页　一位老先生因为血液循环问题……：Jacome 1978。

第 115 页　"镜像盒"疗法：Ramachandran and Rogers-Ramachandran 1996。

第 116 页　实验对象是四名截肢者：Ramachandran and Brang 2009。

第 117 页　后来的几项规模较大的研究也重现了这个效应：Goller et al. 2013。

第 117 页　这些神经元群都正好是它们自己在做同样动作时……：Gallese et al.
1996；Di Pellegrino et al. 1992。

第 118 页　人脑中也存在镜像神经元：Shmuelof and Zohary 2008。

第 118 页　就会激活你自己在移动手指时运用的脑区：Gangitano, Mottaghy, and

Pascual-Leone 2001。

第 118 页　观看别人沿与自己不同的方向移动手臂：Kilner, Paulignan, and Blakemore 2003。

第 118 页　镜像神经元位于脑中的一个神经网络：Buccino et al. 2001；Sakreida et al. 2005；Filimon et al. 2007；Lui et al. 2008。

第 118 页　研究者让 20 位至少有十年经验的专业射箭手……：Kim et al. 2011。

第 119 页　以它为主题的论文已经汗牛充栋：Jarrett 2013。

第 120 页　听见哈欠的声音，也忍不住哈欠：Arnott, Singhal, and Goodale 2009。

第 120 页　黑猩猩在观看其他灵长类动物打哈欠的录像时：Anderson, Myowa-Yamakoshi, and Matsuzawa 2004；Massen, Vermunt, and Sterck 2012。

第 120 页　看到人类的哈欠也有反应：Joly-Mascheroni, Senju, and Shepherd 2008。

第 120 页　有超过一半的时间也打了哈欠：Provine 2005。

第 120 页　他们的镜像系统却是沉默的：Haker et al. 2013。

第 121 页　《哈～哈～哈～哈～哈～哈～欠！》：Platek 2010。

第 122 页　互相理毛也是重要的原因：Palagi et al. 2009。

第 122 页　它还体现了亲密的社会关系：Silk, Cheney, and Seyfarth 2013；Sakamaki 2013。

第 122 页　如果这项研究的结论成立：最近有几项研究对哈欠和亲密情感或共情存在关联的说法提出了质疑，见 Bartholomew and Cirulli 2014。

第 123 页　和我们自己遭受痛苦时激活的脑区有许多重叠：Hutchison et al. 1999。

第 123 页　不包含产生真实痛感的区域：Singer et al. 2004；Jackson, Meltzoff, and Decety 2005；Morrison et al. 2004。

第 123 页　在一个令人胆寒的实验中：Avenanti et al. 2005。

第 124 页　激活了自己的逃避反应：同上。

第 124 页　被试的肌肉活动与他们没有看到的图中表情是相匹配的：Dimberg, Thunberg, and Elmehed 2000。

第 124 页　她就不太能够识别别人脸上表露的是什么情绪：Niedenthal et al. 2005。

第 125 页　患者天生面瘫：Cole 2001。

第 125 页　共情分数较高的被试更容易模仿……：Chartrand and Bargh 1999。

第 125 页　运动神经元系统的激活水平也较高：Schulte-Rüther et al. 2007。

第 125 页　一个人的共情越强……：Pfeiffer et al. 2008。

第 125 页　色情产业的整体利润已经超过了好莱坞：Ackman 2001。

第 125 页　法国的神经科学家开展了一项研究：Mouras et al. 2008。

第 126 页　"破镜理论"：Ramachandran and Oberman 2006。

第 126 页　甚至难以认识到他人的存在：Sigman, Spence, and Wang 2006。

第 127 页　"开始去挪开母亲的脚"：Kanner 1943。

第 127 页　在衡量共情的心理测试中：Baron-Cohen and Wheelwright 2004 ；
Baron-Cohen 2010。

第 127 页　也不会恐惧退缩：Minio-Paluello et al. 2009。

第 128 页　色情图片对他们神经系统的影响微乎其微：Mathersul, McDonald, and
Rushby 2013。

第 128 页　他们的实验召集了 56 名儿童：Helt et al. 2010。

第 128 页　也有研究者怀疑，孤独症患儿少打哈欠，是因为……：Senju et al.
2009 ；Usui et al. 2013。

第 129 页　2010 年，《脑研究》杂志发表了一篇论文：Martineau et al. 2010。

第 129 页　《神经元》杂志也发表了一项研究：Dinstein et al. 2010。

第 131 页　安东尼奥·达马西奥认为：Damasio 1994, 173–75。

第 131 页　每次我们有了一个体验：对于悲伤、快乐、愤怒和其他情绪，都有
相对应的身体体验。

第 132 页　盖吉已经"不再是盖吉"了：关于菲尼亚斯·盖吉的受伤和恢复的描写，
来自 Damasio 1994, chap. 1，以及 Gazzaniga, Ivry, and Mangun 2002, 537–38。

第 132 页　达马西奥也说过一个类似的故事：Damasio 1994, 35–44。

第 132 页　"赌博任务"：Bechara et al. 1994 ；Bechara, Damasio, and Damasio 2000。

第 133 页　艾略特自诩是一个保守的人：Damasio 1994, 214–16。

第四章　我们能记得没有发生过的事吗？

第 137 页　他还很年轻：García Márquez 1985。

第 141 页　随着我们积累新知、回顾过往：Bliss and Collingridge 1993。

第 142 页　叫"长时程增强作用"：Bliss and Lømo 1973。

第 142 页　它是记忆形成的基础：Schwärzel and Müller 2006。

第 144 页　在参加实验的 24 名被试中：Loftus and Pickrell 1995；Loftus 1993。

第 145 页　以色列的一组研究人员曾找了一位……：Mendelson et al. 2009。

第 146 页　杜克大学的一组神经科学家招募了一群铁杆球迷：Botzung 2010。

第 148 页　内侧前额叶在回答问题 1 时激活：Craik et al. 1999；Kelley et al. 2002。

第 148 页　"我很乐意接手，我有许多时间"：Rankin 2009。

第 151 页　"9·11"组记得更多细节：Kvavilashvili et al. 2010。

第 152 页　曼哈顿中城的居民在回忆"9·11"事件的细节时：Sharot et al. 2007。

第 152 页　被试在回忆"9·11"时，情绪越是强烈：Schmidt 2004。

第 153 页　一组心理学家要 40 名大学本科生想象……：Cunningham et al. 2013。

第 154 页　我真的知道自己不是故意往他脸上投的：Anderson 1990。

第 158 页　乔治·富兰克林被判一级谋杀罪：*Franklin v. Duncan*, 1995。

第 159 页　对负面感受的记忆会……更快消失：Ritchie et al. 2006。

第 159 页　当负面行为指向别人而非自己时……：Sedikides and Green 2004。

第 161 页　"大夫，你知道我为装它们花了多少钱吗？"：Gazzaniga 2000。

第 163 页　在伦敦的一项研究中……：Kopelman 1987。

第 165 页　而自发的记忆虚构却……：Schnider, von Däniken, and Gutbrod 1996。

第 165 页　也有研究者认为，记忆虚构是一种妄想：Metcalf, Langdon, and Coltheart 2007。

第 166 页　记忆虚构往往是内侧前额叶的损伤造成的：Dalla and Boisse 2010。

第 167 页　这原来是一种防御机制：Morris Moscovitch 博士对这一观点做了专业的反驳（Moscovitch 1995），他提出：如果记忆虚构真的是为了调和信念中的矛盾之处从而保护自我，那么难道不应该是所有人都会虚构记忆，无论脑部有无损伤吗？也许，我们讨论的这个心理动力的解释的确不能涵盖记忆虚构的全部。不过话说回来，也许记忆虚构的确是每个人都具有的功能，只是对于脑部损伤的人，编造的门槛比健康人更低而已。

第 168 页　比如在瑞士的一项实验中：Schnider 2003。

第 168 页　"第一轮"就是一组正确答案的例子：图片来自 Schnider 2013。

第 170 页　一组研究人员用经典童话或圣经故事检验了 12 名患者的回忆能力：
　　　　Asaf Gilboa et al. 2006。

第 171 页　还有一个病人宣称小红帽给人强奸了：Turner et al. 2008。

第 171 页　这些记忆虚构患者并没有为这些问题编造答案：Schnider, von Däni-
　　　　ken, and Gutbrod 1996；Mercer et al. 1977。

第 171 页　当研究者让记忆虚构者说出……：Moscovitch 1989。

第五章　为什么有人相信外星人绑架事件？

第 175 页　大多数对于外星生命的想象都渗透着人类的自大：Myhrvold 1996。

第 177 页　有 1/4 认为外星人曾经到过地球：Gallup and Newport 1991。

第 177 页　有 9% 表示自己就接触过外星人："Poll: U.S. Hiding Knowledge of
　　　　Aliens," 1997。

第 177 页　的确有心理测评显示：Chequers, Joseph, and Diduca 1997。

第 178 页　"研究对象醒来后对周围环境有了知觉"：Mitchell 1876。

第 178 页　当事人会体验到窒息的感觉：Simons and Hughes 1985。

第 178 页　睡眠麻痹会影响大约 8% 的人：Sharpless and Barber 2011。

第 179 页　焦虑的人更容易在睡眠麻痹中感到身边有异类：Solomonova 2008。

第 180 页　"这个影子人在什么地方？"：Arzy 2006。

第 182 页　"那是上帝在爱我"：Carrazana and Cheng 2011。

第 182 页　我看见近旁有一位天使：Teresa of Ávila 1565。

第 183 页　他的神经科医生却认为那不过是他颞叶的异常活动：Carrazana and
　　　　Cheng 2011。

第 184 页　至少加扎尼加是这么猜想的：Gazzaniga 2005, 156–57。

第 184 页　竟引出了这样神秘的相遇：Hill and Persinger 2003。

第 186 页　一名男性在一次摩托车事故之后产生了这样的妄想：Young et al. 1992。

第 187 页　它是由知觉和情绪之间的断联造成的：Ramirez-Bermudez et al. 2010。

第 187 页　但是他已经无法产生相应的情绪反应了：Gerrans 2002。

第 188 页　"每次你离开病房……"：Corlett, D'Souza, and Krystal 2010。

第 188 页　还自以为瞒过了妻子：Thomas-Antérion et al. 2008。

第 189 页　这两种疾病是同一枚硬币的两面：McKay and Cipolotti 2007。

第 189 页　他的脑对自己的症状做了偏执的解释：Kinderman and Bentall 1997。

第 189 页　他的脑走的是一条抑郁而虚无的路子：Peterson et al. 1982。

第 190 页　我当时正和 4 岁的儿子在山里度暑假：Facco and Agrillo 2012。

第 190 页　右侧表格显示了他们当时的所见所感：van Lommel et al. 2001。

第 191 页　而应该视为自然规律的一部分大方接受：Facco and Agrillo 2012。

第 192 页　"下一个瞬间，我却仿佛坐到了飞机的后方"：Fulgham 2006。

第 192 页　大约 10% 的飞行员报告自己曾……：Rickards and Newman 2005。

第 193 页　许多人都报告了欣快感：Carter 2010；Whinnery 1997。

第 193 页　他们的视野边缘会变暗 5—8 秒：Lambert and Wood 1946。

第 193 页　当视皮层或眼球本身供血不足时：Nelson et al. 2007；Blackmore and Troscianko 1989。

第 193 页　对濒死体验的研究表明：Nelson et al. 2006。

第 194 页　神经系统的这个抗衡反应……：同上。

第 195 页　这些患者经历濒死体验和 REM 入侵的可能性都高于常人：同上。

第 196 页　一名 25 岁的士兵被北越军队俘虏了三个月：Siegel 1984。

第 196 页　这两个叙述者……都是一项研究中的对象：同上。

第 198 页　我真是气坏了：Clancy 2005, 50。

第 200 页　我能感到它过来了：引文摘自 Ness 1978。

第 200 页　kokma：同上。

第 201 页　subirse el muerto：Jiménez-Genchi et al. 2009。

第 201 页　这种异象叫"定住"：Dahlitz and Parkes 1993。

第 201 页　在西非，人们将它和巫术联系在一起：De Jong 2005。

第 201 页　"那个戴着白帽子的高个儿男人想要非礼我"：同上。

## 第六章　为什么精神分裂症患者会听见神秘说话声？

第 203 页　你对上帝说话：Szasz 1973, 101。

第 208 页　然后电信号继续沿通路前行：Guenther, Ghosh, and Tourville 2006；Simonyan and Horwitz 2011。

第 208 页　人类的一切思想都是某种默诵话语：Watson 1913。

第 209 页　这个理论就基本被推翻了：Smith et al. 1947。

第 209 页　这说明他们的发音肌肉正在收缩：Garrity 1977。

第 209 页　古尔德设计了一个肌电图实验：Gould 1948。

第 210 页　先前听不到的说话声，现在变成了一阵轻轻的低语：Gould 1949。

第 212 页　如果你在他心里，你就出来：Green and Preston 1981。

第 213 页　出声哼唱却使幻听的时间缩短了近 60%：Green and Kinsbourne 1990。

第 213 页　在症状出现时出声数数，也能……：Nelson, Thrasher, and Barnes 1991。

第 215 页　他们很容易把自己的声音认成是别人的：Johns et al. 2006。

第 215 页　"有人总在我说话的时候说话"：Frith 1995。

第 216 页　长颌鱼的神经系统能够……：Feulner et al. 2009b。

第 217 页　雌性长颌鱼会被特定的 EOD 频率所吸引：Feulner et al. 2009a。

第 218 页　下面就是电极记录到的信号：改编自 Russell and Bell 1978。

第 219 页　它的电感受器什么都没探测到：同上。

第 219 页　贝尔指出，当长颌鱼发出一个 EOD：Bell 1981; Bell and Grant 1989。

第 220 页　这种上下颠倒的信号叫"推测放电"：Caputi and Nogueira 2012；Bell and Grant 1989。

第 222 页　燕雀之类的鸣禽用它来……：Crapse and Sommer 2008。

第 223 页　有一个实验要求被试单手提起一个装满水的容器：Nowak and Hermsdörfer 2003。

第 223 页　"前庭眼反射"：Herdman, Schubert, and Tusa 2001；Davidson and Wolpert 2005。

第 223 页　比如在什么时候伸手才能接到球：Zago et al. 2004。

第 224 页　我们在想象时依靠了一个内部的预测系统：Gentili et al. 2004。

第 226 页　"N100"：Ford et al. 2001。

第 227 页　患者于是错误地认为自己的声音来自外部：Heinks-Maldonado et al. 2007；Shergill et al. 2000。

第 228 页 聋人中的精神分裂症患者比例和健康人群相同：Altshuler and Rainer 1958；Evans and Elliott 1981。

第 228 页 我们来认识几位这样的患者：du Feu and McKenna 1999；Critchley et al. 1981。

第 230 页 "我怎么知道？我耳朵聋了啊！"：Thacker 1994。

第 230 页 同样，对语言的神经影像研究也显示：MacSweeney et al. 2002。

第 230 页 曾有一项研究让一组聋人……：McGuire et al. 1997。

第 232 页 创立者西德·巴雷特：Schaffner 2005, 106。

第 232 页 巴雷特将女友囚禁在一间屋子里：同上，77。

第 233 页 巴雷特可能就是患了精神分裂症：Greene 2006。

第 233 页 可能是对他的精神分裂状态最确切的自我诊断：Schaffner 2005, 99。

第 233 页 我望向窗外：Mellor 1970。

第 234 页 一个男病人说，有人在他脑袋里……：Spence and Frith 1997。

第 234 页 当我伸手去拿梳子：Mellor 1970。

第 235 页 我大哭，泪珠从两颊滚落：同上。

第 235 页 我忽然有了一阵冲动：同上。

第 236 页 挠痒痒机：Blakemore, Frith, and Wolpert 1999。

第 237 页 身体失了防备，挠痒怪横行无忌：当我们在线路不畅的电话上交谈时，脑中也大致会发生类似的情况。我们每次说话都会在一段延迟之后听见自己的回声，脑一定感到有些困惑，就像在一段延迟之后被挠痒痒一样。也许这就是电话中的回声如此可恶的原因。

第 237 页 精神分裂症被试在比较了挠自己痒痒和……：Blakemore et al. 2000。

第 238 页 "似曾相识"感：Lisman and Sternberg 2013。

第七章 催眠术可以用来诱导杀人吗？

第 243 页 有意识的心灵就像一道喷泉：Freud 1899。

第 243 页 帕勒·哈德鲁普：Streatfeild 2007, 135–39。

第 246 页 有一项研究召集了 30 名烧伤病人：Patterson, Goldberg, and Ehde 1996。

第 247 页  催眠还能为接受化疗的癌症患者减轻疼痛：Syrjala, Cummings, and Donaldson 1992。

第 247 页  埃伦·德杰尼勒斯：读者可自行在 YouTube 上观看视频：https://www.youtube .com/watch?v=hGgFWrV_M28。

第 247 页  女演员黛博拉·梅辛："Messing Calls on Hypnosis to Help Her with Underwater Scenes," 2005。

第 247 页  "B 连将于今晚 21:00 出发"：Watkins 1947。

第 248 页  催眠状态的起源和本质：Braid 1843。

第 251 页  大约有一半人完全没有注意到……：Chabris and Simons 2009, 6–8。

第 252 页  他们继续为对方指路：Simons and Levin 1998。

第 252 页  针对注意的神经生物学研究已经澄清：Haykin and Chen 2005。

第 254 页  一种名叫"斑胸草雀"的鸟：Narayan et al. 2007。

第 256 页  这个现象称为"斯特鲁普效应"：Stroop 1935。

第 256 页  这个效应在超过 99% 的人身上都有体现：MacLeod 1991。

第 256 页  被催眠者接受斯特鲁普测试时：Raz et al. 2002。

第 257 页  研究者利用 fMRI 和 PET 对脑开展了神经影像研究：Botvinick et al. 2001；Kerns, Cohen, and MacDonald 2004。

第 257 页  前扣带回位于前额叶下方，它担负着许多功能：Lane et al. 1998；Posner and Petersen 1990。

第 257 页  前扣带回都在辛勤地工作着：Botvinick, Cohen, and Carter 2004；Barch et al. 2000。也有人认为前扣带回的地位更加重要。例如德国的一组研究人员开展了一项实验，他们让被试在三种情况下体验痛感，同时观察被试的脑活动。第一种情况，被试用一根灼热的探针扎进自己的一只手。第二种情况，由其他人用探针扎进被试的手。第三种情况，被试使用一部装置，每次单手拉动装置上的一根绳索，探针就会扎进他们的另一只手。第一、第二种情况代表自己制造的和外部制造的痛感，而第三种情况介于两者之间，我们可以称之为"自己间接制造的痛感"。研究者收集的 fMRI 数据表明，在这三种情况下，前扣带回各有不同的部位产生了活动。他们由此推断，前扣带回的作用不仅是监测冲突，它还能在自己产生的和外界产生的刺激之间做出区分。Mohr et al. 2005.

第 258 页　格鲁泽利尔开展了一项实验：Egner, Jamieson, and Gruzelier 2005。

第 259 页　格鲁泽利尔指出，这就是为什么有人在催眠状态下……：引自 Gosline 2004。

第 260 页　"吃爆米花""喝可口可乐"：Pratkanis 1992。

第 260 页　"原子弹之后最使人警惕的发明"：Streatfeild 2007, 185。

第 261 页　"既然这诡计可以成功推销爆米花"：Cousins 1957。

第 261 页　"就彻底终结自由意志"：Aldous Huxley 致 Humphry Osmond 的信，1957 年 4 月 8 日，见 Huxley 1970。

第 261 页　那张唱片的封面上还画着子弹轨迹……：Streatfeild 2007, 181。

第 262 页　林肯的额须里嵌着"性"字：同上，204，引自 Bill Peterson 于 1990 年 3 月 29 日的盘问。

第 263 页　加拿大广播公司曾试图重复这个实验：Pratkanis 1992。

第 263 页　维卡里所指的开展实验的影院其实很小：Streatfeild 2007, 194。

第 263 页　其中一种称为"逆向遮蔽"：Higgins and Bargh 1987；Kihlstrom, 1987。

第 264 页　研究生被试也得到了相似的待遇：Baldwin, Carrell, and Lopez 1990。

第 265 页　研究者向 26 名被试短暂呈现了：Lee et al. 2011。

第 266 页　被试先是在启动阶段面对了愤怒或悲伤的面孔：Yang and Tong 2010。

第 266 页　当一个人有意识地观看一幅图像：Fahrenfort et al. 2008。

第 267 页　在脑深部，杏仁核亮了起来：Whalen et al. 1998。

第 267 页　有一项实验召集了两组本科生：Mayer and Merckelbach 1999。

第 268 页　"我很诚实，我不偷窃"：Paraskevas-Thadani 1997。

第 268 页　这大大降低了他们的失窃率：Arrington 1982。

第 270 页　英国航空公司在 1984 年的一支成功的广告：Heath 2012, 92–93。

第 270 页　广告业者首先会创造对一件产品的需求：Yapko 1995, 38。

第 272 页　亚普科定义了 35 种……下面是几个例子：Kaplan 2007。

第 273 页　在 2007 年的一项研究中，亚普科收集了 12 则电视广告：同上。

第 274 页　2007 年的一项神经影像研究……：Schaefer and Rotte 2007。

第 275 页　"百事悖论"：Koenigs and Tranel 2008。

第 275 页 可口可乐的销量却几乎是百事的两倍：D'Altorio 2012。

第 275 页 研究者认为，正是内侧前额叶的加工：Koenigs and Tranel 2008。

第 277 页 一听到"德国"这个词就打开窗子：Searle 2004, 157。

第 279 页 "我关进来只是因为运气不好"：Dalrymple 2001, 6。

第八章 为什么分裂的人格不能戴同一副眼镜？

第 285 页 我认识到了人类那种彻底而原始的二元状态：Stevenson 1991, 43。

第 285 页 伊夫琳住进精神科病房的时候状况很差：伊夫琳的病例摘自 Bhuva-
neswar and Spiegel 2013。

第 286 页 "自打记事起……"：这句引言摘自一班医学生对伊夫琳的访谈，这
次访谈的主持人是斯坦福大学的 David Spiegel 博士。

第 286 页 "等到回过神来"：同上。

第 287 页 下面是吉米和精神科医生的一段对话：同上。

第 290 页 妇科医生彼得：Pachalska et al. 2011。

第 294 页 这些都与右侧额颞叶的损伤有关：Feinberg and Shapiro 1989；Mosco-
vitch 1995。

第 294 页 他记录了和一位病人的一场对话：Feinberg 2001, 18。

第 295 页 躯体失认的原因是……：Feinberg et al. 2010。

第 295 页 右侧额叶会在人自省时同时激活：Herwig et al. 2012；Keenan et al.
2000。

第 295 页 唯一的共识是我们还不知道……：Keenan, Gallup, and Falk 2003, 204。

第 297 页 关于这种病可以去问薇姬：Wolman 2012。

第 297 页 异手综合征是裂脑综合征的一个常见症状：Verleger et al. 2011。

第 297 页 当薇姬的左半球看见右侧视野中的一个词语：Baynes et al. 1998。

第 298 页 加扎尼加认为答案是肯定的：Gazzaniga 1972。

第 298 页 向一名裂脑病人的左侧视野呈现了……：Gazzaniga 2005, 148–49。

第 298 页 向一名女子的右脑闪现了一幅图：Gazzaniga 1970, 106。

第 298 页 向一名裂脑病人的右脑显示了"笑"的字样：Wolman 2012。

第 299 页　"左半球解释器"：Gazzaniga 1989; Turk et al. 2003。

第 300 页　那一天的事，阿克曼夫妇……：Lanius, Hopper, and Menon 2003。

第 302 页　夫妇俩后来同意参加一项短暂的 fMRI 研究：同上。

第 302 页　解离状况往往是情绪创伤的结果：Armstrong 1991。

第 303 页　它在长期遭虐待的受害者身上尤其多见：Watkins and Watkins 1998。

第 303 页　人脑的"情绪区块"：Reis 1993。

第 303 页　"表面正常区块"：Nijenhuis, Van der Hart, and Steele, 2002；Reis 1993。

第 304 页　某个人格可能像阿克曼先生那样心跳骤增：Miller and Triggiano 1992；Putnam, Zahn, and Post 1990。

第 305 页　当伊夫琳带着手臂上的咒骂……：Stankiewicz and Golczyńska 2006。

第 306 页　荷兰的一组研究者召集了 11 位……：Reinders et al. 2006。

第 306 页　压力是在解离性身份障碍患者身上触发……：Barlow and Chu 2014。

第 306 页　当被试处于平常的人格时：Simeon et al. 2000。

第 307 页　在 2013 年的一项研究中，神经科学家用逆向遮蔽法……：Schlumpf et al. 2013。

第 308 页　唤起"自传式记忆"：Fink et al. 1996。

第 309 页　海马平均小了 19.2%：Vermetten et al. 2006。

第 309 页　人的记忆可以压抑：但我们在第四章也讨论过，这一点是有争议的。

第 309 页　除了我们刚才看到的研究之外：亦见 van der Kolk and Fisler 1995。

第 309 页　还有过几则孤立的患者报告：Tsai et al. 1999；Saxe et al. 1992；Savoy et al. 2012。

第 309 页　眶额叶皮层的活动也减少了：Sar, Unal, and Ozturk 2007。

第 310 页　伊夫琳和她的另几个自我正在……：Bhuvaneswar and Spiegel 2013。

第 311 页　伊夫琳的病有一个标志性的特征：Howell 2011, 148。

第 311 页　它帮助患者平静：Smith 1993; Howland 1975。

第 311 页　"我感觉好些了"：这段引文摘自斯坦福大学医学中心的真实病程记录，经负责患者的医生 David Spiegel 同意转录于此。记录通过加密文件发送，患者姓名及日期均隐去。

第 311 页　有精神病学家因此认为，这种障碍原本就不是……：Gleaves 1996。

第 312 页　使用 fMRI 的研究表明，当患者处于解离状态：Kas et al. 2014。

第 313 页　同样的神经模式也出现在解离状态中：Thomaes et al. 2013；Bremner 2007。

第 314 页　一种"自我暗示"疾病：Oakley 1999；Bell et al. 2011。

第 315 页　不同的我，不同的眼（An Eye for an I）：这部分标题借用 Bhuvanes-war and Spiegel 2013。

第 316 页　和健康的对照组相比，转换障碍患者的前额叶：Werring et al. 2004。

第 316 页　神经科学家还注意到了另一个现象：Becker et al. 2013；Bell et al. 2011。

第 317 页　法国神经病学大师让-马丁·沙可：Bogousslavsky, Walusinski, and Vey-runes 2009。

第 317 页　他曾公开演示用催眠来引发转换性瘫痪：Goetz, Bonduelle, and Gel-fand 1995, 203。

第 317 页　催眠的确能引发转换障碍的一些症状：Vaudreuil and Trieu 2013；Bell et al. 2011；Pyka et al. 2011。

第 317 页　在一位 25 岁的志愿者身上引发了左腿麻痹：Halligan et al. 2000。

第 318 页　布莱特的例子：Patterson 1980。

第 319 页　在引导式催眠治疗中：Stonnington, Barry, and Fisher 2006；Bühler and Heim 2011。

第 319 页　由这些证据可知，和催眠一样：Lane et al. 1998；Posner and Petersen 1990。

第 319 页　也会使我们的注意离开某些感觉信息：Vuilleumier 2005。

第 320 页　自我暗示或说自我催眠：Oakley 1999；Halligan, Bass, and Wade 2000。

第 322 页　人脑创造视觉的过程：Manning and Manning 2009。

第 323 页　有的神经科学家主张，梦的功能就是培养自我认知：Staunton 2001。

# 参考文献

Ackerman, J. M., C. C. Nocera, and J. A. Bargh. "Incidental Haptic Sensations Influence Social Judgments and Decisions." *Science* 328, no. 5986 (2010): 1712–15.

Ackman, D. "How Big Is Porn?" Forbes.com, May 25, 2001. http://www.forbes.com/2001/05/25/0524porn.html.

Altshuler, K. Z., and M. B. Rainer. "Patterns and Course of Schizophrenia in the Deaf." *Journal of Nervous and Mental Disease* 127, no. 1 (1958): 77–83.

Anderson, D. "Recollections." *New York Times,* April 14, 1990, B9.

Anderson, J. R., M. Myowa-Yamakoshi, and T. Matsuzawa. "Contagious Yawning in Chimpanzees." *Proceedings of the Royal Society Biological Sciences* 271, no. 6 (2004): 68–70.

Armstrong, J. "The Psychological Organization of Multiple Personality Disordered Patients." *Psychiatric Clinics of North America* 14, no. 3 (1991): 533–46.

Arnott, S. R., A. Singhal, and M. A. Goodale. "An Investigation of Auditory Contagious Yawning." *Cognitive, Affective, and Behavioral Neuroscience* 9, no. 3 (2009): 335–42.

Arrington, R. L. "Advertising and Behavior Control." *Journal of Business Ethics* 1 (1982): 3–12.

Arzy, S., et al. "Induction of an Illusory Shadow Person." *Nature* 443, no. 7109 (2006): 287.

Asaf Gilboa, C. A., et al. "Mechanisms of Spontaneous Confabulations: A Strategic Retrieval Account." *Brain* 129 (2006): 1399–414.

Atkinson, J. R. "The Perceptual Characteristics of Voice-Hallucinations in Deaf People: Insights into the Nature of Subvocal Thought and Sensory Feedback Loops." *Schizophrenia Bulletin* 32, no. 4 (2006): 701–8.

Avenanti, A., et al. "Transcranial Magnetic Stimulation Highlights the Sensorimotor Side of Empathy for Pain." *Nature Neuroscience* 8, no. 7 (2005): 955–60.

Avillac, M., et al. "Reference Frames for Representing Visual and Tactile Locations in Parietal Cortex." *Nature Neuroscience* 8, no. 7 (2005): 941–49.

Baker, C. L., R. F. Hess, and J. Zihl. "Residual Motion Perception in a 'Motion-Blind' Patient, Assessed with Limited-Lifetime Random Dot Stimuli." *Journal of Neuroscience* 11, no. 2 (1991): 454–61.

Baldwin, M. W., S. C. Carrell, and D. F. Lopez. "Priming Relationship Schemas: My Advisor and the Pope Are Watching Me from the Back of My Mind." *Journal of Experimental Social Psychology* 26, no. 5 (1990): 435–54.

Balleine, B. W., and A. Dickinson. "Goal-Directed Instrumental Action: Contingency and Incentive Learning and Their Cortical Substrates." *Neuropharmacology* 37, no. 4–5 (1998): 407–19.

Barch, D. M., et al. "Anterior Cingulate and the Monitoring of Response Conflict: Evidence from an fMRI Study of Overt Verb Generation." *Journal of Cognitive Neuroscience* 12, no. 2 (2000): 298–309.

Barlow, M. R., and J. A. Chu. "Measuring Fragmentation in Dissociative Identity Disorder: The Integration Measure and Relationship to Switching and Time in Therapy." *European Journal of Psychotraumatology* 5 (2014): 22250.

Baron-Cohen, S. "Empathizing, Systemizing, and the Extreme Male Brain Theory of Autism." *Progress in Brain Research* 186 (2010): 167–75.

Baron-Cohen, S., and S. Wheelwright. "The Empathy Quotient: An Investigation of Adults with Asperger Syndrome or High Functioning Autism, and Normal Sex Differences." *Journal of Autism and Developmental Disorders* 34, no. 2 (2004): 163–75.

Barr, K., and C. Hall. "The Use of Imagery by Rowers." *International Journal of Sport Psychology* 23, no. 3 (1992): 243–61.

Barrett, J., and H. Ehrlichman. "Bilateral Hemispheric Alpha Activity During Visual Imagery." *Neuropsychologia* 20, no. 6 (1982): 703–8.

Bartholomew, A. J., and E. T. Cirulli. "Individual Variation in Contagious Yawning Susceptibility Is Highly Stable and Largely Unexplained by Empathy or Other Known Factors." *PLOS ONE* 9, no. 3 (2014).

Baynes, K., et al. "Modular Organization of Cognitive Systems Masked by Interhemispheric Integration." *Science* 280 (1998): 902–5.

Bechara, A., H. Damasio, and A. R. Damasio. "Emotion, Decision Making, and the Orbitofrontal Cortex." *Cerebral Cortex* 10, no. 3 (2000): 295–307.

Bechara A., et al. "Insensitivity to Future Consequences Following Damage to Human Prefrontal Cortex." *Cognition* 50, no. 1–3 (1994): 7–15.

Becker, B., et al. "Deciphering the Neural Signature of Conversion Blindness." *American Journal of Psychiatry* 170, no. 1 (2013): 121–22.

Beilock, S. L., et al. "Haste Does Not Always Make Waste: Expertise, Direction of Attention, and Speed Versus Accuracy in Performing Sensorimotor Skills." *Psychonomic Bulletin and Review* 11 (2004): 373–79.

Béjot, Y., et al. "Sexsomnia: An Uncommon Variety of Parasomnia." *Clinical Neurology and Neurosurgery* 112, no. 1 (2010): 72–75.

Bell, C. C. "An Efference Copy Which Is Modified by Reafferent Input." *Science* 214, no. 23 (1981): 50–53.

Bell, C. C., and K. Grant. "Corollary Discharge Inhibition and Preservation of Temporal Information in a Sensory Nucleus of Mormyrid Electric Fish." *Journal of Neuroscience* 9, no. 3 (1989): 1029–44.

Bell, V., et al. "Dissociation in Hysteria and Hypnosis: Evidence from Cognitive Neuroscience." *Journal of Neurology, Neurosurgery, and Psychiatry* 82, no. 3 (2011): 332–39.

Berkowitz, A. L., and D. Ansari. "Generation of Novel Motor Sequences: The Neural Correlates of Musical Improvisation." *NeuroImage* 41, no. 2 (2008): 535–43.

Bernardi, N. F., et al. "Mental Practice Promotes Motor Anticipation: Evidence from Skilled Music Performance." *Frontiers in Human Neuroscience* 7, no. 451 (2013): 1–14.

Bértolo, H., et al. "Visual Dream Content, Graphical Representation, and EEG Alpha Activity in Congenitally Blind Subjects." *Cognitive Brain Research* 15, no. 3 (2003): 277–84.

Bhuvaneswar, C., and D. Spiegel. "An Eye for an I: A 35-Year-Old Woman with Fluctuating

Oculomotor Deficits and Dissociative Identity Disorder." *International Journal of Clinical and Experimental Hypnosis* 61, no. 3 (2013): 351–70.

Bischof, M., and C. L. Bassetti. "Total Dream Loss: A Distinct Neuropsychological Dysfunction After Bilateral PCA Stroke." *Annals of Neurology* 56, no. 4 (2004): 583–86.

Blakemore, S. J., C. D. Frith, and D. M. Wolpert. "Spatio-temporal Prediction Modulates the Perception of Self-Produced Stimuli." *Journal of Cognitive Neuroscience* 11, no. 5 (1999): 551–59.

Blackmore, S. J., and T. S. Troscianko. "The Physiology of the Tunnel." *Journal of Near-Death Studies* 8, no. 1 (1989): 15–28.

Blakemore, S. J., et al. "The Perception of Self-Produced Sensory Stimuli in Patients with Auditory Hallucinations and Passivity Experiences: Evidence for a Breakdown in Self-Monitoring." *Psychological Medicine* 30, no. 5 (2000): 1131–39.

Bliss, T. V., and G. L. Collingridge. "A Synaptic Model of Memory: Long-Term Potentiation in the Hippocampus." *Nature* 361 (1993): 31–39.

Bliss, T. V., and T. Lømo. "Long-Lasting Potentiation of Synaptic Transmission in the Dentate Area of the Anaesthetized Rabbit Following Stimulation of the Perforant Path." *Journal of Physiology* 232, no. 2 (1973): 331–56.

Blythe, W. *To Hate Like This Is to Be Happy Forever: A Thoroughly Obsessive, Intermittently Uplifting, and Occasionally Unbiased Account of the Duke–North Carolina Basketball Rivalry*. New York: HarperCollins, 2006.

Bogousslavsky, J., O. Walusinski, and D. Veyrunes. "Crime, Hysteria, and Belle Epoque Hypnotism: The Path Traced by Jean-Martin Charcot and Georges Gilles de la Tourette." *European Neurology* 62, no. 4 (2009): 193–99.

Botvinick, M. M., J. D. Cohen, and C. S. Carter. "Conflict Monitoring and Anterior Cingulate Cortex: An Update." *Trends in Cognitive Sciences* 8, no. 12 (2004): 539–46.

Botvinick, M. M., et al. "Conflict Monitoring and Cognitive Control." *Psychological Review* 108, no. 3 (2001): 624–52.

Botzung, A., et al. "Mental Hoop Diaries: Emotional Memories of a College Basketball Game in Rival Fans." *Journal of Neuroscience* 30, no. 6 (2010): 2130–37.

Braid, J. *Neurypnology; or, The Rationale of Nervous Sleep Considered in Relation to Animal Magnetism*. London: John Churchill, 1843.

Bremner, J. D. "Neuroimaging in Posttraumatic Stress Disorder and Other Stress-Related Disorders." *Neuroimaging Clinics of North America* 17, no. 4 (2007): 523–43.

Brooks, S. J., et al. "Exposure to Subliminal Arousing Stimuli Induces Robust Activation in the Amygdala, Hippocampus, Anterior Cingulate, Insular Cortex, and Primary Visual Cortex: A Systematic Meta-analysis of fMRI Studies." *NeuroImage* 59, no. 3 (2012): 2962–73.

Broughton, R., et al. "Homicidal Somnambulism: A Case Report." *Sleep* 17, no. 3 (1994): 253–64.

Brown, R. M., and C. Palmer. "Auditory and Motor Imagery Modulate Learning in Music Performance." *Frontiers in Human Neuroscience* 7, no. 320 (2013): 1–13.

Brumm, K., et al. "Functional MRI of a Child with Alice in Wonderland Syndrome During an Episode of Micropsia." *Journal of American Association for Pediatric Ophthalmology* 14, no. 4 (2010): 317–22.

Buccino, G., et al. "Action Observation Activates Premotor and Parietal Areas in a Somatotopic Manner: An fMRI Study." *European Journal of Neuroscience* 13, no. 2 (2001): 400–404.

Bühler, K. E., and G. Heim. "Etiology, Pathogenesis, and Therapy According to Pierre

Janet Concerning Conversion Disorders and Dissociative Disorders." *American Journal of Psychotherapy* 65, no. 4 (2011): 281–309.

Burke, W. "The Neural Basis of Charles Bonnet Hallucinations: A Hypothesis." *Journal of Neurology, Neurosurgery, and Psychiatry* 73, no. 5 (2002): 535–41.

Butler, A. J., and S. J. Page. "Mental Practice with Motor Imagery: Evidence for Motor Recovery and Cortical Reorganization After Stroke." *Archives of Physical Medicine and Rehabilitation* 87, no. 12, S2 (2006): S2–S11.

Cahill, C. "Psychotic Experiences Induced in Deluded Patients Using Distorted Auditory Feedback." *Cognitive Neuropsychiatry* 1, no. 3 (1996): 201–11.

Cantero, J. L., et al. "Alpha Power Modulation During Periods with Rapid Oculomotor Activity in Human REM Sleep." *Neuroreport* 10, no. 9 (1999): 1817–20.

Caputi, A. A., and J. Nogueira. "Identifying Self- and Nonself-Generated Signals: Lessons from Electrosensory Systems." In *Sensing in Nature*, edited by C. López-Larrea, 1–19. New York: Landes Bioscience and Springer Science and Business Media, 2012.

Carrazana, E., and J. Cheng. "St. Theresa's Dart and a Case of Religious Ecstatic Epilepsy." *Cognitive and Behavioral Neurology* 24, no. 3 (2011): 152–55.

Carroll, L. *Alice in Wonderland.* New York: Tribeca Books, 2013.

Carter, C. *Science and the Near-Death Experience: How Consciousness Survives Death.* Rochester, Vt.: Inner Traditions, 2010.

Chabris, C., and D. Simons. *The Invisible Gorilla: How Our Intuitions Deceive Us.* New York: Random House, 2009.

Chalmers, D. *The Conscious Mind: In Search of a Fundamental Theory.* Oxford: Oxford University Press, 1995.

Chang, Y., et al. "Neural Correlates of Motor Imagery for Elite Archers." *NMR in Biomedicine* 24, no. 4 (2011): 366–72.

Chartrand, T. L., and J. A. Bargh. "The Chameleon Effect: The Perception-Behavior Link and Social Interaction." *Journal of Personality and Social Psychology* 76, no. 6 (1999): 893–910.

Chellappa, S. L., et al. "Cortical Activation Patterns Herald Successful Dream Recall After NREM and REM Sleep." *Biological Psychology* 87, no. 2 (2011): 251–56.

Chequers, J., S. Joseph, and D. Diduca. "Belief in Extraterrestrial Life, UFO-Related Beliefs, and Schizotypal Personality." *Personality and Individual Differences* 23, no. 3 (1997): 519–52.

Choi, W., and P. C. Gordon. "Word Skipping During Sentence Reading: Effects of Lexicality on Parafoveal Processing." *Attention, Perception, and Psychophysics* 76, no. 1 (2004): 201–13.

Cicogna, P., et al. "Slow-Wave and REM Sleep Mentation." *Sleep Research Online* 3 (2000): 67–72.

Clancy, S. A. *Abducted: How People Come to Believe They Were Kidnapped by Aliens.* Cambridge, Mass.: Harvard University Press, 2005.

Cohen, L., et al. "Selective Deficit of Visual Size Perception: Two Cases of Hemimicropsia." *Journal of Neurology, Neurosurgery, and Psychiatry* 57, no. 1 (1994): 73–78.

Cole, J. "Empathy Needs a Face." *Journal of Consciousness Studies* 8, no. 5–7 (2001): 51–68.

Colon-Rivera, H. A., and M. A. Oldham. "The Mind with a Radio of Its Own: A Case Report and Review of the Literature on the Treatment of Musical Hallucinations." *General Hospital Psychiatry* 36, no. 2 (2013): 220–24.

Corlett, P. R., D. C. D'Souza, and J. H. Krystal. "Capgras Syndrome Induced by Ketamine in a Healthy Subject." *Biological Psychiatry* 68, no. 1 (2010): e1–e2.

Corradini, A., and A. Antonietti. "Mirror Neurons and Their Function in Cognitively Understood Empathy." *Consciousness and Cognition* 22, no. 3 (2013): 1152–61.

Cousins, N. "Smudging the Subconscious." *Saturday Review*, Oct. 5, 1957.

Cowey, A. "The Blindsight Saga." *Experimental Brain Research* 200 (2010): 3–24.

Craik, F. I. M., et al. "In Search of the Self: A Positron Emission Tomography Study." *Psychological Science* 10, no. 1 (1999): 26–34.

Crapse, T. B., and M. A. Sommer. "Corollary Discharge Across the Animal Kingdom." *Nature Reviews Neuroscience* 9 (2008): 587–600.

Creutzfeldt, O., G. Ojeman, and E. Lettich. "Neuronal Activity in the Human Lateral Temporal Lobe: II. Responses to the Subject's Own Voice." *Experimental Brain Research* 77 (1989): 476–89.

Critchley, E. M., et al. "Hallucinatory Experiences of Prelingually Profoundly Deaf Schizophrenics." *British Journal of Psychiatry* 138 (1981): 30–32.

Cunningham, S., et al. "Survival of the Selfish: Contrasting Self-Referential and Survival-Based Encoding." *Consciousness and Cognition* 22, no. 1 (2013): 237–44.

Dahlitz, M., and J. D. Parkes. "Sleep Paralysis." *Lancet* 341, no. 8842 (1993): 406–7.

Dalí, S. *The Secret Life of Salvador Dalí.* New York: Dover, 1993.

Dalla, B. G., and M. F. Boisse. "Temporal Consciousness and Confabulation: Is the Medial Temporal Lobe 'Temporal'?" *Cognitive Neuropsychiatry* 15, no. 1 (2010): 95–117.

Dalrymple, T. *Life at the Bottom: The Worldview That Makes the Underclass.* Chicago: Ivan R. Dee, 2001.

D'Altorio, T. "Coke vs. Pepsi . . . Are the Cola Wars Finally Over?" Accessed July 3, 2012. http://www.investmentu.com/2012/February/are-the-coke-vs-pepsi-cola-wars-over.html.

Damasio, A. *Descartes' Error: Emotion, Reason, and the Human Brain.* New York: Avon Books, 1994.

Davidson, P. R., and D. M. Wolpert. "Widespread Access to Predictive Models in the Motor System: A Short Review." *Journal of Neural Engineering* 2, no. 3 (2005): S313–S19.

Davis, M. H., F. Meunier, and W. D. Marslen-Wilson. "Neural Responses to Morphological, Syntactic, and Semantic Properties of Single Words: An fMRI Study." *Brain and Language* 89, no. 3 (2004): 439–49.

Decety, J., J. Jeannerod, and C. Prablanc. "The Timing of Mentally Represented Actions." *Behavioural Brain Research* 34, no. 1–2 (1989): 35–42.

Decety, J., and F. Michel. "Comparative Analysis of Actual and Mental Movement Times in Two Graphic Tasks." *Brain and Cognition* 11, no. 1 (1989): 87–97.

de Gelder, B., et al. "Intact Navigation Skills After Bilateral Loss of Striate Cortex." *Current Biology* 18, no. 24 (2008): R1128–R29.

De Jong, J. T. V. "Cultural Variation in the Clinical Presentation of Sleep Paralysis." *Transcultural Psychiatry* 42, no. 1 (2005): 78–92.

Dement, W., and E. A. Wolpert. "The Relation of Eye Movements, Body Motility, and External Stimuli to Dream Content." *Journal of Experimental Psychology* 55, no. 6 (1958): 543–53.

D'Esposito, M., et al. "A Functional MRI Study of Mental Imagery Generation." *Neuropsychologia* 35, no. 5 (1997): 724–30.

Diaz, J. "Masters Plan." *Sports Illustrated*, April 13, 1998. http://sportsillustrated.cnn.com/vault/article/magazine/MAG1012553/2/index.htm.

Dimberg, U., M. Thunberg, and K. Elmehed. "Unconscious Facial Reactions to Emotional Facial Expressions." *Psychological Science* 11, no. 1 (2000): 86–89.

Dinstein, I., et al. "Normal Movement Selectivity in Autism." *Neuron* 66, no. 3 (2010): 461–69.

Di Pellegrino, G., et al. "Understanding Motor Events: A Neurophysiological Study." *Experimental Brain Research* 91, no. 1 (1992): 176–80.

Domhoff, G. W. "The Dreams of Men and Women: Patterns of Gender Similarity and Difference" (2005). Accessed Dec. 31, 2013. http://dreamresearch.net/Library/domhoff_2005c.html.

Donnay, G. F., et al. "Neural Substrates of Interactive Musical Improvisation: An fMRI Study of 'Trading Fours' in Jazz." *PLOS ONE* 9, no. 2 (2014): e88665.

Downing, S. *On Course: Study Skills Plus Edition*. Boston: Wadsworth, 2011.

Dresler, M., et al. "Neural Correlates of Dream Lucidity Obtained from Contrasting Lucid Versus Non-Lucid REM Sleep: A Combined EEG/fMRI Case Study." *Sleep* 35, no. 7 (2012): 1017–20.

Driediger, M., C. Hall, and N. Callow. "Imagery Use by Injured Athletes: A Qualitative Analysis." *Journal of Sports Sciences* 24, no. 3 (2006): 261–71.

"Driving You Crazy." WHNT News 19, Huntsville, Ala. Accessed Dec. 10, 2012. http://www.dailymotion.com/video/xfz183_driving-out-of-habit-becoming-dangerous_news#.UOCNQW_edJ6.

Drysdale, G.-B. "Kaethe Kollwitz (1867–1945): The Artist Who May Have Suffered from Alice in Wonderland Syndrome." *Journal of Medical Biography* 17, no. 2 (2009): 106–10.

Duchenne, G. *The Mechanism of Human Facial Expression*. New York: Cambridge University Press, 1990.

du Feu, M., and P. J. McKenna. "Prelingually, Profoundly Deaf Schizophrenic Patients Who Hear Voices: A Phenomenological Analysis." *Acta Psychiatrica Scandinavica* 99, no. 6 (1999): 453–59.

Egner, T., G. Jamieson, and J. Gruzelier. "Hypnosis Decouples Cognitive Control from Conflict Monitoring Processes of the Frontal Lobe." *NeuroImage* 27, no. 4 (2005): 969–78.

Eiser, A. S. "Physiology and Psychology of Dreams." *Seminars in Neurology* 25, no. 1 (2005): 97–105.

Erickson, T. D., and M. E. Mattson. "From Words to Meaning: A Semantic Illusion." *Journal of Verbal Learning and Verbal Behavior* 20, no. 5 (1981): 540–51.

Evans, J., and H. Elliott. "Screening Criteria for the Diagnosis of Schizophrenia in Deaf Patients." *Archives of General Psychiatry* 38, no. 7 (1981): 787–90.

Eysel, U. T., et al. "Reorganization in the Visual Cortex After Retinal and Cortical Damage." *Restorative Neurology and Neuroscience* 16, no. 2–3 (1999): 153–64.

Facco, E., and C. Agrillo. "Near-Death-Like Experiences Without Life-Threatening Conditions or Brain Disorders: A Hypothesis from a Case Report." *Frontiers in Psychology* 3, no. 490 (2012): 1–6.

Fahrenfort, J. J., et al. "The Spatiotemporal Profile of Cortical Processing Leading Up to Visual Perception." *Journal of Vision* 8, no. 1 (2008): 11–12.

Feinberg, T. E. *Altered Egos: How the Brain Creates the Self*. New York: Oxford University Press, 2001.

Feinberg, T. E., and R. M. Shapiro. "Misidentification-Reduplication and the Right Hemisphere." *Cognitive and Behavioral Neurology* 2, no. 1 (1989): 39–48.

Feinberg, T. E., et al. "The Neuroanatomy of Asomatognosia and Somatoparaphrenia." *Journal of Neurology, Neurosurgery, and Psychiatry* 81, no. 3 (2010): 276–81.

Feulner, P. G., et al. "Electrifying Love: Electric Fish Use Species-Specific Discharge for Mate Recognition." *Biology Letters* 5, no. 2 (2009a): 225–28.

Feulner, P. G., et al. "Magic Trait Electric Organ Discharge (EOD): Dual Function of Electric Signals Promotes Speciation in African Weakly Electric Fish." *Communicative and Integrative Biology* 2, no. 4 (2009b): 329–31.

Ffytche, D. H., et al. "The Anatomy of Conscious Vision: An fMRI Study of Visual Hallucinations." *Nature Neuroscience* 1, no. 8 (1998): 738–42.

Filimon, F., et al. "Human Cortical Representations for Reaching: Mirror Neurons for Execution, Observation, and Imagery." *NeuroImage* 37, no. 4 (2007): 1315–28.

Fink, G. R., et al. "Cerebral Representation of One's Own Past: Neural Networks Involved in Autobiographical Memory." *Journal of Neuroscience* 16, no. 13 (1996): 4275–82.

Flanagan, J. R., and A. M. Wing. "The Role of Internal Models in Motion Planning and Control: Evidence from Grip Force Adjustments During Movements of Hand-Held Loads." *Journal of Neuroscience* 17, no. 4 (1997): 1519–28.

Ford, J. M., and D. H. Mathalon. "Electrophysiological Evidence of Corollary Discharge Dysfunction in Schizophrenia During Talking and Thinking." *Journal of Psychiatric Research* 38, no. 1 (2004): 37–46.

Ford, J. M., et al. "Neurophysiological Evidence of Corollary Discharge Dysfunction in Schizophrenia." *American Journal of Psychiatry* 158, no. 12 (2001): 2069–71.

Fosse, M. J., et al. "Dreaming and Episodic Memory: A Functional Dissociation?" *Journal of Cognitive Neuroscience* 15, no. 1 (2003): 1–9.

*Franklin v. Duncan,* 884 F. Supp. 1435 (N.D. Cal. 1995).

Franklin, M., and M. Zyphur. "The Role of Dreams in the Evolution of the Human Mind." *Evolutionary Psychology* 3 (2005): 59–78.

Freud, S. *The Interpretation of Dreams.* London: Macmillan, 1913.

Frith, C. D. "The Cognitive Abnormalities Underlying the Symptomatology and the Disability of Patients with Schizophrenia." *International Clinical Psychopharmacology* 10, no. 3 (1995): 87–98.

Fulgham, D. Interview with Jad Abumrad. "Out of Body, Roger." *Radiolab,* May 5, 2006.

Gallese, V., et al. "Action Recognition in the Premotor Cortex." *Brain* 119, no. 2 (1996): 593–609.

Gallup, G. H., and F. Newport Jr. "Belief in Paranormal Phenomena Among Adult Americans." *Skeptical Inquirer* 15, no. 2 (1991): 137–46.

Gangitano, M., F. M. Mottaghy, and A. Pascual-Leone. "Phase-Specific Modulation of Cortical Motor Output During Movement Observation." *Neuroreport* 12, no. 7 (2001): 1489–92.

García Márquez, G. *Love in the Time of Cholera.* New York: Alfred A. Knopf, 1985.

Garrity, L. I. "Electromyography: A Review of the Current Status of Subvocal Speech Research." *Memory and Cognition* 5, no. 6 (1977): 615–22.

Gazzaniga, M. S. *The Bisected Brain.* New York: Appleton-Century-Crofts, 1970.

———. "Cerebral Specialization and Interhemispheric Communication: Does the Corpus Callosum Enable the Human Condition?" *Brain* 123 (2000): 1293–326.

———. *The Ethical Brain.* New York: Dana Press, 2005.

———. "One Brain—Two Minds?" *American Scientist* 60 (1972): 311–17.

———. "Organization of the Human Brain." *Science* 245, no. 4921 (1989): 947–52.

Gazzaniga, M. S., R. Ivry, and G. R. Mangun. *Cognitive Neuroscience: The Biology of the Mind.* New York: W. W. Norton, 2002.

Gentili, R., C. Papaxanthis, and T. Pozzo. "Improvement and Generalization of Arm Motor Performance Through Motor Imagery Practice." *Neuroscience* 137, no. 3 (2006): 761–72.

Gentili, R., et al. "Inertial Properties of the Arm Are Accurately Predicted During Motor Imagery." *Behavioural Brain Research* 155, no. 2 (2004): 231–39.

Gerrans, P. "A One-Stage Explanation of the Cotard Delusion." *Philosophy, Psychiatry, and Psychology* 9, no. 1 (2002): 47–53.

Gleaves, D. H. "The Sociocognitive Model of Dissociative Identity Disorder: A Reexamination of the Evidence." *Psychological Bulletin* 120, no. 1 (1996): 42–59.

Goetz, C. G., M. Bonduelle, and T. Gelfand. *Charcot: Constructing Neurology.* New York: Oxford University Press, 1995.

Goldberg, E. *The Executive Brain: The Frontal Lobes and the Civilized Mind.* Oxford: Oxford University Press, 2001.

Goller, A. I., et al. "Mirror-Touch Synaesthesia in the Phantom Limbs of Amputees." *Cortex* 49, no. 1 (2013): 243–51.

Gosline, A. "Hypnosis Really Changes Your Mind." *New Scientist,* Sept. 10, 2004.

Gould, L. N. "Auditory Hallucinations and Subvocal Speech." *Journal of Nervous and Mental Disease* 109, no. 5 (1949): 418–27.

———. "Verbal Hallucinations and the Activity of the Vocal Musculature." *American Journal of Psychiatry* 105, no. 5 (1948): 367–72.

Grant, K., et al. "Neural Command of Electromotor Output in Mormyrids." *Journal of Experimental Biology* 202 (1999): 1399–407.

Green, M. F., and M. Kinsbourne. "Subvocal Activity and Auditory Hallucinations: Clues for Behavioral Treatments?" *Psychological Bulletin* 16, no. 4 (1990): 617–25.

Green, P., and M. Preston. "Reinforcement of Vocal Correlate of Auditory Hallucinations by Auditory Feedback: A Case Study." *British Journal of Psychiatry* 139 (1981): 204–8.

Greene, A. "Syd Barrett (1946–2006): Founding Frontman and Songwriter for Pink Floyd Dead at 60." *Rolling Stone,* July 11, 2006. http://www.rollingstone.com/music/news/syd-barrett-1946-2006-20060711.

Guenther, F. H., S. S. Ghosh, and J. A. Tourville. "Neural Modeling and Imaging of the Cortical Interactions Underlying Syllable Production." *Brain and Language* 96, no. 3 (2006): 280–301.

Guillot, A., et al. "Motor Imagery and Tennis Serve Performance: The External Focus Efficacy." *Journal of Sports Science Medicine* 12, no. 2 (2013): 332–38.

Haker, H., et al. "Mirror Neuron Activity During Contagious Yawning—an fMRI Study." *Brain Imaging and Behavior* 7, no. 1 (2013): 28–34.

Halligan, P. W., C. Bass, and D. T. Wade. "New Approaches to Conversion Hysteria." *British Medical Journal* 320, no. 7248 (2000): 1488–89.

Halligan, P. W., et al. "Imaging Hypnotic Paralysis: Implications for Conversion Hysteria." *Lancet* 355, no. 9208 (2000): 986–87.

Hamson-Utley, J. J., S. Martin, and J. Walters. "Athletic Trainers' and Physical Therapists' Perceptions of the Effectiveness of Psychological Skills Within Sport Injury Rehabilitation Programs." *Journal of Athletic Training* 43, no. 3 (2008): 258–64.

Hanson-Vaux, G., A. S. Crisinel, and C. Spence. "Smelling Shapes: Crossmodal Correspondences Between Odors and Shapes." *Chemical Senses* 38, no. 2 (2013): 161–66.

Haykin, S., and Z. Chen. "The Cocktail Party Problem." *Neural Computation* 17, no. 9 (2005): 1875–902.

Head, P. D. "Synaesthesia: Pitch-Color Isomorphism in RGB-Space?" *Cortex* 42, no. 2 (2006): 164–74.

Heath, R. *Seducing the Subconscious: The Psychology of Emotional Influence in Advertising.* West Sussex, U.K.: Wiley-Blackwell, 2012.

Heilman, K. M. "Anosognosia: Possible Neuropsychological Mechanisms." In *Awareness of*

*Deficit After Brain Injury: Clinical and Theoretical Issues,* edited by G. P. Prigatano and D. L. Schacter. New York: Oxford University Press, 1991.

Heinks-Maldonado, T. H., et al. "Relationship of Imprecise Corollary Discharge in Schizophrenia to Auditory Hallucinations." *Archives of General Psychiatry* 64, no. 3 (2007): 286–96.

Helt, M. S., et al. "Contagious Yawning in Autistic and Typical Development." *Child Development* 81, no. 5 (2010): 1620–31.

Hemayattalab, R., and A. Movahedi. "Effects of Different Variations of Mental and Physical Practice on Sport Skill Learning in Adolescents with Mental Retardation." *Research in Developmental Disabilities* 31, no. 1 (2010): 81–86.

Henderson, W. R., and G. E. Smyth. "Phantom Limbs." *Journal of Neurology, Neurosurgery, and Psychiatry* 11, no. 2 (1948): 88–112.

Herdman, S. J., M. C. Schubert, and R. J. Tusa. "Role of Central Preprogramming in Dynamic Visual Acuity with Vestibular Loss." *Archives of Otolaryngology—Head and Neck Surgery* 127, no. 10 (2001): 1205–10.

Herwig, U., et al. "Neural Activity Associated with Self-Reflection." *BMC Neuroscience* 13, no. 52 (2012): 1–12.

Higgins, E. T., and J. A. Bargh. "Social Cognition and Social Perception." *Annual Review of Psychology* 38 (1987): 369–425.

Hill, D. R., and M. A. Persinger. "Application of Transcerebral, Weak (1 microT) Complex Magnetic Fields and Mystical Experiences: Are They Generated by Field-Induced Dimethyltryptamine Release from the Pineal Organ?" *Perceptual and Motor Skills* 97 (2003): 1049–50.

Hobson, J. A. "REM Sleep and Dreaming: Towards a Theory of Protoconsciousness." *Nature Reviews Neuroscience* 10 (2009): 803–13.

———. "Sleep and Dream Suppression Following a Lateral Medullary Infarct: A First-Person Account." *Consciousness and Cognition* 11, no. 3 (2002): 377–90.

Hobson, J. A., and K. J. Friston. "Waking and Dreaming Consciousness: Neurobiological and Functional Considerations." *Progress in Neurobiology* 98, no. 1 (2012): 82–98.

Hobson, J. A., and R. W. McCarley. "The Brain as a Dream State Generator: An Activation-Synthesis Hypothesis of the Dream Process." *American Journal of Psychiatry* 134, no. 12 (1977): 1335–48.

Hobson, J. A., E. F. Pace-Schott, and R. Stickgold. "Dreaming and the Brain: Toward a Cognitive Neuroscience of Conscious States." *Behavioral and Brain Sciences* 23, no. 6 (2000): 793–842.

Hofle, N., et al. "Regional Cerebral Blood Flow Changes as a Function of Delta and Spindle Activity During Slow Wave Sleep in Humans." *Journal of Neuroscience* 17, no. 12 (1997): 4800–4808.

Holmes, P. S., and D. J. Collins. "The PETTLEP Approach to Motor Imagery: A Functional Equivalence Model for Sport Psychologists." *Journal of Applied Sport Psychology* 13, no. 1 (2001): 60–83.

Hong, C. C., et al. "fMRI Evidence for Multisensory Recruitment Associated with Rapid Eye Movements During Sleep." *Human Brain Mapping* 30, no. 5 (2008): 1705–22.

Howell, E. *Understanding and Treating Dissociative Identity Disorder.* New York: Routledge, 2011.

Howland, J. S. "The Use of Hypnosis in the Treatment of a Case of Multiple Personality." *Journal of Nervous and Mental Disease* 161, no. 2 (1975): 138–42.

Huber, R., et al. "Arm Immobilization Causes Cortical Plastic Changes and Locally Decreases Sleep Slow Wave Activity." *Nature Neuroscience* 9, no. 9 (2006): 1169–76.

Hurovitz, C., et al. "The Dreams of Blind Men and Women: A Replication and Extension of Previous Findings." *Dreaming* 9, no. 2–3 (1999): 183–93.

Hutchison, W., et al. "Pain-Related Neurons in the Human Cingulate Cortex." *Nature Neuroscience* 2 (1999): 403–5.

Huxley, A. *Letters of Aldous Huxley*. Ed. Grover Smith. New York: Harper & Row, 1970.

Ibáñez, A., et al. "Subliminal Presentation of Other Faces (but Not Own Face) Primes Behavioral and Evoked Cortical Processing of Empathy for Pain." *Brain Research* 1398 (2011): 72–85.

Ietswaart, M., et al. "Mental Practice with Motor Imagery in Stroke Recovery: Randomized Controlled Trial of Efficacy." *Brain* 134, no. 5 (2011): 1373–86.

*The International Classification of Sleep Disorders: Diagnostic and Coding Manual*. 2nd ed. Westchester, Ill.: American Academy of Sleep Medicine, 2005.

Jackson, P. L., A. N. Meltzoff, and J. Decety. "How Do We Perceive the Pain of Others? A Window into the Neural Processes Involved in Empathy." *NeuroImage* 24, no. 3 (2005): 771–79.

Jacob, A., et al. "Charles Bonnet Syndrome—Elderly People and Visual Hallucinations." *British Medical Journal* 328, no. 7455 (2004): 1552–54.

Jacome, D. "Phantom Itching Relieved by Scratching Phantom Feet." *Journal of the American Medical Association* 240, no. 22 (1978): 2432.

Jarrett, C. "A Calm Look at the Most Hyped Concept in Neuroscience—Mirror Neurons." Wired.com. Accessed Dec. 13, 2013. http://www.wired.com/wiredscience/2013/12/a-calm-look-at-the-most-hyped-concept-in-neuroscience-mirror-neurons/.

Jiménez-Genchi, A., et al. "Sleep Paralysis in Adolescents: The 'A Dead Body Climbed on Top of Me' Phenomenon in Mexico." *Psychiatry and Clinical Neurosciences* 63, no. 4 (2009): 546–49.

Joel, B. Interview with Alec Baldwin. *Here's the Thing*. Produced by Emily Botein and Kathie Russo. New York: WNYC. July 30, 2012.

Johns, L. C., et al. "Impaired Verbal Self-Monitoring in Psychosis: Effects of State, Trait, and Diagnosis." *Psychological Medicine* 36, no. 4 (2006): 465–74.

Johnson, A., and A. D. Redish. "Neural Ensembles in CA3 Transiently Encode Paths Forward of the Animal at a Decision Point." *Journal of Neuroscience* 27, no. 45 (2007): 12176–89.

Joly-Mascheroni, R. M., A. Senju, and A. J. Shepherd. "Dogs Catch Human Yawns." *Biology Letters* 4, no. 5 (2008): 446–48.

Jung, C. G. *The Archetypes and the Collective Unconscious*. Princeton, NJ: Princeton University Press, 1959.

Kan, I. P., et al. "Memory Monitoring Failure in Confabulation: Evidence from the Semantic Illusion Paradigm." *Journal of the International Neuropsychological Society* 16, no. 6 (2010): 1006–17.

Kanner, L. "Autistic Disturbances of Affective Contact." *Nervous Child* 2 (1943): 217–50.

Kaplan, O. "The Effect of the Hypnotic-Suggestive Communication Level of Advertisements on Their Effectiveness." *Contemporary Hypnosis* 24, no. 2 (2007): 53–63.

Kas, A., et al. "Feeling Unreal: A Functional Imaging Study in Patients with Kleine-Levin Syndrome." *Brain* 37, pt. 7 (2014): 2077–87.

Kaski, D. "Revision: Is Visual Perception a Requisite for Visual Imagery?" *Perception* 31, no. 6 (2002): 717–31.

Keenan, J. P., G. Gallup Jr., and D. Falk. *The Face in the Mirror: How We Know Who We Are*. New York: Ecco, 2003.

Keenan, J. P., et al. "Self-Recognition and the Right Prefrontal Cortex." *Trends in Cognitive Sciences* 4, no. 9 (2000): 338–44.

Kelley, W. M., et al. "Finding the Self? An Event-Related fMRI Study." *Journal of Cognitive Neuroscience* 15, no. 5 (2002): 785–94.

Kerns, J. G., J. D. Cohen, and A. W. MacDonald. "Anterior Cingulate Conflict Monitoring and Adjustments in Control." *Science* 303, no. 5660 (2004): 1023–26.

Kerr, N. H., and G. W. Domhoff. "Do the Blind Literally 'See' in Their Dreams? A Critique of a Recent Claim That They Do." *Dreaming* 14, no. 4 (2004): 230–33.

Kerr, N. H., et al. "The Structure of Laboratory Dream Reports in Blind and Sighted Subjects." *Journal of Nervous and Mental Disease* 170, no. 5 (1982): 247–64.

Kew, J., A. Wright, and P. W. Halligan. "Somesthetic Aura: The Experience of 'Alice in Wonderland.'" *Lancet* 351, no. 9120 (1998): 1934.

Kihlstrom, J. F. "The Cognitive Unconscious." *Science* 237, no. 4821 (1987): 1445–52.

Kilner, J. M., Y. Paulignan, and S. J. Blakemore. "An Interference Effect of Observed Biological Movement on Action." *Current Biology* 13, no. 6 (2003): 522–25.

Kim, Y. T., et al. "Neural Correlates Related to Action Observation in Expert Archers." *Behavioural Brain Research* 223, no. 2 (2011): 342–47.

Kinderman, P., and R. P. Bentall. "Causal Attributions in Paranoia and Depression: Internal, Personal, and Situational Attributions for Negative Events." *Journal of Abnormal Psychology* 106, no. 2 (1997): 341–45.

Kleiter, I., et al. "A Lightning Strike to the Head Causing a Visual Cortex Defect with Simple and Complex Visual Hallucinations." *Journal of Neurology, Neurosurgery, and Psychiatry* 78, no. 4 (2007): 423–26.

Koelsch, S. "Towards a Neural Basis of Music-Evoked Emotions." *Trends in Cognitive Sciences* 14, no. 3 (2010): 131–37.

Koenigs, M., and D. Tranel. "Prefrontal Cortex Damage Abolishes Brand-Cued Changes in Cola Preference." *Social, Cognitive, and Affective Neuroscience* 3, no. 1 (2008): 1–6.

Kondziella, D., and S. Frahm-Falkenberg. "Anton's Syndrome and Eugenics." *Journal of Clinical Neurology* 7, no. 2 (2011): 96–98.

Kopelman, M. D. "Two Types of Confabulation." *Journal of Neurology, Neurosurgery, and Psychiatry* 50, no. 11 (1987): 1482–87.

Kosslyn, S. M., et al. "Neural Systems Shared by Visual Imagery and Visual Perception: A Positron Emission Tomography Study." *NeuroImage* 6, no. 4 (1997): 320–34.

Kosslyn, S. M., et al. "Visual Mental Imagery Activates Topographically Organized Visual Cortex: PET Investigations." *Journal of Cognitive Neuroscience* 5, no. 3 (1993): 263–87.

Kreiman, G., C. Koch, and I. Fried. "Category-Specific Visual Responses of Single Neurons in the Human Medial Temporal Lobe." *Nature Neuroscience* 3 (2000): 946–53.

Kremer, W. "Human Echolocation: Using Tongue-Clicks to Navigate the World." *BBC World Service,* Sept. 12, 2012. http://www.bbc.co.uk/news/magazine-19524962.

Krieger, R. A. *Civilization's Quotations: Life's Ideal.* New York: Algora, 2002.

Krosnick, J. A., et al. "Subliminal Conditioning of Attitudes." *Personality and Social Psychology Bulletin* 18, no. 2 (1992): 152.

Kumar, B. "Complex Visual Hallucinations in a Patient with Macular Degeneration: A Case of the Charles Bonnet Syndrome." *Age and Ageing* 42, no. 3 (2013): 411.

Kupers, R., et al. "Neural Correlates of Virtual Route Recognition in Congenital Blindness." *Proceedings of the National Academy of Sciences* 107, no. 28 (2010): 12716–21.

Kvavilashvili, L., et al. "Effects of Age on Phenomenology and Consistency of Flashbulb

Memories of September 11 and a Staged Control Event." *Psychology and Aging* 25, no. 2 (2010): 391–404.

Lacourse, M. G., et al. "Brain Activation During Execution and Motor Imagery of Novel and Skilled Sequential Hand Movements." *NeuroImage* 27, no. 3 (2005): 505–19.

Lambert, E. H., and E. H. Wood. "Direct Determination of Man's Blood Pressure on the Human Centrifuge During Positive Acceleration." *Federation Proceedings* 5, no. 1, pt. 2 (1946): 59.

Lane, R. D., et al. "Neural Correlates of Levels of Emotional Awareness: Evidence of an Interaction Between Emotion and Attention in the Anterior Cingulate Cortex." *Journal of Cognitive Neuroscience* 10, no. 4 (1998): 525–35.

Lanius, R. A., J. W. Hopper, and R. S. Menon. "Individual Differences in a Husband and Wife Who Developed PTSD After a Motor Vehicle Accident: A Functional MRI Case Study." *American Journal of Psychiatry* 160, no. 4 (2003): 667–69.

"Leading Causes of Blindness in the U.S." National Eye Institute. Accessed Dec. 30, 2013. http://www.nei.nih.gov/health/fact_sheet.asp.

Lee, S. Y., et al. "Differential Priming Effect for Subliminal Fear and Disgust Facial Expressions." *Attention, Perception, and Psychophysics* 2, no. 73 (2011): 473–81.

Lessard, N., et al. "Early-Blind Human Subjects Localize Sound Sources Better Than Sighted Subjects." *Nature* 395, no. 6699 (1998): 278–80.

Lewis, M. "Obama's Way." *Vanity Fair,* Oct. 2012.

Lhermitte, F., et al. "Human Autonomy and the Frontal Lobes. Part I: Imitation and Utilization Behavior: A Neuropsychological Study of 75 Patients." *Annals of Neurology* 19, no. 4 (1986): 326–34.

———. "'Utilization Behavior' and Its Relation to Lesions of the Frontal Lobes." *Brain* 106, no. 2 (1983): 237–55.

Lhermitte, J. "Syndrome de la calotte du pédoncule cérébral: Les troubles psychosensoriels dans les lésions du mésocéphale." *Revue Neurologique* 38 (1922): 1359–65.

Lippman, C. W. "Certain Hallucinations Peculiar to Migraine." *Journal of Nervous and Mental Disease* 116, no. 4 (1952): 110–16.

Lisman, J., and E. J. Sternberg. "Habit and Nonhabit Systems for Unconscious and Conscious Behavior: Implications for Multitasking." *Journal of Cognitive Neuroscience* 25, no. 2 (2013): 273–83.

Litke, J. "If Duke Played the Taliban, I'd Pull for Taliban." Associated Press, *Yahoo! News,* March 23, 2012. http://news.yahoo.com/duke-played-taliban-id-pull-taliban -080124270-spt.html.

Lockhart, J. G., trans. and ed. *Ancient Spanish Ballads: Historical and Romantic.* New York: Wiley and Putnam, 1842.

Loftus, E. F. "The Reality of Repressed Memories." *American Psychologist* 48, no. 5 (1993): 518–37.

Loftus, E. F., and J. E. Pickrell. "The Formation of False Memories." *Psychiatric Annals* 15, no. 12 (1995): 720–25.

Lui, F., et al. "Neural Substrates for Observing and Imagining Non-Object-Directed Actions." *Society for Neuroscience* 3, no. 3–4 (2008): 261–75.

MacDonald, K., and T. MacDonald. "Peas, Please: A Case Report and Neuroscientific Review of Dissociative Amnesia and Fugue." *Journal of Trauma and Dissociation* 10, no. 4 (2009): 420–35.

MacIntyre, T., and A. Moran. "Imagery Use Among Canoeists: A Worldwide Survey of Novice, Intermediate, and Elite Slalomists." *Journal of Applied Sport Psychology* 8 (1996): S132.

MacLeod, C. M. "Half a Century of Research on the Stroop Effect: An Integrative Review." *Psychological Bulletin* 109, no. 2 (1991): 163–203.

Maclin, E. L., K. E. Mathewson, and K. A. Low. "Learning to Multitask: Effects of Video Game Practice on Electrophysiological Indices of Attention and Resource Allocation." *Psychophysiology* 48, no. 9 (2011): 1173–83.

MacSweeney, M., et al. "Neural Systems Underlying British Sign Language and Audio-Visual English Processing in Native Users." *Brain* 125 (2002): 1583–93.

Maggin, D. L. *Stan Getz: A Life in Jazz.* New York: William Morrow, 1996.

Manford, M., and F. Andermann. "Complex Visual Hallucinations: Clinical and Neuro-biological Insights." *Brain* 121, no. 10 (1998): 1819–40.

Manning, M. L., and R. L. Manning. "Convergent Paradigms for Visual Neuroscience and Dissociative Identity Disorder." *Journal of Trauma and Dissociation* 10, no. 4 (2009): 405–19.

Mark, V. W., C. A. Kooistra, and K. M. Heilman. "Hemispatial Neglect Affected by Non-Neglected Stimuli." *Neurology* 38, no. 8 (1988): 1207–11.

Martineau, J., et al. "Atypical Activation of the Mirror Neuron System During Perception of Hand Motion in Autism." *Brain Research* 1320 (2010): 168–75.

Massen, J. J., D. A. Vermunt, and E. H. Sterck. "Male Yawning Is More Contagious Than Female Yawning Among Chimpanzees (*Pan troglodytes*)." *PLoS ONE* 7, no. 7 (2012).

Mast, F. W., D. M. Merfeld, and S. M. Kosslyn. "Visual Mental Imagery During Caloric Vestibular Stimulation." *Neuropsychologia* 44, no. 1 (2006): 101–19.

Mathalon, D. H., and J. M. Ford. "Corollary Discharge Dysfunction in Schizophrenia: Evidence for an Elemental Deficit." *Clinical EEG and Neuroscience* 39, no. 2 (2008): 82–86.

Mathersul, D., S. McDonald, and J. A. Rushby. "Automatic Facial Responses to Affective Stimuli in High-Functioning Adults with Autism Spectrum Disorder." *Physiology and Behavior* 109 (2013): 14–22.

Mayer, B., and H. Merckelbach. "Do Subliminal Priming Effects on Emotion Have Clinical Potential?" *Anxiety, Stress, and Coping* 12, no. 2 (1999): 217–29.

McCarley, R. W., O. Benoit, and G. Barrionuevo. "Lateral Geniculate Nucleus Unitary Discharge in Sleep and Waking: State- and Rate-Specific Aspects." *Journal of Neurophysiology* 50, no. 4 (1983): 798–818.

McGuire, P. K., et al. "Neural Correlates of Thinking in Sign Language." *Neuroreport* 8, no. 3 (1997): 695–98.

McGurk, H., and J. MacDonald. "Hearing Lips and Seeing Voices." *Nature* 264, no. 5588 (1976): 746–48.

McKay, R., and L. Cipolotti. "Attributional Style in a Case of Cotard Delusion." *Consciousness and Cognition* 16, no. 2 (2007): 349–59.

Mellor, C. S. "First Rank Symptoms of Schizophrenia. I. The Frequency in Schizophrenics on Admission to Hospital. II. Differences Between Individual First Rank Symptoms." *British Journal of Psychiatry* 117, no. 536 (1970): 15–23.

Mendelsohn, A., et al. "Subjective vs. Documented Reality: A Case Study of Long-Term Real-Life Autobiographical Memory." *Learning and Memory* 16, no. 2 (2009): 142–46.

Mercer, B., et al. "A Study of Confabulation." *Archives of Neurology* 34, no. 7 (1977): 429–33.

Mercer, J. "Hidden Persuaders." *Ode,* May/June 2012.

"Messing Calls on Hypnosis to Help Her with Underwater Scenes." ContactMusic.com, Oct. 21, 2005. Accessed Oct. 28, 2012. http://www.contactmusic.com/news-article/messing-calls-on-hypnosis-to-help-her-with-underwater-scenes.

Metcalf, K., R. Langdon, and M. Coltheart. "Models of Confabulation: A Critical Review and a New Framework." *Cognitive Neuropsychology* 24, no. 1 (2007): 23–47.

Miller, G. "Hunting for Meaning After Midnight." *Science* 315, no. 5817 (2007): 1360–63.

Miller, S. D., and P. J. Triggiano. "The Psychophysiological Investigation of Multiple Personality Disorder: Review and Update Review." *American Journal of Clinical Hypnosis* 35, no. 1 (1992): 47–61.

Minio-Paluello, I., et al. "Absence of Embodied Empathy During Pain Observation in Asperger Syndrome." *Biological Psychiatry* 65, no. 1 (2009): 55–62.

Mitchell, S. W. "On Some of the Disorders of Sleep." *Virginia Medical Monthly* 2 (1876): 769–81. In *Handbook of Clinical Neurology*. Vol. 15. Edited by D. D. Daly et al. Amsterdam: North Holland Publishing Company, 1974.

Mohr, C., et al., "The Anterior Cingulate Cortex Contains Distinct Areas Disassociating External from Self-Administered Painful Stimulation: A Parametric fMRI Study." *Pain* 114, no. 3 (2005): 347–57.

Morrison, I., et al. "Vicarious Responses to Pain in Anterior Cingulate Cortex: Is Empathy a Multisensory Issue?" *Cognitive, Affective, and Behavioral Neuroscience* 4, no. 2 (2004): 270–78.

Moscovitch, M. "Confabulation." In *Memory Distortion,* edited by D. L. Schacter, J. T. Coyle, G. D. Fischbach, M. M. Mesulam, and L. E. Sullivan, 226–51. Cambridge, Mass.: Harvard University Press, 1995.

———. "Confabulation and the Frontal Systems: Strategic Versus Associative Retrieval in Neuropsychological Theories of Memory." In *Varieties of Memory and Consciousness: Essays in Honour of Endel Tulving,* edited by H. L. Roediger and F. I. M. Craik, 133–60. Hillsdale, N.J.: Erlbaum, 1989.

Mouras, H., et al. "Activation of Mirror-Neuron System by Erotic Video Clips Predicts Degree of Induced Erection: An fMRI Study." *NeuroImage* 42, no. 3 (2008): 1142–50.

Mullins, S., and S. A. Spence. "Re-examining Thought Insertion: Semi-Structured Literature Review and Conceptual Analysis." *British Journal of Psychiatry* 182 (2003): 293–98.

Murphy, M., et al. "The Cortical Topography of Local Sleep." *Current Topics in Medical Chemistry* 11, no. 19 (2011): 2438–46.

Myhrvold, N. "Mars to Humanity: Get Over Yourself." Slate.com, Aug. 15, 1996. http://www.slate.com/articles/briefing/articles/1996/08/mars_to_humanity_get_over_yourself.html.

Narayan, R., et al. "Cortical Interference Effects in the Cocktail Party Problem." *Nature Neuroscience* 10, no. 12 (2007): 1601–7.

Nelson, H. E., S. Thrasher, and T. R. Barnes. "Practical Ways of Alleviating Auditory Hallucinations." *British Medical Journal* 302, no. 6772 (1991): 327.

Nelson, K. R., et al. "Does the Arousal System Contribute to Near Death Experience?" *Neurology* 66, no. 7 (2006): 1003–9.

Nelson, K. R., et al. "Out-of-Body Experience and Arousal." *Neurology* 68, no. 10 (2007): 794–95.

Ness, R. C. "The Old Hag Phenomenon as Sleep Paralysis: A Biocultural Interpretation." *Culture, Medicine, and Psychiatry* 2, no. 1 (1978): 15–39.

Nicklaus, Jack. *Play Better Golf.* New York: King Features, 1976.

Niedenthal, P. M., et al. "Embodiment in Attitudes, Social Perception, and Emotion." *Personality and Social Psychology Review* 9, no. 3 (2005): 184–211.

Nijenhuis, E. R. S., O. Van der Hart, and K. Steele. "The Emerging Psychobiology of Trauma-Related Dissociation and Dissociative Disorders." In *Biological Psychiatry,* edited by H. D'Haenen, J. A. den Boer, and P. Willner, 1079–80. London: Wiley, 2002.

Nowak, D. A., and J. Hermsdörfer. "Sensorimotor Memory and Grip Force Control: Does Grip Force Anticipate a Self-Produced Weight Change When Drinking with a Straw from a Cup?" *European Journal of Neuroscience* 18, no. 10 (2003): 2883–92.

Oakley, D. A. "Hypnosis and Conversion Hysteria: A Unifying Model." *Cognitive Neuropsychiatry* 4, no. 3 (1999): 243–65.

Oishi, K., T. Kasai, and T. Maeshima. "Autonomic Response Specificity During Motor Imagery." *Journal of Physiology and Anthropology of Applied Human Sciences* 19, no. 6 (2000): 255–61.

O'Keefe, J. "A Review of the Hippocampal Place Cells." *Progress in Neurobiology* 13, no. 4 (1979): 419–39.

Oudiette, D., et al. "Dreamlike Mentations During Sleepwalking and Sleep Terrors in Adults." *Sleep* 32, no. 12 (2009): 1621–27.

Pachalska, M., et al. "A Case of 'Borrowed Identity Syndrome' After Severe Traumatic Brain Injury." *Medical Science Monitor* 17, no. 2 (2011): 18–28.

Packard, M. G., and J. L. McGaugh. "Inactivation of Hippocampus or Caudate Nucleus with Lidocaine Differentially Affects Expression of Place and Response Learning." *Neurobiology of Learning and Memory* 65, no. 1 (1996): 65–72.

Palagi, E., et al. "Contagious Yawning in Gelada Baboons as a Possible Expression of Empathy." *Proceedings of the National Academy of Sciences* 106, no. 46 (2009): 19262–67.

Paraskevas-Thadani, E. "Banning the Thought: Saving the Lungs of Children by Banning Subliminal Messages in Tobacco Advertisements." *Syracuse Journal of Legislation and Policy* 2 (1997): 133–63.

Park, M., et al. "Differences Between Musicians and Non-Musicians in Neuro-Affective Processing of Sadness and Fear Expressed in Music." *Neuroscience Letters* 566 (2014): 120–24.

Park, Y. W., et al. "Alien Hand Syndrome in Stroke—Case Report and Neurophysiologic Study." *Annals of Rehabilitation Medicine* 36, no. 4 (2012): 556–60.

Parton, A., P. Malhotra, and M. Husain. "Hemispatial Neglect." *Journal of Neurology, Neurosurgery, and Psychiatry* 75 (2004): 13–21.

Pascual-Leone, A., et al. "Modulation of Muscle Responses Evoked by Transcranial Magnetic Stimulation During the Acquisition of New Fine Motor Skills." *Journal of Neurophysiology* 74, no. 3 (1995): 1037–45.

Patterson, D. R., M. L. Goldberg, and D. M. Ehde. "Hypnosis in the Treatment of Patients with Severe Burns." *American Journal of Clinical Hypnosis* 38, no. 3 (1996): 200–212.

Patterson, R. B. "Hypnotherapy of Hysterical Monocular Blindness: A Case Report." *American Journal of Clinical Hypnosis* 23, no. 2 (1980): 119–21.

Pavlides, C., and J. Winson. "Influences of Hippocampal Place Cell Firing in the Awake State on the Activity of These Cells During Subsequent Sleep Episodes." *Journal of Neuroscience* 9, no. 8 (1989): 2907–18.

Pehrs, C., et al. "How Music Alters a Kiss: Superior Temporal Gyrus Controls Fusiform-Amygdalar Effective Connectivity." *Social Cognitive and Affective Neuroscience* 9, no. 11 (2014): 1–9.

Peigneux, P., et al. "Are Spatial Memories Strengthened in the Human Hippocampus During Slow Wave Sleep?" *Neuron* 44, no. 3 (2004): 535–45.

Peterson, C., et al. "The Attributional Style Questionnaire." *Cognitive Therapy and Research* 6, no. 3 (1982): 287–300.

Pfeiffer, J. H., et al. "Mirroring Others' Emotions Relates to Empathy and Interpersonal Competence in Children." *NeuroImage* 39, no. 4 (2008): 2076–85.

Platek, S. M. "Yawn, Yawn, Yawn, Yawn; Yawn, Yawn, Yawn! The Social, Evolutionary, and Neuroscientific Facets of Contagious Yawning." *Frontiers of Neurology and Neuroscience* 28 (2010): 107–12.

Podoll, K., and D. Robinson. "Lewis Carroll's Migraine Experiences." *Lancet* 353, no. 9161 (1999): 1366.

"Poll: U.S. Hiding Knowledge of Aliens." CNN.com, June 15, 1997. http://articles.cnn.com/1997-06-15/us/9706_15_ufo.poll.

Poppel, E., et al. "Residual Visual Function After Brain Wounds Involving the Central Visual Pathways in Man." *Nature* 243, no. 5405 (1973): 295–96.

Posner, M. I., and S. E. Petersen. "The Attention System of the Human Brain." *Annual Review of Neuroscience* 13 (1990): 25–42.

Powell, L. J., et al. "Dissociable Neural Substrates for Agentic Versus Conceptual Representations of Self." *Journal of Cognitive Neuroscience* 22, no. 10 (2010): 2186–97.

Prasad, S., and A. L. Berkowitz. "Modified Target Cancellation in Hemispatial Neglect." *Practical Neurology* 14, no. 4 (2014): 277.

Pratkanis, A. R. "The Cargo-Cult Science of Subliminal Persuasion." *Skeptical Inquirer* 16, no. 3 (1992).

Price, A., and D. Price. *Introducing Psychology of Success: A Practical Guide*. London: Icon Books, 2011.

Proust, M. *Remembrance of Things Past: Swann's Way*. New York: Vintage Books, 1982.

Provine, R. R. "Yawning." *American Science* 93, no. 6 (2005): 532–39.

Putnam, F. W., T. P. Zahn, and R. M. Post. "Differential Autonomic Nervous System Activity in Multiple Personality Disorder." *Physical Review* 31, no. 3 (1990): 251–60.

Pyka, M., et al. "Brain Correlates of Hypnotic Paralysis—a Resting-State fMRI Study." *NeuroImage* 56, no. 4 (2011): 2173–82.

Quian Quiroga, R. "Concept Cells: The Building Blocks of Declarative Memory Functions." *Nature Reviews Neuroscience* 13, no. 8 (2012): 587–97.

Quian Quiroga, R., et al. "Explicit Encoding of Multimodal Percepts by Single Neurons in the Human Brain." *Current Biology* 19, no. 15 (2009): 1308–13.

Quian Quiroga, R., et al. "Invariant Visual Representation by Single Neurons in the Human Brain." *Nature* 435 (2005): 1102–7.

*Rabey v. R.*, [1980] 2 S.C.R. 513 (Can.) (Dickson, J. dissenting).

Ramachandran, V. S., and D. Brang. "Sensations Evoked in Patients with Amputation from Watching an Individual Whose Corresponding Intact Limb Is Being Touched." *Archives of Neurology* 66, no. 10 (2009): 1281–84.

Ramachandran, V. S., and L. M. Oberman. "Broken Mirrors: A Theory of Autism." *Scientific American* 295, no. 5 (2006): 62–69.

Ramachandran, V. S., and D. Rogers-Ramachandran. "Synaesthesia in Phantom Limbs Induced with Mirrors." *Proceedings of the Royal Society B: Biological Sciences* 263, no. 1369 (1996): 377–86.

Ramakonar, H., E. A. Franz, and C. R. Lind. "The Rubber Hand Illusion and Its Application to Clinical Neuroscience." *Journal of Clinical Neuroscience* 18, no. 12 (2011): 1596–601.

Ramirez-Bermudez, J., et al. "Cotard Syndrome in Neurological and Psychiatric Patients." *Journal of Neuropsychiatry and Clinical Neurosciences* 22, no. 4 (2010): 409–16.

Ranganathan, V. K., et al. "From Mental Power to Muscle Power—Gaining Strength by Using the Mind." *Neuropsychologia* 42, no. 7 (2004): 944–56.

Rankin, K. P. "Detecting Sarcasm from Paralinguistic Cues: Anatomic and Cognitive Correlates in Neurodegenerative Disease." *NeuroImage* 47, no. 4 (2009): 2005–15.

Raposo, A., and J. F. Marques. "The Contribution of Fronto-parietal Regions to Sentence Comprehension: Insights from the Moses Illusion." *NeuroImage* 83 (2013): 431–37.

Raz, A., et al. "Hypnotic Suggestion and the Modulation of Stroop Interference." *Archives of General Psychiatry* 59, no. 12 (2002): 1155–61.

Reder, L. M., and G. W. Kusbit. "Locus of the Moses Illusion: Imperfect Encoding, Retrieval, or Match?" *Journal of Memory and Language* 30 (1991): 385–406.

Reinders, A. A., et al. "Psychobiological Characteristics of Dissociative Identity Disorder: A Symptom Provocation Study." *Biological Psychiatry* 60, no. 7 (2006): 730–40.

Reis, B. E. "Toward a Psychoanalytic Understanding of Multiple Personality Disorder." *Bulletin of the Menninger Clinic* 57, no. 3 (1993): 309–18.

Ricard, P. "Vision Loss and Visual Hallucinations: The Charles Bonnet Syndrome." *Community Eye Health* 22, no. 69 (2009): 14.

Rickards, C. A., and D. G. Newman. "G-induced Visual and Cognitive Disturbances in a Survey of 65 Operational Fighter Pilots." *Aviation, Space, and Environmental Medicine* 76, no. 5 (2005): 496–500.

Riddoch, G. "Dissociation of Visual Perceptions due to Occipital Injuries, with Especial Reference to Appreciation of Movement." *Brain* 40, no. 1 (1917a): 15–57.

———. "On the Relative Perceptions of Movement and a Stationary Object in Certain Visual Disturbances due to Occipital Injuries." *Proceedings of the Royal Society of Medicine* 10 (1917b): 13–34.

Ritchie, T. D., et al. "Event Self-Importance, Event Rehearsal, and the Fading Affect Bias in Autobiographical Memory." *Self and Identity* 5 (2006): 172–95.

Roland, P. E., and B. Gulyas. "Visual Memory, Visual Imagery, and Visual Recognition of Large Field Patterns by the Human Brain: Functional Anatomy by Positron Emission Tomography." *Cerebral Cortex* 5, no. 1 (1995): 79–93.

Ross, S. *Higher, Further, Faster: Is Technology Improving Sport?* Chichester, U.K.: John Wiley and Sons, 2008.

Rudolph, K., and T. Pasternak. "Transient and Permanent Deficits in Motion Perception After Lesions of Cortical Areas MT and MST in the Macaque Monkey." *Cerebral Cortex* 9, no. 1 (1999): 90–100.

Russell, C. J., and C. C. Bell. "Neuronal Responses to Electrosensory Input in Mormyrid Valvula Cerebelli." *Journal of Neurophysiology* 41, no. 6 (1978): 1495–510.

Sakamaki, T. "Social Grooming Among Wild Bonobos (*Pan paniscus*) at Wamba in the Luo Scientific Reserve, DR Congo, with Special Reference to the Formation of Grooming Gatherings." *Primates* 54, no. 4 (2013): 349–59.

Sakreida, K., et al. "Motion Class Dependency in Observers' Motor Areas Revealed by Functional Magnetic Resonance Imaging." *Journal of Neuroscience* 25, no. 6 (2005): 1335–42.

Saleem, K. S., and K. Tanaka. "Divergent Projections from the Anterior Inferotemporal Area TE to the Perirhinal and Entorhinal Cortices in the Macaque Monkey." *Journal of Neuroscience* 16, no. 15 (1996): 4757–75.

Sar, V., S. N. Unal, and E. Ozturk. "Frontal and Occipital Perfusion Changes in Dissociative Identity Disorder." *Psychiatry Research* 156, no. 3 (2007): 217–23.

Savoy, R. L., et al. "Voluntary Switching Between Identities in Dissociative Identity Disorder: A Functional MRI Case Study." *Cognitive Neuroscience* 3, no. 2 (2012): 112–19.

Saxe, G. N., et al. "SPECT Imaging and Multiple Personality Disorder." *Journal of Nervous and Mental Disease* 180, no. 10 (1992): 662–63.

Schacter, D. L. *Awareness of Deficit After Brain Injury: Clinical and Theoretical Issues.* Oxford: Oxford University Press, 1991.

Schaefer, M., and M. Rotte. "Thinking on Luxury or Pragmatic Brand Products: Brain Responses to Different Categories of Culturally Based Brands." *Brain Research* 1165 (2007): 98–104.

Schaffner, N. *Saucerful of Secrets: The Pink Floyd Odyssey.* London: Helter Skelter, 2005.

Schlumpf, Y. R., et al. "Dissociative Part-Dependent Biopsychosocial Reactions to Backward Masked Angry and Neutral Faces: An fMRI Study of Dissociative Identity Disorder." *NeuroImage: Clinical* 3 (2013): 54–64.

Schmidt, S. R. "Autobiographical Memories for the September 11th Attacks: Reconstructive Errors and Emotional Impairment of Memory." *Memory and Cognition* 32, no. 3 (2004): 443–54.

Schnider, A. "Orbitofrontal Reality Filtering." *Frontiers in Behavioral Neuroscience* 7, no. 67 (2013): 1–8.

———. "Spontaneous Confabulation and the Adaptation of Thought to Ongoing Reality." *Nature Reviews Neuroscience* 4, no. 8 (2003): 662–71.

Schnider, A., C. von Däniken, and K. Gutbrod. "The Mechanisms of Spontaneous and Provoked Confabulations." *Brain* 119 (1996): 1365–75.

Schulte-Rüther, M., et al. "Mirror Neuron and Theory of Mind Mechanisms Involved in Face-to-Face Interactions: A Functional Magnetic Resonance Imaging Approach to Empathy." *Journal of Cognitive Neuroscience* 19, no. 8 (2007): 1354–72.

Schuster, C., et al. "Best Practice for Motor Imagery: A Systematic Literature Review on Motor Imagery Training Elements in Five Different Disciplines." *BMC Medicine* 9, no. 75 (2011): 1–35.

Schwärzel, M., and U. Müller. "Dynamic Memory Networks: Dissecting Molecular Mechanisms Underlying Associative Memory in the Temporal Domain." *Cellular and Molecular Life Sciences* 63, no. 9 (2006): 989–98.

Searle, J. R. *Mind: A Brief Introduction.* New York: Oxford University Press, 2004.

Sedikides, C., and J. D. Green. "What I Don't Recall Can't Hurt Me: Information Negativity Versus Information Inconsistency as Determinants of Memorial Self-Defense." *Social Cognition* 22, no. 1 (2004): 4–29.

Seif-Barghi, T., et al. "The Effect of an Ecological Imagery Program on Soccer Performance of Elite Players." *Asian Journal of Sports Medicine* 3, no. 2 (2012): 81–89.

Senju, A., et al. "Brief Report: Does Eye Contact Induce Contagious Yawning in Children with Autism Spectrum Disorder?" *Journal of Autism and Developmental Disorders* 39, no. 11 (2009): 1598–602.

Shahar, A., et al. "Induction of an Illusory Shadow Person." *Nature* 443 (2006): 287.

Sharot, T., et al. "How Personal Experience Modulates the Neural Circuitry of Memories of September 11." *Proceedings of the National Academy of Sciences* 104, no. 1 (2007): 389–94.

Sharpless, B. A., and J. P. Barber. "Lifetime Prevalence Rates of Sleep Paralysis: A Systematic Review." *Sleep Medicine Reviews* 15, no. 5 (2011): 311–15.

Shergill, S. S., et al. "Mapping Auditory Hallucinations in Schizophrenia Using Functional Magnetic Resonance Imaging." *Archives of General Psychiatry* 57, no. 11 (2000): 1033–38.

Sherman, R. A., C. J. Sherman, and L. Parker. "Chronic Phantom and Stump Pain Among American Veterans: Results of a Survey." *Pain* 18, no. 1 (1984): 83–95.

Shmuelof, L., and E. Zohary. "Mirror-Image Representation of Action in the Anterior Parietal Cortex." *Nature Neuroscience* 11, no. 11 (2008): 1267–69.

Siegel, R. K. "Hostage Hallucinations: Visual Imagery Induced by Isolation and Life-Threatening Stress." *Journal of Nervous and Mental Disease* 172, no. 5 (1984): 264–72.

Sigman, M., S. J. Spence, and A. T. Wang. "Autism from Developmental and Neuropsychological Perspectives." *Annual Review of Clinical Psychology* 2 (2006): 327–55.

Silk, J., D. Cheney, and R. Seyfarth. "A Practical Guide to the Study of Social Relationships." *Evolutionary Anthropology* 22, no. 5 (2013): 213–25.

Simeon, D., et al. "Feeling Unreal: A PET Study of Depersonalization Disorder." *American Journal of Psychiatry* 157, no. 11 (2000): 1782–88.

Simons, D. J., and D. T. Levin. "Failure to Detect Changes to People During a Real-World Interaction." *Psychonomic Bulletin and Review* 5, no. 4 (1998): 644–49.

Simons, R. C., and C. C. Hughes. *The Culture-Bound Syndromes: Folk Illnesses of Psychiatric and Anthropological Interest (Culture, Illness, and Healing)*. Dordrecht: Reidel, 1985.

Simonyan, K., and B. Horwitz. "Laryngeal Motor Cortex and Control of Speech in Humans." *Neuroscientist* 17, no. 2 (2011): 197–208.

Singer, T., et al. "Empathy for Pain Involves the Affective but Not Sensory Components of Pain." *Science* 303, no. 5661 (2004): 1157–62.

Smith, D., C. J. Wright, and C. Cantwell. "Beating the Bunker: The Effect of PETTLEP Imagery on Golf Bunker Shot Performance." *Research Quarterly for Exercise and Sport* 79, no. 3 (2008): 385–91.

Smith, S. M., et al. "The Lack of Cerebral Effects of d-Tubocurarine." *Anesthesiology* 8, no. 1 (1947): 1–14.

Smith, W. H. "Incorporating Hypnosis into the Psychotherapy of Patients with Multiple Personality Disorder." *Bulletin of the Menninger Clinic* 57, no. 3 (1993): 344–54.

Solomonova, E., et al. "Sensed Presence as a Correlate of Sleep Paralysis Distress, Social Anxiety, and Waking State Social Imagery." *Consciousness and Cognition* 17, no. 1 (2008): 49–63.

Spence, C., and O. Deroy. "Hearing Mouth Shapes: Sound Symbolism and the Reverse McGurk Effect." *Iperception* 3, no. 8 (2012): 550–52.

Spence, S. A., and C. Frith. "A PET Study of Voluntary Movement in Schizophrenic Patients Experiencing Passivity Phenomena." *Brain* 120, no. 11 (1997): 1997–2011.

Spoormaker, V., and J. van den Bout. "Lucid Dreaming Treatment for Nightmares: A Pilot Study." *Psychotherapy and Psychosomatics* 75, no. 6 (2006): 389–94.

Stankiewicz, S., and M. Golczyńska. "Dispute over the Multiple Personality Disorder: Theoretical or Practical Dilemma?" *Psychiatria Polska* 40, no. 2 (2006): 233–43.

Staunton, H. "The Function of Dreaming." *Reviews in the Neurosciences* 12, no. 4 (2001): 365–71.

Stephan, K. E., et al. "Dysconnection in Schizophrenia: From Abnormal Synaptic Plasticity to Failures of Self-Monitoring." *Schizophrenia Bulletin* 35, no. 3 (2009): 509–27.

Stevenson, R. L. *The Strange Case of Dr. Jekyll and Mr. Hyde*. New York: Dover, 1991.

Stinson, B., and D. Arthur. "A Novel EEG for Alpha Brain State Training, Neurobiofeedback and Behavior Change." *Complementary Therapies in Clinical Practice* 19, no. 3 (2013): 114–18.

Stone, S. P., P. W. Halligan, and R. J. Greenwood. "The Incidence of Neglect Phenomena and Related Disorders in Patients with an Acute Right or Left Hemisphere Stroke." *Age and Ageing* 22, no. 1 (1993): 46–52.

Stonnington, C. M., J. J. Barry, and R. S. Fisher. "Conversion Disorder." *American Journal of Psychiatry* 163, no. 9 (2006): 1510–17.

Strayer, D. L., et al. "Cell Phone–Induced Failures of Visual Attention During Simulated Driving." *Journal of Experimental Psychology: Applied* 9, no. 1 (2003): 23–32.

Streatfeild, D. *Brainwash: The Secret History of Mind Control*. New York: St. Martin's Press, 2007.

Stroop, J. R. "Studies of Interference in Serial Verbal Reactions." *Journal of Experimental Psychology* 18, no. 16 (1935): 643–62.

Suzuki, W. A. "Neuroanatomy of the Monkey Entorhinal, Perirhinal, and Parahippocampal Cortices: Organization of Cortical Inputs and Interconnections with Amygdala and Striatum." *Seminars in Neuroscience* 8, no. 1 (1996): 3–12.

Syrjala, K. L., C. Cummings, and G. W. Donaldson. "Hypnosis or Cognitive Behavioral Training for the Reduction of Pain and Nausea During Cancer Treatment: A Controlled Clinical Trial." *Pain* 48, no. 2 (1992): 137–46.

Szasz, T. *The Second Sin.* New York: Doubleday, 1973.

Tataranni, P. A., J.-F. Gautier, and K. Chen. "Neuroanatomical Correlates of Hunger and Satiation in Humans Using Positron Emission Tomography." *Proceedings of the National Academy of Sciences* 96, no. 8 (1999): 4569–74.

Taylor, J. *Prime Golf: Triumph of the Mental Game.* Lincoln, Neb.: Writers Club Press, 2001.

Taylor, J. B. *My Stroke of Insight: A Brain Scientist's Personal Journey.* New York: Viking, 2006.

"The 10 Most Interesting Rituals in Sports." ExactSports.com, Oct. 6, 2011. http://exactsports.com/blog/the-10-most-interesting-rituals-in-sports/2011/10/06/.

Teresa of Ávila. *The Life of St. Teresa of Jesus, of the Order of Our Lady of Carmel* (ca. 1565). Translated by David Lewis (1904), chap. 29. Reproduced by BiblioLife, 2007.

Teunisse, R. J., et al. "The Charles Bonnet Syndrome: A Large Prospective Study in the Netherlands: A Study of the Prevalence of the Charles Bonnet Syndrome and Associated Factors in 500 Patients Attending the University Department of Ophthalmology at Nijmegen." *British Journal of Psychiatry* 166, no. 2 (1995): 254–57.

Thacker, A. J. "Formal Communication Disorder: Sign Language in Deaf People with Schizophrenia." *British Journal of Psychiatry* 165, no. 6 (1994): 818–23.

Thaler, L., S. R. Arnott, and M. A. Goodale. "Neural Correlates of Natural Human Echolocation in Early and Late Blind Echolocation Experts." *PLoS ONE* 6, no. 5 (2011): e20162.

Thomaes, K., et al. "Increased Anterior Cingulate Cortex and Hippocampus Activation in Complex PTSD During Encoding of Negative Words." *Social Cognitive and Affective Neuroscience* 8, no. 2 (2013): 190–200.

Thomas-Antérion, C., et al. "An Odd Manifestation of the Capgras Syndrome: Loss of Familiarity Even with the Sexual Partner." *Clinical Neurophysiology* 38, no. 3 (2008): 177–82.

"Tiger's Daily Routine." Accessed Feb. 6, 2014. http://www.tigerwoods.com/fitness/tiger DailyRoutine.

Toiviainen, P., et al. "Capturing the Musical Brain with Lasso: Dynamic Decoding of Musical Features from fMRI Data." *NeuroImage* 88C (2013): 170–80.

Travis, K. E., et al. "Spatiotemporal Neural Dynamics of Word Understanding in 12- to 18-Month-Old-Infants." *Cerebral Cortex* 21, no. 8 (2011): 1832–39.

Tricomi, E., B. W. Balleine, et al. "A Specific Role for Posterior Dorsolateral Striatum in Human Habit Learning." *European Journal of Neuroscience* 29, no. 11 (2009): 2225–32.

Tsai, Guochuan, E., et al. "Functional Magnetic Resonance Imaging of Personality Switches in a Woman with Dissociative Identity Disorder." *Harvard Review of Psychiatry* 7, no. 2 (1999): 119–22.

Turk, D. J., et al. "Mike or Me? Self-Recognition in a Split-Brain Patient." *Nature Neuroscience* 5, no. 9 (2002): 841–42.

Turk, D. J., et al. "Out of Contact, out of Mind: The Distributed Nature of the Self." *Annals of the New York Academy of Sciences* 1001 (2003): 65–78.

Turner, M. S., et al. "Confabulation: Damage to a Specific Inferior Medial Prefrontal System." *Cortex* 44 (2008): 637–48.

Twersky, T. "Ray Allen Q + A." *Slam* Online. Feb. 10, 2011. http://www.slamonline.com/online/nba/2011/02/ray-allen-qa/.

Usui, S., et al. "Presence of Contagious Yawning in Children with Autism Spectrum Disorder." *Autism Research and Treatment* 2013 (2013).

Van der Kolk, B. A., and R. Fisler. "Dissociation and the Fragmentary Nature of Traumatic Memories: Overview and Exploratory Study." *Journal of Traumatic Stress* 8, no. 4 (1995): 505–25.

van Elk, M., et al. "Neural Evidence for Compromised Motor Imagery in Right Hemiparetic Cerebral Palsy." *Frontiers in Neurology* 1, no. 150 (2010): 1–7.

van Lommel, P., et al. "Near-Death Experiences in Survivors of Cardiac Arrest: A Prospective Study in the Netherlands." *Lancet* 358, no. 9298 (2001): 2039–45.

van Veluw, S. J., and S. A. Chance. "Differentiating Between Self and Others: An ALE Meta-analysis of fMRI Studies of Self-Recognition and Theory of Mind." *Brain Imaging in Behavioral Medicine and Clinical Neuroscience* 8, no. 1 (2014): 24–38.

Vaudreuil, C., and M. Trieu. "Symptom-Inducibility in a Case of Conversion Disorder." *Psychosomatics* 54, no. 5 (2013): 505–6.

Verleger, R., et al. "Anarchic-Hand Syndrome: ERP Reflections of Lost Control over the Right Hemisphere." *Brain and Cognition* 77, no. 1 (2011): 138–50.

Vermetten, E., et al. "Hippocampal and Amygdalar Volumes in Dissociative Identity Disorder." *American Journal of Psychiatry* 163, no. 4 (2006): 630–36.

Vignal, J. P., et al. "The Dreamy State: Hallucinations of Autobiographic Memory Evoked by Temporal Lobe Stimulations and Seizures." *Brain* 130, no. 1 (2007): 88–99.

Vita, M. G., et al. "Visual Hallucinations and Pontine Demyelination in a Child: Possible REM Dissociation?" *Journal of Clinical Sleep Medicine* 4, no. 6 (2008): 588–90.

Vuilleumier, P. "Hysterical Conversion and Brain Function." *Progress in Brain Research* 150 (2005): 309–29.

Wagner, U., et al. "Sleep Inspires Insight." *Nature* 427 (2004): 352–55.

Watkins, J. G. "Antisocial Compulsions Induced Under Hypnotic Trance." *Journal of Abnormal and Social Psychology* 42, no. 2 (1947): 256–59.

Watkins, J. G., and H. H. Watkins. "The Management of Malevolent Ego States in Multiple Personality Disorder." *Dissociation* 1, no. 1 (1998): 67–71.

Watson, J. B. "Psychology as the Behaviorist Views It." *Psychological Review* 20 (1913): 158–77.

Weiskrantz, L., J. L. Barbur, and A. Sahraie. "Parameters Affecting Conscious Versus Unconscious Visual Discrimination with Damage to the Visual Cortex (V1)." *Proceedings of the National Academy of Science* 92, no. 13 (1995): 6122–26.

Weiskrantz, L., et al. "Visual Capacity in the Hemianopic Field Following a Restricted Occipital Ablation." *Brain* 97, no. 4 (1974): 709–28.

Werring, D. J., et al. "Functional Magnetic Resonance Imaging of the Cerebral Response to Visual Stimulation in Medically Unexplained Visual Loss." *Psychological Medicine* 34, no. 4 (2004): 583–89.

Whalen, P. J., et al. "Masked Presentations of Emotional Facial Expressions Modulate Amygdala Activity Without Explicit Knowledge." *Journal of Neuroscience* 18, no. 1 (1998): 411–18.

Whinnery, J. E. "Psychophysiologic Correlates of Unconsciousness and Near-Death Experiences." *Journal of Near-Death Studies* 15, no. 4 (1997): 231–58.

Williams, L. M., et al. "Amygdala-Prefrontal Dissociation of Subliminal and Supraliminal Fear." *Human Brain Mapping* 27, no. 8 (2006): 652–61.

Wolman, D. "The Split Brain: A Tale of Two Halves." *Nature* 483, no. 7389 (2012): 260–63.

Wright, M. J., et al. "Brain Regions Concerned with the Identification of Deceptive Soccer Moves by Higher-Skilled and Lower-Skilled Players." *Frontiers in Human Neuroscience* 7 (2013): 851.

Yang, Z., and E. M. Tong. "The Effects of Subliminal Anger and Sadness Primes on Agency Appraisals." *Emotion* 10, no. 6 (2010): 915–22.

Yapko, M. D. *Essentials of Hypnosis.* New York: Brunner/Mazel, 1995.

Yin, H. H., and B. J. Knowlton. "The Role of the Basal Ganglia in Habit Formation." *Nature Reviews Neuroscience* 7, no. 6 (2006): 464–76.

Yin, H. H., et al. "Lesions of Dorsolateral Striatum Preserve Outcome Expectancy but Disrupt Habit Formation in Instrumental Learning." *European Journal of Neuroscience* 19, no. 1 (2004): 181–89.

Young, A. W., et al. "Cotard Delusion After Brain Injury." *Psychological Medicine* 22, no. 3 (1992): 799–804.

Zago, M., et al. "Internal Models of Target Motion: Expected Dynamics Overrides Measured Kinematics in Timing Manual Interceptions." *Journal of Neurophysiology* 91, no. 4 (2004): 1620–34.

Zeki, S., and D. H. Ffytche. "The Riddoch Syndrome: Insights into the Neurobiology of Conscious Vision." *Brain* 121 (1998): 25–45.

Zimmermann-Schlatter, A., et al. "Efficacy of Motor Imagery in Post-Stroke Rehabilitation: A Systematic Review." *Journal of Neuroengineering and Rehabilitation* 5 (2008): 1–10.

# 术语对照表

A  α波阻断（α波弱化）: alpha blocking/
    attenuation

   阿尔茨海默病: Alzheimer's [disease]

   阿斯伯格综合征: Asperger's syndrome

   爱丽丝漫游奇境综合征: Alice in
    Wonderland syndrome

   安东综合征: anton's syndrome

   安慰剂效应: placebo effect

B  斑胸草雀: zebra finch (Taeniopygia
    guttata)

   半侧空间忽视 [综合征]: hemispatial
    neglect [syndrome]

   邦纳综合征: Charles Bonnet syndrome

   背景噪声: background noise

   被试: subject

   边缘系统: limbic system

   表征: representation

   病历: chart, note

   布洛卡区: Broca's area

C  侧脑室: lateral ventricle

   查房: round

长颌鱼: Mormyrid

长时程增强 [作用]: long-term poten-
 tiation, LTP

程序性记忆: procedural memory

抽搐: convulse

出神: abstraction

初级视皮层: primary visual cortex

创伤后应激障碍: post-traumatic stress
 disorder, PTSD

磁共振成像: magnetic resonance
 imaging, MRI

催眠: hypnosis

催眠术: hypnotism

错觉: illusion

第三脑室: third ventricle          D

癫痫: epilepsy

癫痫发作: seizure

电感受器: electroreceptor

电痉挛疗法: electroconvulsive therapy,
 ECT

电器官放电: electric organ discharge,
 EOD

冥想：meditation

莫比乌斯综合征：Moebius syndrome

默诵话语：subvocal speech

木僵：stuporous

目标取消任务：target cancellation task

N　脑波：brain wave

脑电图：electroencephalograhpy, EEG

脑干：brainstem

脑脚性幻觉：peduncular hallucinosis

脑瘤：brain tumor

脑桥：pons

《脑研究》：*Brain Research*

内侧颞叶：medial temporal lobe

内侧前额叶 [ 皮层 ]：medial prefrontal cortex

内侧纹状体：inner striatum

内心话语：inner speech

匿名戒赌会：Gamblers Anonymous, GA

匿名戒酒会：Alcoholics Anonymous, AA

颞顶联合区：temporal-parietal junction, TPJ

颞上回：superior temporal gyrus

颞叶：temporal lobe

脓肿：abscess

P　PGO 波（脑桥-膝状体-枕叶波）：ponto-geniculo-occipital wave

彭佐错觉：ponzo illusion

皮肤电反应：skin conductance response, SCR

偏侧化：lateralization

偏头痛：migraine

偏执型精神分裂症：paranoid schizophrenia

胼胝体切开术：corpus callosotomy

破镜理论：broken mirror theory

Q　启动：prime, priming

前额叶 [ 皮层 ]：prefrontal cortex/lobe

前扣带回 [ 皮层 ]：anterior cingulate [cortex/gyrus]

前庭眼反射：vestibulo-ocular reflex

前运动皮层（运动前区）：premotor cortex

潜意识：subconscious

清醒梦：lucid dream

情节记忆：episodic memory

情绪：emotion

丘脑：thalamus

球芽甘蓝（抱子甘蓝）：Brussels sprout

躯体标记：somatic marker

躯体失认：asomatognosia

去甲肾上腺素：norepinephrine, noradrenaline

全身麻醉（全麻）：general anesthesia

R　人格：personhood

人格解体障碍：depersonalization disorder

人格同一性：personal identity

韧带：ligament

S　筛查：screen

闪光灯记忆：flashbulb memory

社会意象功能障碍：dysfunctional social imagery

社交恐惧症：social phobia

社交退缩：social withdrawal

身份（同一性）：identity

深睡眠：deep sleep

神经病学：[medical] neurology

神经病学家（神经[内]科医生）：neurologist

《神经病学与神经科学前沿》：*Frontiers of Neurology and Neuroscience*

神经递质：neurotransmitter

神经回路：neurological/neural circuit

神经科学：neuroscience

神经神学：neurotheology

神经外科医生：neurosurgeon

神经影像：neuroimaging

神经元：neuron

《神经元》：*Neuron*

肾上腺素：adrenaline，epinephrine

声带肌：vocal muscle

失忆[症]：amnesia

失智（痴呆症）：dementia

似曾相识（既视感）：déjà vu

视[神经]束：optic tract

视错觉：optical illusion

视觉通路：visual pathway

视皮层：visual cortex

视神经：optic nerve

视网膜：retina

视野：visual field，vision

释放性幻觉：release hallucination

受暗示性：suggestibility

树突：dendrite

双侧视神经受损：bilateral optic nerve injury

双相[情感]障碍（旧：躁郁症）：bipolar [affective] disorder

睡眠麻痹（睡瘫症）：sleep paralysis

睡眠性交行为：sexsomnia

思维插入：thought insertion

思维瓦解：disorganized thinking

斯坦福催眠感受性量表：Stanford Hypnotic Susceptibility Scale，SHSS

斯特鲁普效应：Stroop effect

特化：specialized　　T

听觉邦纳综合征：auditory Charles Bonnet syndrome

听力损失：hearing loss

听皮层：auditory cortex

突触：synapse

突触间隙：synaptic cleft

推测放电：corollary discharge

脱臼：dislocate

外侧纹状体：outer striatum　　W

外侧膝状体核：lateral geniculate nucleus

妄想：delusion

韦尼克区：Wernicke's area

萎缩：atrophy

纹状体：striatum

无意识：unconscious

误报（假阳性）：false positive

X  下丘脑：hypothalamus

先天：congenital

先兆：aura

笑肌：risorius [muscle]

歇斯底里（癔症）：hysteria

心境：mood

心理模拟：mental simulation

心理学家：psychologist

心理演练：mental rehearsal

心灵：mind

心率：heart rate

心脏病发作（急性心肌梗死）：heart attack, acute myocardial infarction (AMI)

心脏停搏：cardiac arrest

欣快：euphoria

杏仁核：amygdala

虚拟性损毁：virtual lesion

血氧水平依赖：blood oxygen level dependent, BOLD

Y  炎症：inflammation

眼轮匝肌：orbicularis oculi

夜惊：night terror

异手综合征：alien hand syndrome

抑郁：depression

意识错乱：confusion

意识模糊：mental confusion

意象：imagery, vision

阴茎体积描记法：volumetric penile plethysmography

应激水平：stress level

应激源：stressor

阈下信息：subliminal message

运动损伤康复：rehabilitation of sports injury

Z  谵妄：delirious

枕叶 [ 皮层 ]：occipital cortex/lobe

正电子发射体层成像：positron emission tomography, PET

症状：symptom

知觉：perception

执行功能：executive function

执行功能障碍：executive dysfunction

中风（脑卒中）：stroke

轴突：axon

住院医师：resident

转换障碍（功能性神经障碍）：conversion disorder, functional neurologic disorder

自传式记忆：autobiographical memory

自发冥想：reverie

自身识别：self-recognition

自我暗示：autosuggestion

自我感：sense of self

自我价值感：self-worth

自我认同：self-identity

自我认知（自我知觉）：self-perception

自我形象：self-image

左半球解释器：left-hemisphere interpreter

# 图片来源

第 13 页　Copyright © OpenStax College, Anatomy & Physiology. OpenStax CNX. Jul 30, 2014.

第 20 页　*Dreamed Caused by the Flight of a Bee Around a Pomegranate a Second Before Waking Up*, 1944, by Salvador Dalí. Oil on panel. Copyright © Museo Thyssen-Bornemisza/Scala, Florence.

第 29 页（左）　*Seeds for Sowing Must Not be Ground*, 1941, by Käthe Kollowitz (Knesebeck 274). Copyright © 2014 Artists Rights Society (ARS), New York/VG Bild-Kunst, Bonn.

第 33 页　From "Complex Visual Hallucinations in a Patient with Macular Degeneration: A Case of the Charles Bonnet Syndrome," by B. Kumar, in *Age and Ageing* 42, no. 3 (2013): 411.

第 46 页　From "Neural Correlates of Natural Human Echolocation in Early and Late Blind Echolocation Experts," by L. Thaler, S. R. Arnott, and M. A. Goodale, *PLoS ONE* 6, no. 5.

第 49 页　From "Visual Dream Content, Graphical Representation, and EEG Alpha Activity in Congenitally Blind Subjects," by H. Bértolo et al., in *Cognitive Brain Research* 15, no. 3: 277–84. Copyright © 2003.

第 62 页　From "Hemispatial Neglect," by A. Parton, P. Malhotra, and M. Husain, in *Journal of Neurology, Neurosurgery, and Psychiatry* 75: 13–21. Copyright © 2004.

第 63 页　From "Modified Target Cancellation in Hemispatial Neglect," by S. Prasad and A. L. Berkowitz, in *Practical Neurology* 14, no. 4 (2014): 277.

第 68、69 页　Adapted from "The Role of Ganglia in Habit Formation," by H. H. Yin and B. J. Knowlton, in *Nature Reviews Neuroscience 7*, no. 6: 464–76. Copyright © 2006.

第 74 页　　From *The Mechanism of Human Facial Expression*, by B. Duchenne, R. A. Cuthbertson, trans. New York: Cambridge University Press, 1990.

第 104 页　　From "Improvement and Generalization of Arm Motor Performance Through Motor Imagery Practice," by R. Gentili, C. Papaxanthis, and T. Pozzo, in *Neuroscience* 137, no. 3: 761–72. Copyright © 2006.

第 108 页　　From "Beating the Bunker: The Effect of PETTLEP Imagery on Golf Bunker Shot Performance," by D. Smith, C. J. Wright, and C. Cantwell, in *Research Quarterly for Exercise and Sport* 79, no. 3 (2008): 385–91.

第 169 页　　From "Spontaneous Confabulation and the Adaptation of Thought to Ongoing Reality," by A. Schnider, in *Nature Reviews Neuroscience* 4, no. 8: 662–72. Copyright © 2003.

第 214 页　　Adapted from "Subvocal Activity and Auditory Hallucinations: Clues for Behavioral Treatments," by M. F. Green and M. Kinsbourne, in *Psychological Bulletin* 16, no. 4 (1990): 617–25.

第 216 页　　Photo by Daiju Azuma.

第 218 页　　From "Neuronal Responses to Electrosensory Input in Mormyrid Valvula Cerebelli," by C. J. Russell and C. C. Bell, in *Journal of Neurophysiology* 41, no. 6 (1978): 1495–510. Copyright © The American Physiological Society (APS).